発酵・醸造食品の最新技術と機能性 II
The New Technology and Functionality of Fermented Foods II
《普及版／Popular Edition》

監修 北本勝ひこ

シーエムシー出版

はじめに

　ユネスコの世界無形遺産に「日本食」を登録しようという活動が始まっており，その中心に発酵・醸造食品が位置づけられているという。日本酒，味噌，醤油など発酵・醸造食品は我が国の食文化を豊かにしている主役であるので，これは当然のことと思われる。

　また，日本人は世界の長寿ランキングにおいても常にトップに位置していることからも，我々日本人が食べてきた日本食は健康によい成分を多く含むことは間違いないだろう。最近，新聞やテレビなどで，麹，甘酒，酒粕，納豆などの機能性に関する話題を目にする機会が多くなった。醸造食品の機能性に関しては，これまで，科学的な解析はあまり進んでいなかったが，最近，その有効性を科学的に説明するための研究も多くなされるようになり，それに基づいた商品化も着実に進められている。

　本書は，2006年に出版された「発酵・醸造食品の最新技術と機能性」の続編である。前書の「はじめに」に，麹菌や酵母などの醸造微生物のゲノム情報が利用できるようになり，今後，発酵・醸造食品の分野では飛躍的な研究の進展が予想されると書いた。まさに，この5年間で予想を上回るような研究成果が得られており，麹菌，清酒酵母，ビール酵母，乳酸菌などの醸造微生物の研究の進展には特に目を見張るものがある。日本生物工学会や日本農芸化学会などでの醸造関連の一般発表やシンポジウムには多数の参加者があり活発な討論がなされている。これは，まさに醸造微生物のポストゲノム時代が収穫の時期を迎えたことを実感させるものである。本書は，基本的な醸造技術，育種法などは前書にゆずり，ゲノム情報という基本設計図を意識して展開された研究により得られた多数の興味深い成果から選りすぐってまとめたものである。

　これらは，様々な酒類などの醸造にも大いに参考になるものであるが，バイオエタノール生産や有用物質生産などの環境・エネルギー問題の解決にも大きな貢献をする基礎技術ともいえる。これらの情報を利用することにより，醸造食品の良さがあらためて認識され，古くて新しい我が国の醸造食品をベースにした新たな機能性を付与した食品の開発も期待される。

　本書は，伝統的な発酵醸造食品製造に関わる技術者はもちろんのこと，通常の食品・飲料，さらに健康食品の製造に関わる技術者や研究者，さらに，環境問題，エネルギー問題に関わる研究者などにも有益なものであると確信している。

2011年10月

東京大学　　北本勝ひこ

普及版の刊行にあたって

本書は2011年に『発酵・醸造食品の最新技術と機能性Ⅱ』として刊行されました。普及版の刊行にあたり，内容は当時のままであり加筆・訂正などの手は加えておりませんので，ご了承ください。

2018年6月

シーエムシー出版　編集部

執筆者一覧（執筆順）

北本　勝ひこ	東京大学大学院　農学生命科学研究科　応用生命工学専攻　教授
北垣　浩志	佐賀大学　農学部　准教授
磯谷　敦子	㈱酒類総合研究所　品質・安全性研究部門　主任研究員
鈴木　康司	アサヒグループホールディングス㈱　食の応用技術研究所　主幹研究員
吉田　聡	キリンホールディングス㈱　フロンティア技術研究所　主任研究員
井沢　真吾	京都工芸繊維大学大学院　工芸科学研究科　応用生物学部門　准教授
高木　博史	奈良先端科学技術大学院大学　バイオサイエンス研究科　教授
小笠原　博信	秋田県総合食品研究センター　醸造試験場　応用微生物グループ　上席研究員
岩下　和裕	㈱酒類総合研究所　醸造技術基盤研究部門　主任研究員
樋口　裕次郎	University of Exeter　School of Biosciences　Associate Research Fellow
丸山　潤一	東京大学大学院　農学生命科学研究科　応用生命工学専攻　助教
竹内　道雄	東京農工大学大学院　農学研究院　教授
堀内　裕之	東京大学大学院　農学生命科学研究科　応用生命工学専攻　准教授
板谷　光泰	慶應義塾大学　先端生命科学研究所　ゲノムデザイン学研究室　教授
外山　博英	琉球大学　農学部　教授
松下　一信	山口大学　農学部　教授
下飯　仁	㈱酒類総合研究所　研究企画知財部門　部門長
渡辺　大輔	㈱酒類総合研究所　醸造技術基盤研究部門　研究員
塚原　正俊	㈱バイオジェット　代表取締役，研究統括
鼠尾　まい子	㈱バイオジェット　先端研究部　研究員
小山　泰二	（公財）野田産業科学研究所　所長
小川　真弘	（公財）野田産業科学研究所　研究員
小池　英明	㈱産業技術総合研究所　生物プロセス研究部門　主任研究員

町田 雅之	㈱産業技術総合研究所　生物プロセス研究部門　主幹研究員，グループリーダー
大島 栄治	三省製薬㈱　開発本部　素材開発グループ　研究員
比嘉 良喬	三省製薬㈱　開発本部長
豊島 快幸	ヤマサ醤油㈱　製造本部　醤油研究室　室員
茂木 喜信	ヤマサ醤油㈱　製造本部　醤油研究室　室長
鳴海 一成	㈱日本原子力研究開発機構　量子ビーム応用研究部門　イオンビーム変異誘発研究グループ　リーダー
大浦 新	月桂冠㈱　総合研究所　副主任研究員
渡辺 敏郎	ヤヱガキ醗酵技研㈱　食品機能研究室　室長
広常 正人	大関㈱　総合研究所　参与
竹中 史人	辰馬本家酒造㈱　生産本部　研究開発室　室長
大澤 一仁	カルピス㈱　発酵応用研究所　アシスタントマネージャー
大木 浩司	カルピス㈱　発酵応用研究所　次長
木村 啓太郎	㈱農業・食品産業技術総合研究機構　食品総合研究所　応用微生物研究領域　主任研究員
尹 載宇	韓国　啓明大学校　薬学大学　薬学科　助教授
有岡 学	東京大学大学院　農学生命科学研究科　応用生命工学専攻　准教授
秦 洋二	月桂冠㈱　総合研究所　所長
小池 謙造	花王㈱　ビューティーケア研究センター　主席研究員
幸田 明生	大関㈱　総合研究所　事業開発グループ　課長
坊垣 隆之	大関㈱　総合研究所　所長
佐々木 真弓	旭硝子㈱　ASPEX事業部　研究員
東田 英毅	旭硝子㈱　ASPEX事業部　主幹研究員

執筆者の所属表記は，2011年当時のものを使用しております。

目　次

第1編：発酵・醸造の基礎研究

第1章　ミトコンドリア輸送をターゲットとした低ピルビン酸清酒酵母の育種とその実用化　　北垣浩志

1　はじめに …………………………… 1
2　ピルビン酸分子の物理化学的性質 …… 1
3　酵母におけるピルビン酸の代謝 …… 2
4　酒類醸造におけるピルビン酸・α-アセト乳酸の制御 ………………………… 3
5　ミトコンドリア輸送をターゲットとするという新たなピルビン酸低減育種手法 …………………………………… 5
6　育種したピルビン酸低減清酒酵母の実地醸造実証試験 ………………………… 6
7　育種酵母を使った工場スケールの仕込ではエタノール生産能の低下なくピルビン酸及びα-アセト乳酸が顕著に低減している ………………………… 7
8　育種したピルビン酸低減清酒酵母の醸造産業への技術移転 ……………… 9

第2章　清酒の熟成に関与する香気成分　　磯谷敦子

1　はじめに …………………………… 11
2　清酒の貯蔵による香気成分の変化 … 11
3　老香と熟成香 ……………………… 13
4　DMTSの生成機構 ………………… 15
5　おわりに …………………………… 17

第3章　ビール産業における微生物管理技術の最近の進展　　鈴木康司

1　ビール混濁性乳酸菌（*Lactobacillus*属および*Pediococcus*属）……………… 20
　1.1　ビール混濁性乳酸菌の研究に関わる歴史 ………………………… 20
　1.2　乳酸菌によるビールの変敗現象 … 20
　1.3　乳酸菌のホップ耐性 …………… 21
　1.4　ホップ耐性遺伝子を指標としたビール混濁性判定法 ……………… 23
　1.5　検査培地で生育しないビール混濁性乳酸菌の検出法の開発 ………… 25
2　*Pectinatus*属および*Megasphaera*属 … 27
　2.1　*Pectinatus*属および*Megasphaera*属に関わる研究の歴史 …………… 27
　2.2　*Pectinatus*属および*Megasphaera*属によるビールの混濁 …………… 28
　2.3　*Pectinatus*属および*Megasphaera*属の検査法 ………………………… 29
　2.4　その他の*Pectinatus*属および*Megasphaera*属の特徴 …………… 30
3　おわりに …………………………… 31

第4章　下面発酵酵母のメタボローム解析　　吉田 聡

1　はじめに ……………………………… 34
2　下面発酵酵母の硫黄系物質代謝の解析
　　と亜硫酸高生産株の育種 ……………… 34
3　下面発酵酵母の機能未知遺伝子の解析… 38
4　各種酵母のメタボローム解析 ………… 39
5　おわりに ……………………………… 39

第5章　エタノールストレス応答および醸造過程における酵母 mRNA 動態とオルガネラ形態変化の解析　　井沢真吾

1　酵母とエタノールストレス …………… 41
2　mRNA flux に及ぼすエタノールストレ
　　スの影響 ……………………………… 41
　2.1　エタノールストレス応答時の選択
　　　的 mRNA 核外輸送 ……………… 42
　2.2　HSP mRNA の hyperdadenylation
　　　による核内滞留 ………………… 43
　2.3　エタノールストレスによる翻訳抑
　　　制と P-body・ストレス顆粒 …… 43
　2.4　醸造過程における P-body の形成 … 44
　2.5　エタノールストレスによる酵母ス
　　　トレス顆粒の形成 ……………… 45
　2.6　エタノールストレス条件下や醸造
　　　過程後期での遺伝子発現制御 …… 46
3　オルガネラに及ぼすエタノールストレ
　　スの影響 ……………………………… 46
　3.1　ミトコンドリア ………………… 46
　3.2　液胞 …………………………… 47
4　まとめ ………………………………… 48

第6章　酵母の発酵環境ストレス耐性機構の解析と実用酵母の育種への応用　　高木博史

1　はじめに ……………………………… 50
2　プロリン ……………………………… 51
3　プロリン・アルギニン代謝（一酸化窒素生成） ……………………………… 54
4　ユビキチンシステム ………………… 56
5　おわりに ……………………………… 58

第7章　麹菌におけるトランスポゾン（*Crawler*）活性の発見と実用株育種への応用　　小笠原博信

1　はじめに ……………………………… 60
2　糸状菌および麹菌のトランスポゾン研究 …………………………………… 60
3　麹菌の DNA トランスポゾン *Crawler*
　　の構造的特徴 ………………………… 61
4　*Crawler* の活性化とトランスポゾン・
　　トラッピング ………………………… 63
5　様々な *Crawler* 転移株の挿入位置 …… 64
6　*Crawler* の切り出し効率の計測による
　　転移活性化条件の再検討 …………… 65

| 7 *Crawler* の足跡配列（Footprint） …… 66 | 9 *Crawler* の実用株育種への応用 ……… 67 |
| 8 *Crawler* の各種麹菌株における分布 … 66 | 10 おわりに……………………………………… 67 |

第8章　糸状菌に特異な機能未知遺伝子を探る　　岩下和裕

1 はじめに ……………………………… 70	………………………………………… 72
2 糸状菌のゲノム解析と機能未知遺伝子	4 糸状菌類に高度に保存され高発現する
………………………………………… 70	遺伝子の破壊 ……………………… 72
3 糸状菌類に保存された機能未知遺伝子	5 遺伝子破壊株の表現型 …………… 75

第9章　麹菌のタンパク質分泌経路とエンドサイトーシス
樋口裕次郎，北本勝ひこ

1 はじめに ……………………………… 78	3.1 糸状菌におけるエンドサイトーシ
2 麹菌のタンパク質分泌経路の解析 … 78	スのこれまでの研究 …………… 81
2.1 分泌タンパク質の可視化 ……… 78	3.2 麹菌におけるエンドサイトーシス
2.2 タンパク質分泌機構の可視化 … 79	の可視化 ………………………… 81
2.3 隔壁へのタンパク質分泌経路の解	3.3 麹菌の菌糸先端におけるエンドサ
析 ………………………………… 80	イトーシスによるリサイクリング… 82
3 麹菌のエンドサイトーシスの解析 … 81	4 まとめ ……………………………… 84

第10章　麹菌の隔壁孔を介した細胞間連絡―多細胞生物としての
　　　　　生育を支える分子メカニズム―　　　　　　　　丸山潤一

1 はじめに ……………………………… 86	4 Woronin body はペルオキシソームから
2 麹菌では低浸透圧ショックにより菌糸	分化する …………………………… 89
先端が溶菌する ……………………… 87	5 ストレスに応答して隔壁孔に凝集する
3 Woronin body は隔壁孔をふさぎ溶菌の	タンパク質 ………………………… 90
伝播を防ぐ …………………………… 88	6 おわりに …………………………… 91

第11章　ゲノム情報に基づく麹菌プロテアーゼ遺伝子と
　　　　　その産物の解析　　　　　　　　　　　　　　　竹内道雄

| 1 はじめに ……………………………… 93 | 2.1 アミノペプチダーゼ …………… 94 |
| 2 エキソ型プロテアーゼ ……………… 94 | 2.2 ジペプチジル－，トリペプチジル |

	ペプチダーゼ …………………… 96	3.1	セリンプロテアーゼ …………… 98
2.3	カルボキシペプチダーゼ（CPase）	3.2	システインプロテアーゼ ……… 99
	………………………………………… 96	3.3	アスパルティックプロテアーゼ … 99
2.4	ジペプチダーゼ ………………… 98	3.4	金属プロテアーゼ ……………… 101
3	エンド型プロテアーゼ ……………… 98	4	おわりに ……………………………… 101

第12章　麹菌とその近縁糸状菌のキチン合成酵素とキチナーゼ
堀内裕之

1	はじめに ……………………………… 103		合成酵素 ………………………… 106
2	キチン合成酵素 ……………………… 103	2.4	クラスⅣ，Ⅶに属するキチン合成
2.1	クラスⅠとクラスⅡに属するキチ		酵素 ……………………………… 107
	ン合成酵素 ……………………… 105	3	キチナーゼ …………………………… 107
2.2	クラスⅢに属するキチン合成酵素	3.1	クラスⅢキチナーゼ …………… 108
	…………………………………… 105	3.2	クラスⅤキチナーゼ …………… 109
2.3	クラスⅤとクラスⅥに属するキチン	4	おわりに ……………………………… 109

第13章　納豆菌と枯草菌：ゲノムから眺める安全な菌の活用
板谷光泰

1	はじめに ……………………………… 111	4.1	枯草菌168株ゲノムコンパクト化
2	枯草菌ゲノムと納豆菌ゲノム解読 …… 111		…………………………………… 115
3	ゲノムから見えた納豆菌KEIO株 …… 113	4.2	枯草菌168株ゲノム活用 ……… 115
3.1	予想以上に多かったIS ………… 113	4.3	納豆菌のゲノム活用 …………… 116
3.2	納豆菌plasmids ………………… 114	5	おわりに ……………………………… 117
4	枯草菌と納豆菌の有効活用 ………… 115		

第14章　耐熱性酢酸菌を使った酸化発酵による有用物質生産系の開発
外山博英，松下一信

1	はじめに ……………………………… 119	4	耐熱性酢酸菌を使った酢酸発酵 …… 123
2	酢酸菌と酸化発酵 …………………… 120	5	耐熱性酢酸菌を使った有用物質生産 … 124
3	耐熱性酢酸菌と耐熱化の機構について	6	おわりに ……………………………… 126
	…………………………………………… 121		

第2編：醸造微生物の最新技術

第15章　清酒酵母と実験室酵母の交配による清酒醸造特性のQTL解析　　下飯 仁

1 はじめに ………………………… 129
2 清酒酵母と他の酵母はどこが違うのか
　………………………………………… 129
3 清酒酵母の特性を決定する遺伝子の解析 …………………………………… 130
4 質的形質と量的形質 …………… 130
5 QTL解析実験のデザイン ……… 131
6 K7の一倍体の取得と醸造特性の解析 … 131
7 清酒酵母と実験室酵母の交雑によって得られた一倍体の醸造特性の解析 … 133
8 醸造特性のQTL解析 …………… 134
9 発酵力に関与するQTLの原因遺伝子の推定 …………………………… 136
10 細胞増殖速度のQTL解析 ……… 137
11 おわりに ………………………… 138

第16章　ガス発生量計測システムを用いた清酒発酵プロファイルの定量的解析　　渡辺大輔

1 はじめに ………………………… 140
2 清酒醸造における発酵モニタリング … 140
3 ガス発生量計測システムを用いた清酒発酵モニタリング ……………… 141
4 清酒発酵プロファイルの定量的解析 … 144
　4.1 清酒もろみにおける発酵速度 …… 144
　4.2 発酵速度のピークに関する定量的解析 ……………………………… 145
　4.3 清酒発酵プロファイルのモデル化に向けて ……………………… 146
5 おわりに ………………………… 148

第17章　清酒酵母のストレス応答欠損と高エタノール発酵性
渡辺大輔，下飯 仁

1 はじめに ………………………… 150
2 実はストレスに弱い清酒酵母 …… 150
3 清酒酵母におけるストレス応答欠損の分子メカニズム ………………… 152
　3.1 清酒酵母のストレス応答欠損 …… 152
　3.2 清酒酵母に特異的な*MSN4*遺伝子の機能欠失変異 ………………… 154
　3.3 清酒酵母に特異的なHsf1pの恒常的高リン酸化 …………………… 155
4 ストレス応答とエタノール発酵との新たな関係性 ……………………… 157
5 おわりに ………………………… 158

第18章　次世代シーケンサ SOLiD を用いた実用泡盛黒麹菌株の比較ゲノム解析　　塚原正俊，鼠尾まい子

1　泡盛と黒麹菌株 …………………… 161
2　実用泡盛黒麹菌株における比較ゲノム解析の意義 ………………………… 163
3　次世代シーケンサ SOLiD による黒麹菌の解析 ……………………………… 164
4　黒麹菌遺伝子と泡盛風味の関係 …… 166
5　今後の展望 ………………………… 167

第19章　麹菌における染色体工学と転写因子の網羅的解析　　小山泰二，小川真弘

1　はじめに …………………………… 168
2　遺伝子破壊株の作製 ……………… 169
3　遺伝子破壊ライブラリーの作製 …… 170
4　遺伝子破壊株の解析 ……………… 171
5　染色体工学を用いた転写因子遺伝子の解析 ……………………………… 174
6　まとめ ……………………………… 175

第20章　コウジ酸の生合成遺伝子，麹菌培養条件に応答した遺伝子発現機構　　小池英明，町田雅之，大島栄治，比嘉良喬

1　コウジ酸の産業利用 ……………… 177
2　条件特異的な生合成 ……………… 178
3　DNA マイクロアレイによる発現解析 … 178
4　得られた遺伝子クラスターの特徴 … 180
5　KA 生産に関連した転写制御 ……… 181
6　まとめ ……………………………… 182

第21章　イオンビーム，ガンマ線照射が誘発する麹菌ゲノム変異の解析と麹菌育種への展開　　豊島快幸，茂木喜信，岩下和裕，鳴海一成

1　はじめに …………………………… 184
2　イオンビームおよびガンマ線照射について ………………………………… 184
3　麹菌へのイオンビームおよびガンマ線照射について ……………………… 185
4　生存率の比較 ……………………… 186
5　変異率の比較 ……………………… 187
6　変異スペクトルの解析 …………… 188
　6.1　点変異 ………………………… 188
　6.2　染色体間組換え ……………… 189
　6.3　大規模遺伝子欠損 …………… 190
7　おわりに …………………………… 191

第3編：醸造食品の機能性

第22章　酒粕由来機能性ペプチド　　大浦　新

1　はじめに ………………………… 193
2　前回からの続報 ………………… 193
3　「機能性データベース～清酒編」の更新
　　……………………………………… 193
　3.1　サンプル素材 ……………… 194
　3.2　アッセイ系 ………………… 194
　3.3　効果・効能 ………………… 194
　3.4　同定成分 …………………… 194
4　乳酸発酵液化粕 ………………… 195
4.1　抗健忘症作用 ………………… 195
4.2　血圧降下作用 ………………… 195
4.3　酒粕ペプチドとの組み合わせ効果
　　……………………………………… 196
5　酒粕ペプチドの肝細胞保護効果 … 197
　5.1　in vitro 細胞試験 ………… 197
　5.2　マウス肝機能保護試験 …… 197
　5.3　酒粕ペプチドの成分同定 … 198
6　今後の展望 ……………………… 199

第23章　酒粕レジスタントプロテイン　　渡辺敏郎, 広常正人

1　はじめに ………………………… 200
2　レジスタントプロテイン ……… 200
3　酒粕発酵物 ……………………… 201
4　酒粕発酵物の機能性 …………… 202
　4.1　高コレステロール食における脂質
　　　代謝改善効果 ……………… 202
4.2　コレステロール胆石形成抑制効果
　　……………………………………… 203
4.3　油吸着効果 …………………… 204
4.4　肥満抑制効果 ………………… 205
4.5　腸内環境改善効果 …………… 206
5　おわりに ………………………… 208

第24章　甘酒の栄養素と機能性　　広常正人, 渡辺敏郎

1　はじめに ………………………… 210
2　甘酒の栄養素 …………………… 210
3　甘酒の機能性 …………………… 211
4　甘酒のヒトの健康への効果 …… 211
5　おわりに ………………………… 213

第25章　日本酒由来成分αGGの機能性　　竹中史人

1　はじめに ………………………… 214
2　清酒中のαGG …………………… 214
3　αGGの化学的特性 ……………… 215
4　αGGの経口摂取による機能性 … 215
5　αGGの外用剤としての機能性 … 219
6　おわりに ………………………… 220

第26章　酸乳の脳機能改善作用　　大澤一仁，大木浩司

1　はじめに …………………………… 222
2　酸乳の脳機能改善作用 ……………… 222
　2.1　評価法 ………………………… 222
　2.2　評価物質 ……………………… 223
　2.3　酸乳の単回投与による記憶障害予防作用 ………………………… 223
　2.4　酸乳の単回投与による学習記憶力向上作用 …………………… 224
　2.5　酸乳の長期投与による学習記憶力向上作用 …………………… 225
3　おわりに …………………………… 226

第27章　納豆の機能性　　木村啓太郎

1　はじめに …………………………… 228
2　1次機能（エネルギー・栄養補給機能） ……………………………… 228
3　2次機能（嗜好性，色，形，食感などにより食欲を左右する機能） ……… 230
4　3次機能（生体の正常な機能を維持するための生体調節機能） ………… 231
5　おわりに …………………………… 231

第4編：醸造微生物による物質生産

第28章　有用タンパク質生産のための麹菌の育種　　尹　載宇，北本勝ひこ

1　はじめに …………………………… 233
2　*pyrG* 選択マーカー遺伝子リサイクリング技術の確立 ………………… 234
3　プロテアーゼ遺伝子多重破壊株による異種タンパク質の生産 ………… 234
4　液胞タンパク質ソーティングレセプター遺伝子破壊株による異種タンパク質の生産 ………………………… 237
5　おわりに …………………………… 238

第29章　麹菌によるシロアリセルラーゼの生産　　有岡　学

1　はじめに …………………………… 240
2　セルロース系バイオマスの糖化 …… 240
3　シロアリセルラーゼのバイオマス消化システム ……………………… 241
4　麹菌を用いた異種タンパク質生産システム ………………………… 243
5　麹菌を用いたシロアリおよび共生原生生物由来エンドグルカナーゼの生産 … 244
　5.1　シロアリ由来 GHF9 エンドグルカナーゼ …………………… 244
　5.2　共生原生生物由来 GHF7 エンドグルカナーゼ ………………… 245
　5.3　共生原生生物由来 GHF45 エンドグルカナーゼ ……………… 247

5.4 シロアリ由来 β-グルコシダーゼ …………………………………… 247
6 おわりに ………………………………… 249

第30章　麹菌チロシナーゼを用いた新規染毛料原料のバイオ生産
秦　洋二，小池謙造

1 はじめに ………………………………… 250
2 固体培養で発現する麹菌チロシナーゼの発見 …………………………………… 250
3 麹菌チロシナーゼを染毛料へ利用 …… 251
4 メラニン前駆体のバイオ合成に向けたプロセス開発 ……………………………… 253
5 メラニン前駆体・DHIの工業生産 …… 254
6 メラニン前駆体による染毛技術の開発 …………………………………… 255
7 おわりに ………………………………… 256

第31章　麹菌タンパク質高発現システムを用いた有用タンパク質の生産
幸田明生，坊垣隆之

1 はじめに ………………………………… 257
2 麹菌タンパク質高発現システムの構築 …………………………………… 257
　2.1 高発現プロモーターの開発 ……… 257
　2.2 5'UTRの改変による翻訳の効率化 …………………………………… 258
3 異種タンパク質の発現 ………………… 259
　3.1 野生型遺伝子の発現 ……………… 259
　3.2 遺伝子のデザイン ………………… 259
　3.3 合成遺伝子を用いた発現 ………… 260
4 BDF生産用リパーゼの発現 …………… 261
　4.1 開発の背景 ………………………… 261
　4.2 各種リパーゼの高生産 …………… 261
　4.3 放射線照射による変異導入 ……… 263
　4.4 メタノリシス反応 ………………… 263
5 おわりに ………………………………… 265

第32章　分裂酵母ミニマムゲノムファクトリーを用いた物質生産系の改良
佐々木真弓，東田英毅

1 はじめに ………………………………… 267
2 分裂酵母染色体縮小化株の構築 ……… 268
3 分裂酵母染色体縮小化株の増殖性能 … 271
4 分裂酵母染色体縮小化株における異種タンパク質生産性の向上 ……………… 273
5 異種タンパク質生産性向上機構の解析 …………………………………… 277
6 おわりに ………………………………… 277

―第1編：発酵・醸造の基礎研究―

第1章　ミトコンドリア輸送をターゲットとした低ピルビン酸清酒酵母の育種とその実用化

北垣浩志[*]

1　はじめに

ピルビン酸は酒類醸造において高い濃度で含まれると，さまざまな問題を引き起こす。酒類醸造におけるピルビン酸を低減するための新しい醸造技術を本章では紹介したい。

2　ピルビン酸分子の物理化学的性質

ピルビン酸は2つのカルボニル基が隣接した分子構造を持っている。ピルビン酸はエノール型

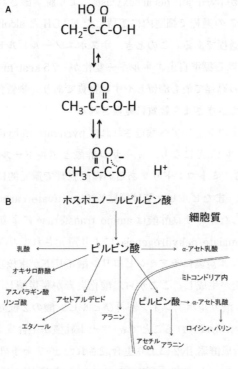

図1　ピルビン酸の構造と代謝

---

[*] Hiroshi Kitagaki　佐賀大学　農学部　准教授

とケト型で互変異性の状態にあり，エノール型がリン酸エステルの形を取るときには安定になるが，通常はケト型の方に平衡が偏っている（図1A）。

ケト型のピルビン酸のpKaは2.49であることから，通常の生理的なpHにおいては一位のカルボキシル基はプロトンが乖離し，マイナス電荷が生じている。このマイナス電荷は共役構造の形成のため，一つの酸素原子の上にとどまることなく，カルボニル基を形成する酸素原子及び炭素原子上にも非局在化する。このため，カルボン酸の炭素原子は通常のカルボニル結合を形成している炭素原子ほどプラスに分極していない。一方2位のカルボニル結合の炭素原子にはこうした電子の流入がないため，2位のカルボニル結合のπ電子雲は大きく分極していると考えられ，2位のカルボニル炭素はマイナスに荷電した分子の求核攻撃を受けやすい状態にある。このことから，ピルビン酸分子はさまざまな他の物質に変換されやすい物理化学的な性質を持っていると言える。

3　酵母におけるピルビン酸の代謝

酒類醸造におけるエタノールの生成は，酵母がグルコースを解糖系を使ってピルビン酸を生成し，そこからピルビン酸がpyruvate decarboxylaseにより脱炭酸されてアセトアルデヒドになり，アセトアルデヒドがこの過程で細胞内に蓄積したNADHとalcohol dehydrogenaseによりエタノールに還元される過程である。このとき，ホスホエノールピルビン酸からピルビン酸を生成する反応はpH7.0における標準自由エネルギー変化が－7.5 kcal/molと大きいため[1]，ピルビン酸はグルコースの代謝の過程で最も滞留しやすい物質であり，物質代謝の分岐点といえ，アセトアルデヒドだけではなくさまざまな物質に変換される。

例えばピルビン酸がミトコンドリアへ輸送されればpyruvate dehydrogenase complexにより酸化・脱炭酸されアセチルCoAになり，オキサロ酢酸とアルドール縮合してクエン酸となりTCA回路に取り込まれる。ミトコンドリアあるいは細胞質で還元的にアミノ基転移を受ければアラニンへと変換される。またピルビン酸は細胞質でpyruvate carboxylaseによりオキサロ酢酸へと変換され[2]，生成したオキサロ酢酸はamino transferaseによりアミノ基転移されてアスパラギン酸になったり，malate dehydrogenaseにより還元されてリンゴ酸になる（図1B）。ピルビン酸の2位のカルボニル炭素にチアミンピロリン酸イリドが求核攻撃して場合にはピルビン酸―チアミンピロリン酸が生成し，ここから二酸化炭素が脱炭酸し[3]，生成したヒドロキシエチル―チアミンピロリン酸カルボアニオンが再びピルビン酸の2位の炭素に求核攻撃することにより[4]新たな炭素間結合が形成されることでα-アセト乳酸が生合成される[5,6]（図2）。ミトコンドリアでα-アセト乳酸合成酵素Ilv2により生合成されたα-アセト乳酸はそのままミトコンドリアでα, β-dihydroxy-isovalerate，α-ketoisovalerateを通じてValineやLeucineに速やかに生合成されると考えられている[7]。この説を支持するように，Ilv2がミトコンドリアの膜電位ポテンシャルにより正常にミトコンドリア内に運び込まれないで細胞質に留まるとジアセチルの

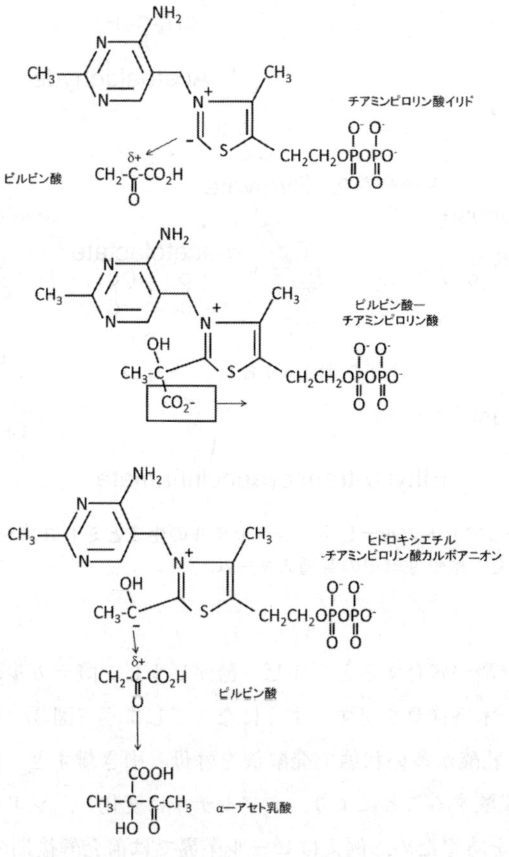

第1章 ミトコンドリア輸送をターゲットとした低ピルビン酸清酒酵母の育種とその実用化

図2 ピルビン酸からのα-アセト乳酸の生合成

高生産に結びつくことが示されている[8]。またα-アセト乳酸をα, β-dihydroxy-isovalerate に還元する Ilv5 がミトコンドリアへターゲットされないで細胞質に留まるとビール醸造中のピルビン酸が増加することが観察されていることもこの仮説を支持する結果である[9]（ミトコンドリアにおけるピルビン酸→α-アセト乳酸→α, β-dihydroxy-isovalerate の反応が遅くなったためピルビン酸が蓄積したと考えられる）。

4 酒類醸造におけるピルビン酸・α-アセト乳酸の制御

酒類醸造中のピルビン酸の濃度は醸造の初期にピークに達し，その後醸造が進むに従ってピルビン酸の値は減少していく[10]。しかしながら，ピルビン酸が低減しきらないうちに醸造を止めると，最終的な酒類のピルビン酸の濃度が高い状態として酵母と分離されることになる。このような状態のピルビン酸は，酒類の香味にとってさまざまな好ましくない影響を及ぼす。例えば，清酒の醸造においては，純米酒以外の造り方においては上槽時にもろみにアルコールが添加される

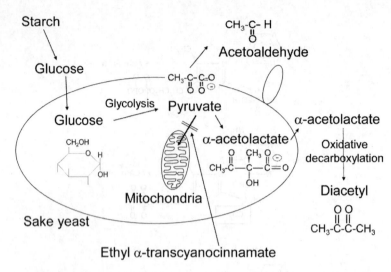

図3 ピルビン酸からアセトアルデヒド，ジアセチルの生成とミトコンドリア輸送をターゲットとしたピルビン酸低減酵母の育種スキーム

が，その場合にピルビン酸が残存するとピルビン酸がピルビン酸デカルボキシラーゼの作用でアセトアルデヒドになり，木香様臭を呈するようになってしまう（図3）[11,12]。またピルビン酸から生合成されるα-アセト乳酸が多い状態で発酵液を酵母と引き離すと，貯蔵中にα-アセト乳酸が非酵素的に酸化的脱炭酸することにより，ジアセチルに変化し，ジアセチル臭を呈するようになる（図3）。このことを防ぐため，例えばビール業界では前発酵後期の冷却を遅らせ，発酵最盛期の温度を保つことによってジアセチルの分解を促したり[13]，清酒業界ではピルビン酸の濃度が下がってからもろみを上槽するなどの対策が取られている。しかしながらこうした対策は製造コストを引き上げるものである。また万が一こうした匂いが最終製品についてしまうと，処理では除くことが難しく，経済的損失は大きい。

そこで，このピルビン酸やα-アセト乳酸の低減の技術課題を，醸造酵母の育種のアプローチで解決する研究がこれまで行われてきた。α-アセト乳酸は分岐鎖アミノ酸へと生合成されること及び分岐鎖アミノ酸はα-アセト乳酸の生合成をフィードバック阻害することを利用して，分岐鎖アミノ酸アナログへの感受性の高い酵母からα-アセト乳酸生合成酵素のフィードバック阻害の大きい株，すなわちα-アセト乳酸の生成が少ない酵母が育種されている[14]。α-アセト乳酸合成酵素に対する阻害剤であるSulfometuronmethyl耐性株の中から感受性株を選ぶ手法で発酵挙動が正常でありながらα-アセト乳酸の生成の少ない株を育種した[15]研究もある。

また，ピルビン酸のアナログ物質への耐性を持つ株を単離することで，ピルビン酸の低減した酵母が育種されてきた[16]。しかしながら，こうして育種した酵母は工場スケールで醸造を行うと，ピルビン酸が低減すると同時にエタノールの生産能も低下してしまうという問題があった。

第1章　ミトコンドリア輸送をターゲットとした低ピルビン酸清酒酵母の育種とその実用化

5　ミトコンドリア輸送をターゲットとするという新たなピルビン酸低減育種手法

　これまで筆者は分子生物学の手法を取り入れることで清酒醸造中に清酒酵母のミトコンドリアが最後まで存在し，酵母ミトコンドリアが香味改変の育種ターゲットになることを明らかにしてきた[17～22]。清酒醸造中の清酒酵母のミトコンドリアを観察すると，酵母細胞の中でかなりの大きな体積を占めていることが観察される。このミトコンドリアの体積を，物質代謝改変に活用できないかと考えた。

　それまで育種されてきた[16]ピルビン酸のアナログ物質への耐性酵母でエタノール生成能の低下が見られた現象は，ピルビン酸アナログ物質への耐性株を分離すると，ピルビン酸を基質とするすべての酵素に遺伝的な変化を及ぼすような広範な遺伝的変異が起きているためであると予想した。上記のように，ピルビン酸は細胞内の非常に多くの代謝と連携している。従ってすべてのピルビン酸の代謝酵素を変異のターゲットとすれば，広範な変異を及ぼす変異体が取得されるのは当然と考えた。だとすれば，ピルビン酸の代謝の中でも，もっと特定の代謝もしくは輸送だけを遺伝的変化の対象とすれば，エタノール生成能が低下せずにピルビン酸の低減を達成できるのではないかと考えた。すなわち，酒類醸造中にピルビン酸のミトコンドリアへ多く吸収させてやれば，エタノール生成能の低下を伴わずにピルビン酸の低減が達成できるのではないか？と考えた。

　ミトコンドリアへの物質輸送は，多くの病気の原因になっており，一部の物質のミトコンドリアへの輸送体についてはここ数年で次々に解明されてきているが，酵母のピルビン酸のミトコンドリアへの輸送に関わる因子についてはまだわかっていない[23]。しかしながらピルビン酸のミトコンドリアへの輸送はピルビン酸や乳酸の濃度が高まるLeigh脳症などのミトコンドリア病との関連が報告されてきた[24]ことから，特異的な阻害剤を使った研究が多く行われてきた。それまで，いくつかのミトコンドリアの研究グループによって，ピルビン酸のミトコンドリアへの輸送阻害剤としてα-トランスシアノ桂皮酸エチルが使用されていた[25]。

　そこで，この阻害剤を活用しようと考えた。まず清酒業界で最も使用されている「きょうかい7号」酵母をα-トランスシアノ桂皮酸エチルを含む培地で培養したところ，増殖を示さなかった。この現象は，この阻害剤によって，酵母細胞内でピルビン酸のミトコンドリアへの輸送が抑えられた結果，ミトコンドリアが「ピルビン酸不足」になって酵母が死滅するためと考えた。だとすれば，この阻害剤への耐性酵母の中には，阻害剤が存在してもピルビン酸をミトコンドリアへ取り込める株，すなわちピルビン酸のミトコンドリアへの輸送が増強された株が含まれていると考えた。ただし，可能性はこれだけではなく，ミトコンドリアはさまざまな有機酸を取り込む活性を有していることから，ピルビン酸を他の有機酸（還元して乳酸もしくはカルボキシ化してオキサロ酢酸もしくは還元してリンゴ酸）に変換してからミトコンドリアへ輸送している可能性も考えられるが，いずれにせよピルビン酸の代謝はピルビン酸が減少する方向の株が取得できる

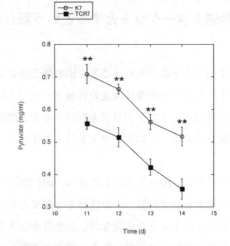

図4 育種株とその親株の実験室スケールでの清酒小仕込時のピルビン酸濃度の推移
総米83gの実験室スケールで前培養から独立した6連の仕込で清酒を仕込み，F-kit pyruvate（J. K. International社）を用いてピルビン酸濃度を測定した。結果は6点の測定結果の標本平均±標準誤差で表してある。**は等分散を仮定しない片側 t 検定において $p < 0.005$ で有意に育種株を使って仕込んだ酒のピルビン酸濃度が低減していた測定点を表す。

と考えた（図3）。

そこで，きょうかい7号から α-トランスシアノ桂皮酸エチルへの耐性株を取得することにした。きょうかい7号にEthyl methane sulfonate処理により突然変異を誘起し，α-トランスシアノ桂皮酸エチルを含む培地で培養したところ，ほとんどの株はコロニーを形成しなかったが，約100万分の1の確率でコロニーが出現したので，これらを以後耐性株として解析した。それらの株を使って清酒を醸造し，ピルビン酸濃度を測定した。その結果，すべてではないがいくつかの株でピルビン酸が低減しているものがあったので，ピルビン酸の低減しているひとつの株を選び出し，前培養から独立した6連の仕込で清酒を実験室スケール（総米83g）で仕込み，その上清のピルビン酸濃度を測定した。この α-トランスシアノ桂皮酸エチル耐性株で仕込んで清酒では，清酒醸造中，親株に比べてピルビン酸が統計的に有意に減少していた（図4, 片側 t 検定, $p < 0.005$）。このことから，実験室スケールの14日間において，ピルビン酸を低減するために醸造期間を2-3日短縮できることが明らかとなった[26～29]。

6 育種したピルビン酸低減清酒酵母の実地醸造実証試験

より大きなスケールで α-トランスシアノ桂皮酸エチル耐性株のピルビン酸の低減性を確かめるために，清酒醸造蔵の協力を得て，親株のきょうかい7号とともに総米12kgで実地醸造実証試験を行うことにした。最初の12日間は開放タンクで醸造し，その後ビンにもろみを荒漉しして移してビン内で14日間二次発酵を行った。その結果，この中規模パイロットスケールの仕込

第1章 ミトコンドリア輸送をターゲットとした低ピルビン酸清酒酵母の育種とその実用化

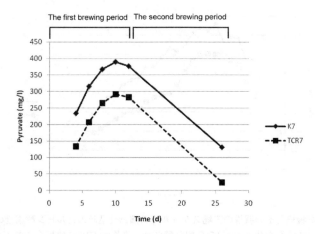

図5 育種株とその親株の中規模パイロットスケールでの清酒仕込時のピルビン酸濃度の推移
総米12 kgで清酒を仕込んで14日間発酵させ,その後もろみを荒濾しして瓶詰めし12日間ビン内発酵させ,F-kit pyruvate(J. K. International 社)を用いてピルビン酸濃度を測定した。

みにおいても,α-トランスシアノ桂皮酸エチル耐性株で仕込んだ清酒では親株のきょうかい7号で仕込んだ清酒と比べて顕著にピルビン酸濃度が低減していた(図5)。26日目でビンを開けて専門家により官能評価を行ったところ,その香味は問題のない良好なものであることが確認された[30]。

さらに,このα-トランスシアノ桂皮酸エチル耐性株の取得という新規アプローチが他の清酒酵母にも適用できるかどうかを調べるため,吟醸酒醸造用の清酒酵母であるF-4からも同様の手法で低ピルビン酸酵母を育種できるかを調べた。上記と同様の手法を用いて,F-4に突然変異を誘起させたのち,α-トランスシアノ桂皮酸エチルを含む培地で培養して耐性株を取得した。それらの耐性株を用いて実験室スケール(総米83 g)で清酒を仕込んだところ,いくつかピルビン酸の低減している株があったので,この株を用いて前培養から独立した6連の仕込みで清酒を同様に仕込んだ。その結果,α-トランスシアノ桂皮酸エチル耐性株で仕込んだ清酒ではその親株と比べて調べたすべての清酒醸造期間中ピルビン酸が低減していた(最終日,片側 t 検定,$p < 0.005$)[10]。このことから,α-トランスシアノ桂皮酸エチル耐性株の分離によるピルビン酸の低減酵母の育種は,きょうかい7号だけではなく,他の酵母にも汎用性のある方法であることが明らかとなった。

7 育種酵母を使った工場スケールの仕込ではエタノール生産能の低下なくピルビン酸及びα-アセト乳酸が顕著に低減している

以上の研究結果から,育種した本酵母を用いれば実験室スケール及び中規模パイロットスケールで清酒醸造におけるピルビン酸の低減が実現できることが明らかとなった。そこで,この育種

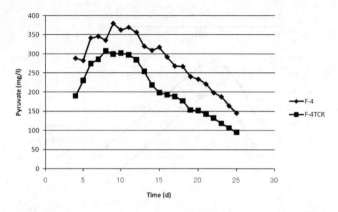

図6 育種株とその親株の工場スケールでの清酒仕込時のピルビン酸濃度の推移
総米1トンで清酒を仕込んで25日間発酵させ,有機酸HPLC解析システムを用いてピルビン酸を測定した。

表1 工場スケールで製造した清酒もろみでのα-アセト乳酸の濃度 (mg/l)

	9日目	14日目
F-4	0.28	0.08
F-4TCR1	0.05	0.02

α-アセト乳酸は2,4-ジニトロフェニルヒドラジン誘導体化後液体クロマトグラフィーにより測定した。

表2 F-4とF-4TCR1で醸造した清酒の一般成分分析

	日本酒度	酸度	アミノ酸度	Ethanol (v/v%)
F-4	+1.2	1.8	1.4	17.70
F-4TCR1	+1.4	1.8	1.6	17.93

した酵母が工場スケールでもピルビン酸やα-アセト乳酸の低減を示すかどうかを調べるため,清酒醸造蔵で総米1トンのサイズで本育種酵母 (F-4のα-トランスシアノ桂皮酸エチル耐性株F-4TCR1) とその親株 (F-4) を使って清酒を醸造した。その結果,F-4とF-4TCR1の発酵特性に差は認められなかったが,F-4TCR1では親株と比べて発酵全期間中を通じてF-4と比べてピルビン酸の顕著な低減が認められた (図6)。また,発酵の9日目,14日目のもろみのジアセチルの前駆体となるα-アセト乳酸の含量を測定したところ,F-4TCR1ではF-4と比べて8割近くの顕著な低減が観察された (表1)。これらの結果から,F-4TCR1を使えば工場スケールで木香様臭の前駆体であるピルビン酸の,そしてジアセチルの前駆体であるα-アセト乳酸の顕著な低減が可能であることが明確に示された。またF-4TCR1のエタノール生産能を調べるため,醸造期間中のもろみのエタノール濃度を測定したところ,F-4と醸造期間を通してほとんど差がなく,最終的なエタノール濃度もむしろF-4TCR1の方が高いものであった (表2)。その香気成分を調べたところ,ややIsoamylalcoholは多いが酢酸イソアミルやカプロン酸エチルは多く,

第1章　ミトコンドリア輸送をターゲットとした低ピルビン酸清酒酵母の育種とその実用化

表3　F-4とF-4TCR1で醸造した清酒の香気成分

	Ethylacetate	n-Propanol	Isobutanol	Isoamylalcohol	Isoamylacetate	Ethylcaproate	E/A ratio
F-4	129.2	83.4	55.6	129.4	6.3	2.3	4.9
F-4TCR1	131.5	79.2	62.3	148.1	6.8	2.4	4.6

香気成分も問題ないものであることが明らかとなった（表3）。さらに，その香味を客観的に検証するため，二点識別法により軽い酸味のする方をブラインドで親株とF-4TCR1で醸造した清酒から選んでもらい二項検定を行った。その結果，危険率5％未満でF-4TCR1が選ばれたことから，F-4TCR1で醸造した清酒はF-4で醸造した清酒と比べて軽い酸味も持つことが明らかとなった。以上の結果から，工場スケールでピルビン酸・α-アセト乳酸低減酵母の育種が有効かつ有用であることが明らかになった[10]。これまでのピルビン酸低生産性酵母の育種は，ピルビン酸のアナログ物質への耐性を指標に選択するものであり[16]，エタノール生産性の低下も同時に引き起こしていたが，本研究で育種した酵母は工場スケールでエタノール生産性の低下を伴わずにピルビン酸の低減を可能とする初めての育種となった。

8　育種したピルビン酸低減清酒酵母の醸造産業への技術移転

この育種した清酒酵母は上記の好ましい醸造特性を持つことがわかったため，既に清酒醸造蔵において実製造に使われている。清酒醸造中の酵母ミトコンドリアの解析という基礎的な研究から始まり，酒類業界において長年技術的課題になってきたピルビン酸・α-アセト乳酸の低減という課題を解決し，さらにその技術の醸造産業への技術移転にも成功した研究例を紹介した。ミトコンドリアに限らず，オルガネラの輸送に着目した発酵微生物の育種はこれまでの発酵工学における育種の歴史の中でも考え方として前例がなく，発酵微生物の物質代謝を改変する上でひとつの重要なアプローチになっていくと考えられるので，新しい考え方として発酵業界の皆様に少しでも参考にしていただければ望外の喜びである。

文　　　献

1) ストライヤー, 生化学, p.265, 東京化学同人（1989）
2) R. M. Zelle et al., Appl. Environ. Microbiol., **74**, 2766 (2008)
3) マクマリー, 有機化学 ― 生体反応へのアプローチ, p.670, 東京化学同人（2009）
4) K. Agyei-Owusu et al., FEBS J., **276**, 2905 (2009)
5) L. F. Chuang et al., J. Bacteriol., **95**, 2083 (1968)

6) R. Breslow, *Annal. New York Acad. Sci.*, **98**, 445 (1962)
7) E. D. Ryan et al., *J. Bacteriol.*, **120**, 631 (1974)
8) S. Dasari, *Appl. Environ. Microbiol.*, **77**, 727 (2011)
9) F. Omura, *Appl. Microbiol. Biotechnol.*, **78**, 503 (2008)
10) 佐々木真ほか, 生物工学, **89**, 1 (2011)
11) 土肥和夫ほか, 醗酵工学, **52**, 416 (1974)
12) 溝口晴彦ほか, 生物工学会, **73**, 37 (1995)
13) 井上喬, ジアセチル, p.31, 幸書房 (2001)
14) 今野政憲ほか, 特開 2002-291465
15) M. C. Kielland-Brandt et al., *Technical Quarterly, Master Brew. Assoc. Am.*, **18**, 185 (1981)
16) 福田和郎ら, 特願 H10-179131
17) 北垣浩志, 生物工学, **87**, 66 (2009)
18) H. Kitagaki, *Biotechnol. Appl. Biochem.*, **53**, 145-153 (2009)
19) H. Kitagaki, *J. Biosci. Bioeng.*, **104**, 227 (2007)
20) H. Kitagaki et al., *J. Biosci. Bioeng.*, **105**, 675 (2008)
21) 北垣浩志ほか, 醸協, **103**, 314 (2008)
22) H. Kitagaki et al., *J. Biol. Chem.*, **284**, 10818 (2009)
23) F. Palmieri et al., *Essays Biochem.*, **47**, 37 (2010)
24) Salvatore DiMauro et al., *Annals of Neurology*, **22**, 498 (1987)
25) G. Paradies et al., *Biochim. Biphys. Acta*, **935**, 79 (1988)
26) 北垣浩志, 特願 2010-111263
27) K. Horie et al., *Biosci. Biotechnol. Biochem.*, **74**, 843 (2010)
28) 北垣浩志, バイオサイエンスとインダストリー, **68**, 126 (2010)
29) 北垣浩志, 醸協, **105**, 560 (2010)
30) 平田みよほか, 醸学, **106**, 323 (2011)

第2章　清酒の熟成に関与する香気成分

磯谷敦子*

1　はじめに

　清酒を貯蔵すると，淡黄色から褐色へと色が変化する。色と同様に香り，味も大きく変化し，新酒のフルーティーな香りが減少するとともに，カラメル，醤油，ナッツなどと形容される複雑な香り，口当たりのなめらかさや苦味を増した味へと変化する。

　一般的には清酒の変化は劣化とみなされる場合が多く，変化した香りは「老香（ひねか）」とよばれる。一方，長期間貯蔵した清酒に特有の複雑な香りや味を楽しむ消費者も増えつつある。清酒は通常製造後半年から1年程度で出荷されるが，近年，蔵内で数年以上の単位で貯蔵した清酒が「長期熟成酒」として市場に出回るようになっている。清酒の貯蔵による香りの変化に寄与する成分を明らかにし，それらを制御することは，清酒の劣化防止や熟成酒の製造の上で重要と考えられる。

2　清酒の貯蔵による香気成分の変化

　貯蔵した清酒（古酒）の香りを明らかにする試みは1970～80年代に特に精力的に行われた[1]。現在までに，貯蔵により生じる多数の香気成分が報告されている。清酒の貯蔵による香気成分の変化は，大まかに以下のようにまとめられる。

① 還元糖とアミノ酸によるメイラード反応およびそれに伴うストレッカー分解では，フルフラール，ソトロン，アルデヒド類といったカルボニル化合物を生じる。なおソトロンは，天然物では初めて貯蔵した清酒から単離・同定されたものである。

② 糖の分解などにより酢酸やギ酸といった揮発酸が増加する。

③ 有機酸や脂肪酸とエタノールによるエステル化が進行する一方で，酢酸イソアミルなどの酢酸エステルは減少する。

④ トリプトファンの分解により，3-メチルインドールなどのインドール化合物が生成する。これらの成分は，光照射下で特に顕著に増加する[2]。

⑤ ジメチルジスルフィド（DMDS）やジメチルトリスルフィド（DMTS）といったポリスルフィドが生成する。

このほかにも，バニリン，フェニル酢酸などが貯蔵により増加することが報告されている。

＊　Atsuko Isogai　㈱酒類総合研究所　品質・安全性研究部門　主任研究員

ではこれらの成分すべてが古酒の香りに寄与しているかというと，必ずしもそうとはいえない。香気成分の閾値（においが感じられる最低限の濃度）は mg/L から ng/L のレベルまで幅広く，量が多くてもにおいが感じられない成分もあれば，微量でも感じられるものもある。一般的に，食品等の香りに寄与する成分のスクリーニングには，人間の嗅覚を利用する GC-Olfactometry が用いられる。筆者らは，古酒と新酒を試料として GC-Olfactometry を行った[3,4]。その結果，ソトロン，フルフラール，2-メチルブタナール，3-メチルブタナール，ベンズアルデヒド，メチオナール，2-メチル酪酸エチル，3-メチル酪酸エチル，コハク酸ジエチル，フェニル酢酸エチル，DMTS などが，新酒よりも古酒で強く検出された。

これらの成分（熟成香成分，図1）について酒類総合研究所の古酒（貯蔵期間 0～35 年）の定量分析を行ったところ，おおむね貯蔵期間の長いもので多い傾向がみられた。次に，これらの定量結果と，清酒香気成分の閾値調査の結果[5]とを合わせて，古酒の香りに寄与する成分を検討した。濃度を閾値で割った値，Odor activity value（OAV）が 1 以上の化合物は，においに寄与していると考えられる。表1に示すとおり，カラメル様のにおいを呈するソトロン，ナッツ様のにおいの 3-メチルブタナール（イソバレルアルデヒド），たくあん漬け様のにおいの DMTS は OAV が 1 を大きく上回っている。したがって，これらの成分は古酒の香りに大きく寄与すると考えられた。なお，GC-Olfactometry で検出されたにおいの中には，成分を同定できないものもあった。古酒の香りに寄与する成分には，未解明の部分も残されている。

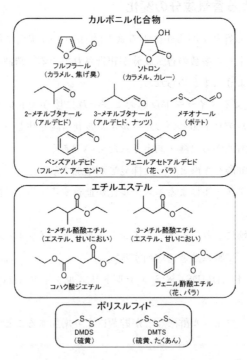

図1　清酒の貯蔵により増加する香気成分（熟成香成分）

第2章 清酒の熟成に関与する香気成分

表1 酒類総合研究所貯蔵酒（0〜35年貯蔵）の香気成分濃度およびOdor Activity Value（OAV）

化合物	検知閾値（μg/L）	濃度（μg/L）	OAV
フルフラール	11000	〜7800	〜0.7
ソトロン	2.3	〜140	〜61
2-メチルブタナール	1500	〜496	〜0.3
3-メチルブタナール	120	55〜722	0.5〜6.0
メチオナール	10	〜17	〜1.7
ベンズアルデヒド	990	77〜1067	〜1.1
フェニルアセトアルデヒド	25	1.1〜15	〜0.6
DMDS	7	0.11〜5.6	〜0.8
DMTS	0.18	0.04〜2.4	0.2〜14
2-メチル酪酸エチル	7,200*	0.8〜11	〜0.1
3-メチル酪酸エチル	18,200*	1.6〜24	〜0.2
コハク酸ジエチル	100000	76〜11424	〜0.1
フェニル酢酸エチル	100	1.5〜25	〜0.3
酢酸イソアミル	300	50〜1531	0.2〜5.7
酢酸フェネチル	3000, 3800*	10〜865	〜0.3

＊：2つの値が報告されている

3 老香と熟成香

　一般の清酒の場合，貯蔵により変化した香りは「老香」とよばれるが，意図的に長期間貯蔵した長期熟成酒の香りは「熟成香」とよばれることが多い。「老香」と「熟成香」は違うのだろうか？そこで，一般の市販清酒（長期熟成酒ではない）で専門家から老香を指摘されたもの（老香清酒）と，長期熟成酒として市販されている貯蔵期間5年以上の清酒について，上記の熟成香成分の分析を行った[6]。

　表2に示すとおり，老香清酒についても，3-メチルブタナール，ソトロン，DMTSの3成分の濃度が閾値を超える（OAVが1以上）ものがあった。ただし，DMTSは老香清酒の65％が閾値以上の濃度であり，3-メチルブタナールは45％が閾値以上であったが，ソトロンが閾値以上のものは5％（20点中1点）のみであった。

　老香清酒と長期熟成酒の熟成香成分の濃度の平均値を比較すると，おおむね長期熟成酒の方が高かった。しかし，長期熟成酒／老香清酒の比をとると，DMDSは1.2，DMTSは3.5であるのに対し，コハク酸ジエチルは12，ソトロンは18と非常に大きく，化合物による差がみられた。

　そこで，熟成香成分を変数として，老香清酒，老香なし清酒（老香の指摘がなかった市販清酒），長期熟成酒について主成分分析を行った（図2）。第1主成分（PC1）はすべての化合物が同一方向に寄与し，熟成香成分全体の量を表すと考えられた。PC1方向に主成分スコアプロットをみると，老香なし清酒＜老香清酒＜長期熟成酒の順に，熟成香成分全体の量が多くなることがわかる。第2主成分（PC2）は，DMDSやDMTSといったポリスルフィドが正の方向に，ソトロンをはじめとするカルボニル化合物およびコハク酸ジエチルが負の方向に寄与していた。老香清

表2 市販清酒および市販長期熟成酒の熟成香成分濃度およびOAV

化合物	濃度の平均値（μg/L） 市販清酒 老香なし (n=20)	市販清酒 老香 (n=20)	長期熟成酒 (n=15)	OAV 市販清酒 老香なし	市販清酒 老香	長期熟成酒
2-メチルプロパナール	13 *1	34 *2	171	<1	<1	<1
2-メチルブタナール	7 *1	26 *2	122	<1	<1	<1
3-メチルブタナール	75 *1	127 *2	279	～1 (20)	～2 (45)	～4 (93)
ベンズアルデヒド	116	107 *2	331	<1	<1	<1
フルフラール	175 *1	686 *2	3312	<1	<1	<1
ソトロン	0.1 *1	0.5 *2	9.8	<1	～2 (5)	～18 (73)
イソ酪酸エチル	5.0 *1	6.5 *2	21	<1	<1	<1
3-メチル酪酸エチル	1.0 *1	2.0 *2	10	<1	<1	<1
乳酸エチル	10841	10721 *2	45494	<1	<1	<1
コハク酸ジエチル	138 *1	329 *2	3867	<1	<1	<1
フェニル酢酸エチル	2.1 *1	3.6 *2	34	<1	<1	<1
DMDS	0.1 *1	0.8	1.0	<1	<1	<1
DMTS	trace *1	0.3 *2	1.0	～1 (5)	～5 (65)	～14 (93)

*1：老香なし清酒と老香清酒との間に有意差あり（危険率5%）
*2：老香清酒と長期熟成酒との間に有意差あり（危険率5%）
（　）内はOAVが1以上のものの割合（%）

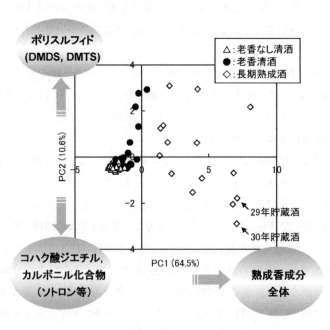

図2　熟成香成分による主成分分析

第 2 章　清酒の熟成に関与する香気成分

酒のPC2スコアは正の方向、すなわちポリスルフィドが多くなる方向に分布した。長期熟成酒は正から負まで広く分布したが、貯蔵期間が特に長いものは負の値のものが多く、29年、30年貯蔵酒では大きく負の方向にプロットされた。すなわち、老香清酒と長期熟成酒で貯蔵期間が長いものとは香気成分組成において違いがみられ、前者はポリスルフィドが相対的に多いのに対し、後者はソトロンをはじめとするカルボニル化合物やコハク酸ジエチルが多い傾向がみられた。

なお、専門家による清酒のにおいの評価では、DMTSを清酒に添加した場合に約3割のパネルが「老香」と回答したのに対し、ソトロンを添加した場合は「カラメル」、「焦げ臭」、「カレー」という回答が多かった[7]。これらのことから、長期熟成酒のカラメル様のにおい特性には特にソトロンの寄与が大きく、一般的な市販清酒にみられる老香には、DMTSの寄与が大きいと考えられた。

4　DMTSの生成機構

上記の結果から、DMTSは老香制御のターゲットとなると考えられた。清酒のポリスルフィド生成機構としては、過去にDMDSについて検討され、含硫アミノ酸以外の未知物質の関与が示唆されていた[8]。一方、DMTSについては全く不明だった。そこでまず、清酒からDMTSの前駆物質の探索を行うことにした[9]。方法としては、液体クロマトグラフィーで清酒を分画し、得られたフラクションを70℃で1週間貯蔵して生じるDMTS量を測定し（DMTS生成ポテンシャル）、これを指標として前駆物質をしぼりこんだ。分画の過程でDMTS前駆物質は複数存在することが示唆されたが、そのうち特にDMTS生成ポテンシャルが高かったDMTS-P1を精製し、構造解析を行った。その結果、DMTS-P1は新規化合物1,2-ジヒドロキシ-5-(メチルスルフィニル)ペンタン-3-オンと同定された（図3）。

DMTS-P1からDMTSへの生成機構としては、まず、メチルスルフォキサイド部分が酸また

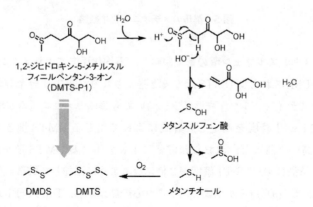

図3　DMTS-P1の構造およびDMTS-P1からDMDS、DMTSの推定生成経路

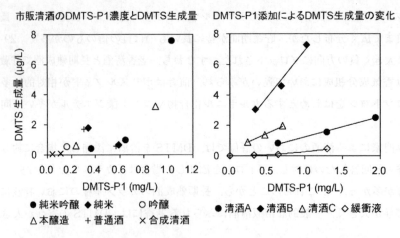

図4　DMTS-P1濃度と貯蔵により生じるDMTS生成量との関係

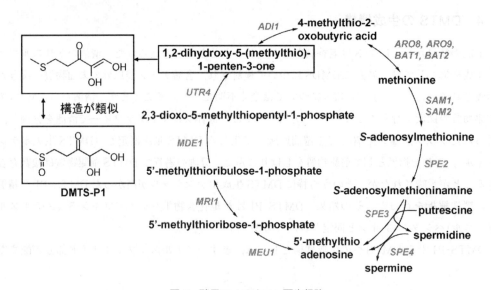

図5　酵母のメチオニン再生経路

は塩基触媒によりメタンスルフェン酸の形で脱離し，不均化反応によりメタンチオールを生じ，これが酸化されてDMDSおよびDMTSとなると推定される（図3）。野菜等のDMTS前駆物質であるS-メチルシステインスルフォキサイドについても類似のメカニズムが報告されている[10]。

　市販酒中のDMTS-P1濃度を測定し，貯蔵によって生じるDMTS量との関係をみると，DMTS-P1濃度が高い清酒ほど，おおむね貯蔵によって生じるDMTS量が多い傾向がみられた[11]（図4）。また，清酒にDMTS-P1濃度が2倍になるように添加して貯蔵試験を行ったところ，無添加の清酒の約2倍のDMTSが生成した。これらの結果から，DMTS-P1がDMTSの生成に大きく寄与することが明らかとなった。一方，緩衝液と清酒に濃度を変えてDMTS-P1を添加

第2章 清酒の熟成に関与する香気成分

し，貯蔵により生じる DMTS 量を調べると，DMTS-P1 濃度を同じように変化させた場合でも，緩衝液に比べて清酒のほうが DMTS 生成量の増加が大きかった（図4）。清酒中には DMTS-P1 から DMTS への反応を触媒するような成分が存在すると推察される。

DMTS-P1 は清酒製造工程でどのようにして生じるのだろうか？ DMTS-P1 は発酵中に増加することから，主に酵母の代謝産物として生成すると考えられる。多くの生物には，S-アデノシルメチオニンの分解によって生じるメチルチオアデノシンからメチオニンを再生するメチオニン再生経路が存在する[12]（図5）。この経路の代謝中間体である 1,2-ジヒドロキシ-5-(メチルチオ)-1-ペンテン-3-オンは DMTS-P1 と構造が類似しており，DMTS-P1 生成への関与が推察された。そこで，実験室酵母の遺伝子破壊コレクションを利用し，メチオニン再生経路遺伝子の破壊株を用いて清酒の小仕込み試験を行った。その結果，Δ*meu1*，Δ*mri1*，Δ*mde1* 破壊株で DMTS-P1 の生成がほとんどみられず，この経路が DMTS-P1 生成に関わっていることが示唆された[13]。

5 おわりに

清酒の貯蔵中にはさまざまな香気成分が生成する。このうち，ソトロン，3-メチルブタナール，および DMTS は，貯蔵による清酒の香りの変化に大きく寄与している。特に DMTS は，一般の市販清酒にみられる老香の主要成分であることが明らかとなった。DMTS の生成機構は未解明の部分も多いが，主要前駆物質 DMTS-P1 が同定され，酵母による生成機構の一端が明らかになりつつある。これらの知見は，酵母育種などによる老香制御技術につながる可能性がある。また，熟成酒の観点からは，主要な熟成反応であるメイラード反応と DMTS 生成機構とは異なるため，たとえば DMTS の生成は抑えつつソトロン等メイラード反応生成物を増加させることも可能と思われる。本研究がさらに発展し，清酒の劣化や熟成の制御技術につながることを期待したい。

文　　献

1) 高橋康次郎, 醸協, **75**, 463 (1980).
2) 小泉亜希子ら, 醸協, **98**, 125 (2003).
3) 磯谷敦子ら, 醸協, **99**, 374 (2004).
4) Isogai, A. *et al.*, *J. Agric. Food Chem.*, **53**, 4118 (2005).
5) 宇都宮仁ら, 醸協, **99**, 652 (2004).
6) 磯谷敦子ら, 醸協, **101**, 125 (2006).
7) 宇都宮仁ら, 醸協, **105**, 106 (2010).

8) 佐藤信ら, 醸協, 70, 588 (1975).
9) Isogai, A. *et al.*, *J. Agric. Food Chem.*, 57, 189 (2009).
10) Chin, H. -W. *et al.*, *J. Agric. Food Chem.*, 42, 1529 (1994).
11) Isogai, A. *et al.*, *J. Agric. Food Chem.*, 58, 7756 (2010).
12) Pirkov, I. *et al.*, *FEBS Journal*, 275, 4111 (2008).
13) 若林興ら, 日本生物工学会大会講演要旨集, p.65 (2011).

第3章 ビール産業における微生物管理技術の最近の進展

鈴木康司[*]

　ビールはアルコールを含むこと，嫌気状態であること，栄養成分が少ないこと，抗菌作用を持つホップ成分を含む等の理由により，生育しうる微生物は少ない[1]。しかしながら，一旦微生物事故を引き起こした場合，製品の回収に膨大なコストを要するだけでなく，消費者に対する信頼を著しく裏切ることとなる。このため，ビールに生育し変敗事故を引き起こすビール混濁性菌は，現在でも世界のビール産業において大きな問題となっている。従って，ビール混濁性を示しうる微生物を迅速に検出しその混濁性を判定することは，ビール工場において極めて重要な課題である。主要なビール混濁性菌は，*Lactobacillus* 属，*Pediococcus* 属，*Pectinatus* 属および *Megasphaera* 属に属する細菌群と *Saccharomyces* 属および *Dekkera* 属などの野生酵母に大別される（表1）[1]。特に前者のビール混濁性細菌は，微生物による品質事故のうち約90％あるいはそれ以上を原因微生物として占めると報告されている[1,2]。従って本稿では，これらビール混濁性細菌に関わる微生物管理技術における最近の進展について紹介したい。

表1　ビールにおける微生物品質事故原因菌に関する調査

属／種	1980-1990	1992	1993	1997	1998	1999	2000	2001	2002
L. brevis	40	39	49	38	43	41	51	42	51
L. lindneri	25	12	15	5	4	10	6	13	11
L. plantarum	1			1	4	2	1	1	2
L. casei/paracasei	2	3	2	6	9	5	8	4	4
L. coryniformis	3			4	11	4	1	3	6
Ped. damnosus	17	4	3	31	14	12	14	21	12
Pectinatus	4	28	21	6	3	6	5	10	7
Megasphaera	2	7	3	2	2	4	4	4	2
Saccharomyces 属野生酵母	N. A.	5	5	7	6	11	5	2	3
Saccharomyces 属以外の野生酵母	N. A.	0	0	0	3	4	5	0	2
他の微生物	N. A.	2	2	0	1	1	0	0	0

本表は1980年-2002年の期間Backらにより欧州で行われた調査結果をまとめたものであり，欄内は当該菌種／属による品質事故発生頻度（％）を示している[1,2,35]。なお，1992年ならびに1993年の調査では，*L. plantarum*，*L. casei*，*L. paracasei* および *L. coryniformis* が一つのグループとして集計されている。
N. A. : 詳細なデータなし。

＊　Koji Suzuki　アサヒグループホールディングス㈱　食の応用技術研究所　主幹研究員

1 ビール混濁性乳酸菌（*Lactobacillus* 属および *Pediococcus* 属）

1.1 ビール混濁性乳酸菌の研究に関わる歴史

ビール混濁性乳酸菌は，非常に古くから研究が行われており，1871年にパスツールによって顕微鏡観察で見出された後，1884年には Blacke により当時 *Pediococcus cerevisiae* と命名された乳酸球菌が分離された[3]。引き続き，1892年には van Laer により，パスツールの名を冠して *Saccharobacillus pastorianus*（*Lactobacillus pastorianus*）と名づけられた乳酸桿菌が分離された。なお，van Laer によると，*L. pastorianus* は通常の栄養培地では生育性を示さず，無ホップビールをゼラチンで固めた培地でようやく分離できたとしており，その際も生育が非常に緩慢な乳酸菌であったと記述している[1]。現在の分類では，*Ped. cerevisiae* は *Pediococcus damnosus* の synonym であり，*L. pastorianus* は *Lactobacillus paracollinoides* の synonym であると考えられている[1,3]。その後の研究により，ビール混濁性乳酸桿菌は，*Lactobacillus brevis*, *Lactobacillus lindneri*, *Lactobacillus paracollinoides*, *Lactobacillus backi* などに分類され，乳酸球菌については *Pediococcus damnosus* および *Pediococcus claussenii* などが知られている。これらのうち，*Ped. claussenii* と *L. backi* は，それぞれ2002年および2006年に新菌種提案されており[4,5]，ビール産業では比較的新菌種といってよい。

以上のように，ビール混濁性乳酸菌研究の歴史は150年近くにおよぶ。食中毒微生物として知られるノロウイルスの発見が1968年，腸管出血性大腸菌 O157 の発見が1982年であったことを考えると，非常に歴史のある研究分野といってよい。

1.2 乳酸菌によるビールの変敗現象

乳酸菌に属せばどの菌種でもビールに生育するわけではなく，300種以上報告される乳酸菌種のうちビール混濁性を示す乳酸菌は数種に限定される。微生物で変敗したビールから最もよく分離される乳酸菌は *L. brevis* であり，欧州における調査によると1980年から2002年の期間で約40-50％の変敗ビールから分離されたと報告されている（表1）[1]。*L. brevis* はビールに生育すると混濁・澱を生じてビールを酸敗するが，冷飯臭の原因となるジアセチルは生成しない[6]。本菌種の分離事例が多いのは，*L. brevis* が非常に強いビール混濁性を持ちほとんど全てのビールにおいて生育性を示すことと，ビール産業で使用されている品質検査培地において良好な生育性を示すことの2点が理由として挙げられる。一方，*L. lindneri* は検査培地での生育性が低く，品質検査で検知できずに微生物事故が発生することが多い[6,7]。また，本菌種の最適生育温度は19-23℃と低く28℃以上では生育しないと報告される一方，耐熱性を示すため15-17 PU 程度の熱殺菌で生残することがある[6]。*L. lindneri* による変敗は，比較的弱い混濁や澱の形成が特徴で，ジアセチルなどのオフフレーバーを生成しない。*L. brevis* ならびに *L. lindneri* は，生ビールの製造において除菌を目的として使用されるフィルターを通過しやすいことが知られており，微生物管理上細心の注意を要する微生物群である[8]。*Ped. damnosus* も主要なビール混濁性乳酸菌種と

第3章　ビール産業における微生物管理技術の最近の進展

して報告されている。本菌種は検査培地で生育しにくい乳酸菌であることが知られており，低温で生育可能なため発酵中や熟成中のビールを汚染する事例が多い[6]。冷飯臭となるジアセチルを生成することが特徴で，発酵・熟成工程でジアセチルが異常に発生する場合は，本菌種の汚染が疑われる。また，*Ped. damnosus* はビール醸造酵母に吸着性を示し，醸造酵母の凝集を引き起こすことにより発酵異常を引き起こすことがある[1]。*L. lindneri* も低温における生育性とビール醸造酵母への吸着性が報告されており，発酵・熟成中のビールや回収酵母でも検出されることが多い[1]。

　L. paracollinoides，*L. backi* ならびに *Ped. claussenii* については，最近新菌種提案されたばかりのビール混濁菌種であるため[4,5,9]，品質事故原因菌としての頻度や性状に関する情報が乏しい。この中でも，*L. paracollinoides* は *L. brevis* に類似した非常に強いビール混濁性を示す一方で，*L. lindneri* と同様に検査培地での生育性に乏しく，製品の検査で検出されることなく品質事故に至る事例が認められる[7]。また，*L. paracollinoides* はその培地生育性の低さからこれまで分離される事例が極めて少なかったが，後述する新たな培養検査法の確立によりビール製造環境で頻繁に検出されるようになった[1]。

　上記ビール混濁性乳酸菌以外にも，*Lactobacillus casei*，*Lactobacillus paracasei*，*Lactobacillus coryniformis*，*Lactobacillus plantarum*，*Pediococcus inopinatus*，*Lactococcus* 属および *Leuconostoc* 属がビール製造環境から分離されるがビール混濁性は比較的低く，pHが高いあるいはホップ由来の苦味成分含量が低いなど微生物安定性の低いビールで変敗を引き起こすことが知られている[6]。そのため，これらの乳酸菌によるビールの品質事故は比較的少ないと報告されている[1]。

1.3　乳酸菌のホップ耐性

　ビールにおいては，イソα酸と総称される抗菌ホップ成分が知られており，乳酸菌を含むグラム陽性菌の生育を抑制することが報告されている[10]。これらイソα酸は，プロトンイオノフォアとして作用し，細胞膜内外に形成されるプロトン勾配を消失させる。その結果として，菌体は栄養源の取り込みができなくなる[10]。また，菌体内に侵入したイソα酸は，酵素活性に必要であるマンガンを菌体外へ流出させることにより抗菌活性を示す[1]。さらに，ホップ成分はイオノフォアとしての抗菌作用に加え，酸化的ストレスを乳酸菌に付与することが最近になって示され，ホップ成分の抗菌メカニズムは複雑な作用機作から構成されていることが明らかとなっている[10]。従って，ホップ成分に対する乳酸菌の耐性は，ホップ成分の菌体内への侵入抑制，細胞膜におけるプロトン勾配の確保，菌体内マンガン濃度維持，菌体内低マンガン濃度への適応ならびに酸化還元バランスの恒常性維持など複数の機構からなる[12,13]。一方，ホップに対して耐性を持つ乳酸菌は非常に少ないが，*L. brevis* など数種がホップ耐性乳酸菌として知られている。以下に，現在までに報告されてきた乳酸菌のホップ耐性機構について述べる（図1参照）。

1.3.1　細胞膜レベルでの耐性機構

　ホップ成分は，プロトンと結合した形で細胞膜を通過して菌体内にプロトンを持ち込むイオノ

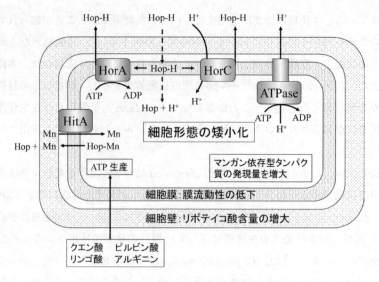

図1　*L. brevis* のホップ耐性機構
現在まで提案されてきたホップ耐性機構を示す（詳細は本文参照）。Mn：マンガン（2価イオン）。

フォア型の抗菌物質であるため，菌体内への侵入を防ぐ防御機構が重要である。*L. brevis* のプラスミドに見出された *horA* および *horC* はホップ耐性を賦与することが機能証明された遺伝子であり，それぞれ多剤排出ポンプと推定される HorA および HorC をコードする[14～16]。HorA は ABC（ATP-binding cassette）transporter の一つであり，HorC はプロトン駆動力依存型排出ポンプであるとされ，ホップ成分が侵入する前に菌体外に排出する耐性機構が提唱されている。また，これらの排出機構を免れてホップ成分がプロトンと共に菌体内に侵入してきた場合には，FoF1-ATPase が侵入したプロトンを菌体外に排出し，細胞膜に形成されるプロトン勾配を維持する機構も報告されている。さらに，これらの防御機構の発現がホップ成分により誘導されることは，遺伝子あるいはタンパク質レベルの発現調査で明らかにされている[7,8]。一方，これらの防御機構はエネルギー依存型であるため，酵母による発酵終了後ビール中に残存するわずかな栄養成分を活用しなければならない。ビール混濁性 *L. brevis*，*L. lindneri* および *L. paracollinoides* は，酵母が食べ残したリンゴ酸，クエン酸やピルビン酸などの有機酸あるいはアルギニンなどのアミノ酸を代謝して，エネルギー源となる ATP を得ていることが示されている[17]。しかしながら，栄養源の少ないビール中でホップ耐性を十分に発揮するためには，一旦構築されればエネルギー非依存型となる耐性機構も重要である。*L. brevis* では，細胞膜脂質成分において C16：0 の比率を高めて細胞膜の流動性を低下させることにより，ホップ成分の細胞膜通過を抑制し，そのイオノフォア作用を緩和させることが報告されている[18]。これは，エネルギー非依存型の耐性機構の1例であろう。

1.3.2　細胞壁レベルにおける耐性機構

L. brevis は，ホップ成分の存在により，細胞壁におけるリポテイコ酸含量を顕著に増加させ

第3章 ビール産業における微生物管理技術の最近の進展

ることが知られている[18]。細胞壁レベルのホップ耐性機構については詳細に解明されていないが，リポテイコ酸などの細胞壁成分が変化することによりホップ成分の菌体内への侵入が抑制されること，菌体外へ流出するマンガンをリポテイコ酸が貯蔵する役割を持つことなどが推察されている。これらもエネルギー非依存型の耐性機構といってよいだろう。その一方で，ホップ耐性 *L. brevis* 株に特異的に見出される *hitA* 遺伝子は，マンガンを菌体内に取り込む膜タンパク質をコードしていることが示唆されており[19]，これらの耐性機構が協調して菌体内からのマンガン流出を抑制している可能性も考えられている（図1）。

1.3.3 その他のホップ耐性機構

L. brevis におけるその他のホップ耐性機構として，エネルギー生成や酸化還元バランスの恒常性維持に関与するマンガン依存型のタンパク質群が，ホップ成分により大量発現される現象が報告されている[20]（図1）。この応答現象には，マンガン依存型タンパク質の発現量を増加させて，菌体内マンガン濃度の減少による酵素活性の低下を補う生理学的意義があるのではないかと推察されている。また，マンガン依存型のタンパク質群は菌体内の酸化還元バランスの恒常性維持に関与することから，本タンパク質群の大量発現がホップ成分により受けた酸化的ストレスを軽減する役割を果たしていることも推察されている[11]。さらに，*L. brevis* や *L. lindneri* などの乳酸菌がビール中で形態を小さくし，矮小化する現象も知られている[8]。これは，ホップ成分などの抗菌物質が含まれるビール中では，ホップ成分との接触機会を減らし，耐性機構を効率的に配備するため細胞表面積を小さくすると考えれば理解しやすい。従って過酷な環境下では，外部環境との接触機会を減らすことが生存戦略の一つとして有効なことを示唆しているのではないかと考えられる[1,3]。

1.4 ホップ耐性遺伝子を指標としたビール混濁性判定法

製品ビールから万が一微生物が検出された場合，検出菌がビールに対して混濁性を示すか否かを迅速に判定することは，製品の出荷判定を行う上で極めて重要である。現在知られている300種以上の乳酸菌のうち，ごく僅かな菌種に属する菌株がビールに生育し変敗させる性質を持つといわれている。しかしながら，これらビール混濁性菌種はお互いに近縁関係にあるわけでなく，同一菌種に属していてもビール混濁性を示す株と示さない株があることが知られている[21,22]。例えば，微生物変敗ビールから最も検出事例が多いとされる *L. brevis* では，強いホップ耐性を持ちほとんどのタイプのビールに生育する株がいる一方，同じ *L. brevis* でもホップ耐性が弱くビール混濁性を示さない株も多い[10]。さらに，既知混濁菌種に属さない未知菌種による品質事故が発生する事例もビール産業では少なくない[10]。

一般に微生物の食品変敗形質が菌種に依存する場合，当該菌種を同定する微生物検査法が検出菌の品質危害性を判定する上で有効である。このような菌種特異的な検査法は，16S rRNA 遺伝子を標的とした遺伝学的検査法など，比較的簡単に構築することができる。しかし，上述のように，乳酸菌のビール混濁性は菌種に必ずしも依存するものではない。さらに，既知の菌種に対す

る菌種特異的検査法は，未知混濁性菌種の出現に対応することができない。これらのことが，これまでビール産業における微生物検査法構築を困難なものとしてきた。ところが，近年になってビール混濁性 L. brevis から horA 遺伝子が発見され，本遺伝子の有無を指標とすることにより，菌種に依存せず L. brevis を含めた様々な乳酸菌の混濁性の有無を菌株レベルで判定できることが見出されるようになった[23]。この変敗形質を指標としたアプローチは，食品産業において，菌種の枠を超えて微生物検査法を可能にした最初の事例であり，その後の食品微生物検査法の一つの流れを作ったといえる[12]。

前述したように horA 遺伝子は，ホップ成分だけでなくエチジウムブロマイドなど様々な薬剤に対して耐性を賦与する多剤排出型 ABC トランスポーターをコードすることが示されている[14]。horA 遺伝子は pRH45 と命名した約 15.1 kb のプラスミド上にあり，本プラスミドはホップ成分存在下で培養するとそのコピー数が増加し，逆にホップ成分を含まない培地で培養すると欠落し，本プラスミドを欠失した株はホップ耐性が低下する現象が観察されていた[10]。さらに，L. brevis 以外の菌種に属す乳酸菌株の horA 遺伝子およびその周辺領域 5.6 kp を解析した結果，L. lindneri, L. paracollinoides, L. backi, Ped. damnosus および Ped. inopinatus などに見出された当該領域と ORF（open reading frame）構造が非常によく保存されており，全長において約 99％の塩基配列相同性が認められた[1, 10]。特に，同一のビール工場環境から分離された L. backi と Ped. inopinatus については，この 5.6 kb の DNA 領域における塩基配列は 100％完全に一致することが分かり，horA 遺伝子が水平伝播を介して乳酸菌により獲得されていることが推察された[1, 24]。さらに，第2のホップ耐性遺伝子 horC が見出され，本遺伝子およびその周辺領域が，L. brevis, L. lindneri, L. paracollinoides, L. backi および Ped. damnosus で約 99％の塩基配列相同性が認められた。そのため，horC も水平伝播により乳酸菌が獲得した遺伝子であると考えられた[1, 10, 24]。以上のことから，ビール混濁性乳酸菌が水平伝播型のホップ耐性遺伝子獲得を通じて進化してきたと推察され（図2），horA および horC を判定マーカーとすることにより，未知のビール混濁性菌種を検知できる可能性が示された。

本検査法の実用性を検証するため，horA および horC の有無を，様々な菌種に属すビール混濁性乳酸菌 51 株について調査した結果，horA については 94％の株が，horC については 96％の株が保有していることが分かった[25]。また，調査した全てのビール混濁性株について，horA あるいは horC のうち少なくともいずれか一つを保有していることが示され，horA および horC を遺伝子マーカーとしたビール混濁性判定法は実用性の高い微生物検査法となりうることが示された。このことをさらに検証するため，ごく最近新菌種提案されたばかりのビール混濁性菌種 Ped. claussenii, L. backi ならびに L. paracollinoides の3種について，ビール製造環境からそれぞれ複数株得られたため調査を行った。その結果，すべての株について horA および horC 遺伝子の少なくとも一方を保有していることがわかり，ホップ耐性遺伝子を判定マーカーとする検査法が，新菌種・未知菌種を含めた網羅的微生物検査に有用であることが示されている[26]。

第3章　ビール産業における微生物管理技術の最近の進展

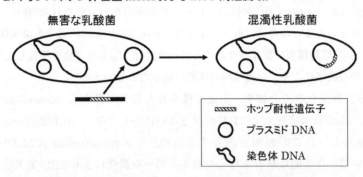

図2　ホップ耐性遺伝子 horA および horC の水平伝播仮説
L. brevis, *L. lindneri*, *L. paracollinoides*, *L. backi*, *Ped. inopinatus* および *Ped. damnosus* における horA 遺伝子および horC 遺伝子周辺領域の塩基配列解析をもとに2つの水平伝播機構を想定した。菌株間の伝達機構については接合伝達などが考えられるが，推測の領域を出ないため今回提案したモデル図の中に含めていない。

1.5　検査培地で生育しないビール混濁性乳酸菌の検出法の開発

ビール産業におけるもう一つの大きな問題は，ビール混濁性乳酸菌が品質検査で用いられる微生物検出培地で生育しない事例があることである。実際に，検査培地で検出がないにも拘わらず品質事故が発生した事例は国内・国外を問わず多いといわれる。また，このような検出困難な乳酸菌で品質事故が発生した場合，相手の姿が検知できないがゆえに，原因の究明や再発防止策の展開が進まないことが多い[1,7]。そのため，従来型の検査培地では検出が困難なビール混濁性乳酸菌に対して有効な培地の開発が望まれていた。

ビール混濁性乳酸菌種のうち，*L. lindneri*, *L. paracollinoides* および *Ped. damnosus* は，MRS 培地のような通常の乳酸菌検査培地では検出困難な株が多い[6,7]。筆者らの環境調査でも，当時分離された半数以上のビール混濁性乳酸菌株が，MRS 培地での生育性を示さなかったという事例があり，ビール製造環境に潜む乳酸菌は検出困難なものが多いことが裏付けられた[7]。筆者らは，軍用機をレーダーから探知され難くする軍事技術になぞらえ，従来型検査培地で検知が困難な乳酸菌をステルス型乳酸菌とよび恐れてきた。そこで，ビール混濁性乳酸菌の多くが，なぜ培地で検出困難であるのかについて調査を行った[7,26]。まず，MRS 培地で生育性を示す *L. paracollinoides* JCM 11969^T 株と JCM 15729 株，および同じく MRS 培地で生育性を示す *L.*

lindneri DSM 20692 株と HC92 株をビールで繰り返し植え継いで，MRS 寒天培地でのコロニー形成能の変化を評価した。その結果，全ての株について，ビールでの繰り返し植え継ぎ回数の増加に伴い，MRS 寒天培地上でコロニー形成に要する時間が遅延していき，形成されるコロニーも微小なものとなっていった。そして，40〜80 回ビールで植え継ぎを繰り返すことにより，MRS 寒天培地上でコロニー形成能を失った株を得るに至った[1,7]。以上の試験結果から，ビール混濁性乳酸菌が MRS 培地などの乳酸菌培地で生育性を示さないのは，ビール製造環境への高度適応が関連するのではないかと推察された[5]。なお，*L. paracollinoides* JCM 11969[T] 株と JCM 15729 株ならびに *L. lindneri* HC92 株は，ビール製造環境から分離された当時，MRS 培地で生育性が認められないあるいは非常に緩慢な生育性しか示さない検出困難な乳酸菌株であった。分離後，徐々に MRS 培地環境に馴化させることにより良好な培地生育性を獲得した株であるため，ビール環境への再適応により，分離当時の状態に戻ったともいえる[26]。

さらに詳細に調査を進めた結果，上記で得られた培養困難な *L. paracollinoides* および *L. lindneri* 株は，MRS 寒天培地上で生育性を示さないばかりでなく，比較的速やかに死滅していくことが分かった[1,3]。この原因を調査するため，*L. paracollinoides* JCM 11969[T] 株と JCM 15729 株について生化学的な解析を行った結果，ビール馴化により MRS 寒天培地で生育性を失った株は pH5.3 以上での生育性が非常に緩慢となり，最適生育 pH は 5.0 以下になっていた。一方，ビール馴化前の株については，pH5.6 においても良好な生育性を示していた[1,26]。従って，*L. paracollinoides* JCM 11969[T] 株と JCM 15729 株の生育に適した pH は，ビール馴化に伴う環境適応により，ビールの pH により近い pH 域にシフトしていると考察された。なお，一般的なビールの pH 域は，3.8-4.7 と報告されており，高度にビール馴化した *L. paracollinoides* 株の最適生育 pH 域が 5.0 以下になったことは，*L. paracollinoides* の棲息環境に対する高度適応を裏付けるものであると推察される[1]。この知見に加え，MRS 寒天培地に栄養成分として含まれる酢酸ナトリウム，酵母エキス，ペプトン，硫酸マグネシウムなどにビール高度馴化株は感受性を示すようになることも判明した[1,26]。ビールは醸造酵母の発酵活動によって栄養源がほぼ枯渇している環境であることを考えると，過剰な栄養成分が高度にビール製造環境に適応した乳酸菌の生育阻害を引き起こしたと推定される。これは，長期間病に伏してお粥を食べてきた人が，急に食べ放題のメニューやフランス料理のフルコースを食べると体調を崩してしまう例を考えると分かりやすい。なお，ビールの分析法を制定している二大機関である American Society of the Brewing Chemists (ASBC) ならびに European Brewery Convention (EBC) で推奨されている乳酸菌検査培地は，多くの場合 pH5.4 を超えており，上述のような栄養成分が豊富に添加されている[1]。従って，従来型の検査培地でビール混濁性乳酸菌が検出できなかった理由として，ビール環境と乖離した培地の pH ならびに過剰な栄養成分をあげることができると考えられる。

以上の知見をもとに開発されたのが ABD (Advanced Beer-spoiler Detection) 培地である。本培地は，ビールを基礎として必要最小限の栄養成分の添加と pH を 5.0 と低く設定したのが特徴であり，従来型の検査培地では検出が困難であった *L. lindneri*，*L. paracollinoides* および *Ped.*

第3章　ビール産業における微生物管理技術の最近の進展

damnosus を含めた乳酸菌の抜けのない検査に役立っている[7]。また，本培地を用いたビール製造環境調査により，多くのビール混濁性乳酸菌が従来型培地では検出困難な状態で潜んでいることも明らかとなった。しかしながら，ABD 培地はビールを基礎とした栄養成分が少ない培地であるために，ビール混濁性乳酸菌の検出に時間を要する場合があった。そのため，マイクロコロニー法に基づいた迅速検査法も開発され，これまで14日以上培養しても検出できなかった検出困難なビール混濁性乳酸菌が3日以内に検出できるようになっている[28]。

以上述べてきたように，ビール混濁性乳酸菌は，1000年以上におよぶ長いビール醸造の歴史の中で高度に製造環境へ適応し，他の微生物が生育できないニッチ環境で独自の進化を遂げてきたことが推察されている[1,16,21,29]。従って，ビール混濁性乳酸菌の製造環境に対する高度適応を切り口とした微生物検査法の開発は，今後も有効な対抗策をうみ出していくものと考えられる。

2　*Pectinatus* 属および *Megasphaera* 属

2.1　*Pectinatus* 属および *Megasphaera* 属に関わる研究の歴史

Pectinatus 属および *Megasphaera* 属は1970年代にその存在が知られるようになった偏性嫌気性菌である[30]。*Pectinatus* 属は1978年に新属提案されたビール混濁性細菌であり，1971年に30℃で保存されていた混濁ビールより初めて分離された[31]。本属の基準種は *Pectinatus cerevisiiphilus* であり，菌体の片側側面から鞭毛が生えている状態が櫛の形に似ていることから，ラテン語で『櫛の形状をしたビール好き』を意味する[1]。*Pectinatus* 属としては，*P. cerevisiiphilus* に加え1990年に *Pectinatus frisingensis* が，2006年には *Pectinatus haikarae* が新菌種として提案され[32,33]，*Pectinatus* 属は現時点で3菌種から構成されている。また，*Pectinatus* 属は独特の運動性を示すことが特徴の偏性嫌気性桿菌であり，比較的多量のプロピオン酸を産生することも知られている。一方，*Megasphaera* 属はもともと腸内フローラを形成する細菌の1種である *Megasphaera elsdenii* が知られていたが，ビール混濁性球菌として1979年に Weiss らによってドイツのビールから分離された[30]。1985年になり，Engelmann および Weiss により新ビール混濁性菌種として *Megasphaera cerevisiae* が提案され[34]，さらに2006年には Juvonen らにより *Megasphaera paucivorans* および *Megasphaera sueciensis* が新菌種として報告された[33]。現在ではビール混濁性菌としての *Megasphaera* 属が上記3菌種知られている。*Pectinatus* 属および *Megasphaera* 属は，1970年から1980年代にかけては比較的マイナーなビール混濁性菌として認識されていたが，1990年代前半に行われた Back による欧州での調査では，24-35％のビール混濁事例が *Pectinatus* 属あるいは *Megasphaera* 属が原因となって発生したと報告されている（表1）[1,35]。日本国内でもちょうど時期を同じくして *Pectinatus frisingensis* による品質事故が発生するようになり，これまであまり名前が知られていなかった *Pectinatus* 属および *Megasphaera* 属が品質危害微生物として注目を集めるようになった。1990年代になってこれらの偏性嫌気性菌による品質事故事例が急増したのは，ビール産業におけるビール充填技術の進歩が関係しているとされ

る[30]。ビールは溶存酸素が多い状態で充填され製品化されると，酸化臭というオフフレーバーが発生しやすいことが知られている。ビール産業では，ビール香味の安定性を維持するため溶存酸素を低減するようにビール充填技術を高めてきた。すなわち，ビール香味安定性を目指したビール充填技術の進歩が，皮肉にもこれまであまり問題となってこなかった*Pectinatus*属および*Megasphaera*属のような酸素によって死滅してしまう偏性嫌気性菌による品質事故の増加につながったと考えられる。

2.2 *Pectinatus*属および*Megasphaera*属によるビールの混濁

ビールに生育した場合，*Pectinatus*属は硫化水素や短鎖脂肪酸などを産生して腐卵臭のようなオフフレーバーを発生させる[1]。また，*Pectinatus*属により変敗したビールは，激しい混濁と澱が発生し，外観品質の低下も顕著であり，品質事故が発生した場合の企業ブランドに対する被害は大きい[1,6]。一般的に*Pectinatus*属は15℃以下での生育性は低いため，これより低温で発酵・熟成が行われる下面酵母を用いたビールでは，発酵・熟成工程における検出事例は少ない[6]。一方，上面酵母を用いたエールタイプ等のビールでは，比較的高い温度で発酵・熟成が行われるため，*Pectinatus*属が産生するプロピオン酸により発酵遅延が発生した事例が報告されている[30]。一方，*Megasphaera*属は比較的アルコールに対する耐性が低いとされており，通常より低いアルコール濃度のビールで変敗が発生することが比較的多い[6,30]。また，*Megasphaera*属がビールに生育した場合，混濁や澱発生の程度は弱いものの，硫化水素や短鎖脂肪酸の産生によるオフフレーバーが発生する[1]。

*Pectinatus*属および*Megasphaera*属のビールにおける生育性に影響を与える因子の一つとしてビールの溶存酸素濃度があげられる。*Pectinatus*属および*Megasphaera*属は酸素の存在により死滅する偏性嫌気性菌であるため，ビール中の溶存酸素が一定水準以下でなければ生育できない[1]。*Pectinatus*属および*Megasphaera*属の生育を許容するビールの溶存酸素濃度は混入菌数やビールの微生物安定性にも依存するが，0.3 mg/L以下のビールがこれら偏性嫌気性菌による変敗のリスクが高いといわれている[6]。また，*Pectinatus*属および*Megasphaera*属のビール生育性は，ビールのアルコール濃度にも大きく依存する。特に*Megasphaera*属はアルコール感受性で，3.5%（w/v）程度のアルコール含量のビールでも生育が大きく抑制される[30]。一方，*Pectinatus*属は3.7-4.4%（w/v）のアルコール含量のビールでも生育し，ビールにおいて生育が抑制されるアルコール含量は5.2%（w/v）程度であると報告されている[1,30]。*Pectinatus*属および*Megasphaera*属のビールにおける生育性に影響を与えるもう一つの因子としてpHがあげられる。*Pectinatus*属は比較的低いpHでも生育し，その生育性はアルコール濃度に大きく影響を受けるものの，アルコールを含まないあるいは低濃度のアルコール溶液における試験系ではpH4.1以下でも生育性を示す[1]。一般的なビールにおけるアルコール濃度での生育可能pHについては詳細な研究報告がないが，日本のビールの平均的なアルコール濃度においては，pH4.3以上のビールは*Pectinatus*属による変敗のリスクが高いと考えてよいだろう。従って，麦芽100%ビールなど，

第3章　ビール産業における微生物管理技術の最近の進展

製品 pH が高くなる傾向のある麦芽使用比率が高いビール等は注意を要する。一方，*Megasphaera* 属は低 pH での生育性が弱く，pH4.5 以下のビールでは生育が緩慢であり，pH4.38 では生育した事例があるものの pH4.0 ではビールに生育しないと報告されている[30]。一方，乳酸菌に対する生育抑制効果の大きいホップ成分は，*Pectinatus* 属および *Megasphaera* 属に対する生育抑制力が比較的弱く，33-38bitterness unit（BU：通常の日本のビールは 20 BU 前後）の苦味価のビールでも良好に生育する[1]。以上のように，ビールにおける *Pectinatus* 属および *Megasphaera* 属の生育は，溶存酸素濃度，アルコール濃度ならびに pH の影響を受け，これらの因子の組み合わせによりビールの変敗が発生するか否かが大きく左右される。

2.3 *Pectinatus* 属および *Megasphaera* 属の検査法

　Pectinatus 属および *Megasphaera* 属は，乳酸菌と比較すると，同一菌種内におけるビール混濁性の差異が小さいといわれている[1]。そのため，製品ビール中に混入した当該菌を培地で確実に検出して，菌種の同定を行うことにより品質危害性の判定ができる。まず培地による検査においては，*Pectinatus* 属および *Megasphaera* 属が偏性嫌気性菌であることから，酸素を含まない嫌気培養環境を整える必要がある。そのため，三菱ガス化学社製のアネロパウチ・システムや一般的な嫌気性培養チャンバーなど，通常の嫌気性菌を培養できる環境であれば *Pectinatus* 属および *Megasphaera* 属の検出は可能である。検査培地としては，*Pectinatus* 属検出のため MRS 培地，Raka Ray 培地ならびに NBB 培地など様々な寒天培地が EBC より推奨されている[36]。一方，*Megasphaera* 属はグルコースの資化性がないため，フルクトースを添加した上記の寒天培地を使用することが同じく EBC から推奨されている[36]。しかしながら，寒天培地を用いてメンブラン集菌法で検査する場合は，培養条件やメンブランフィルターの種類などによって *Pectinatus* 属および *Megasphaera* 属の検出率が大きく低減する恐れがあるため，これらの条件の最適化は非常に重要である[1]。場合によっては，培地改変による検出力強化も検討することが必要であろう。液体培地としては，Lee らによって，SMMP（Selective Medium for *Magasphaera* and *Pectinatus*）培地が報告されている[37]。本培地はビールを基礎として還元剤や抗生物質を添加した培地であり，他の環境夾雑菌の生育を抑制して *Pectinatus* 属および *Megasphaera* 属の選択的な検出を可能にする。

　培地での検出後の菌種推定については，16S rRNA 遺伝子あるいは 16S rRNA 遺伝子と 23S rRNA 遺伝子間のスペーサー領域を活用した菌種特異的な DNA 検査法などが有効である。例えば，複数のプライマーを1つの反応チューブに混和したマルチプレックス PCR 検査法が報告されており，現在知られる計6種の *Pectinatus* 属および *Megasphaera* 属に対する PCR 検査の簡易化に役立っている[38]。また，これらビール混濁性偏性嫌気性菌群を一つのグループとするグループ特異的プライマーを用いたリアルタイム PCR 検査法も開発された。本検査法では1反応チューブであらかじめ PCR を行い，反応後の融解曲線解析で PCR 産物の大きさおよび GC/AT 含量を識別して菌種同定を行うものであり，検査の迅速化ならびに簡易化を実現している[39]。こ

らの検査法は高い精度で菌種推定が可能であるが，十分な検出感度を得るため検査培地で増菌培養後実施するのが通常である。一方，菌体内のrRNAに菌種特異的に結合する蛍光標識プローブを使った染色法により，培養検査を介在することなくメンブランに捕捉したPectinatus属を蛍光顕微鏡で直接検出する検査法も提案されている。本法は，培養時間が不要であるため検査開始後5時間程度でPectinatus属を菌種特異的に検出することが可能である[40]。

一方，Pectinatus属はビール工場の製品充填エリアならびに関連するビール製造環境で頻繁に検出されることが報告されている[1]。Megasphaera属については詳細な報告はないが，類似の棲息環境に潜んでいることが推察されている[1]。このため，万が一製品に混入した場合，菌種より詳細な菌株レベルの識別を行うことにより汚染経路を特定することは重要である。この目的を達成するため，リボタイピング法を活用した菌株レベルでの識別法が評価されている[41,42]。Pectinatus属については，EcoR I，Hind IIIおよびBamH Iの3種の制限酵素を使用することにより，34株のP. frisingensisから17種の異なるリボパターンが，5株のP. cerevisiiphilusから3種のリボパターンが得られた。また，Megasphaera属についても同様の手法が検討され，EcoR I，Pst IおよびPvu IIの使用により7種の異なるリボパターンが得られている。これらの方法は，検出されたPectinatus属およびMegasphaera属の菌株レベルでの識別に有効であると考えられる。

2.4　その他のPectinatus属およびMegasphaera属の特徴

Pectinatus属およびMegasphaera属は，ビール混濁性細菌としてだけでなく，分類学的にグラム陽性菌とグラム陰性菌の中間に位置するユニークな微生物群であるため，学術的な興味が集まっている[1]。例えば，Pectinatus属は，グラム染色を行うとグラム陰性に染色され，グラム陰性菌に特徴的な細胞外膜やリポ多糖が観察される[43]。一方，rRNA遺伝子配列解析では，Firmicutes門のClostridia綱に属しグラム陽性菌に大別される上，グラム陽性菌に特徴的な厚いペプチドグリカン層を保有する[30]。生化学的な観点では，ホップ成分に対して比較的強い耐性を示し，これはグラム陰性菌に特徴的な性質である[1]。その一方で，腸内細菌などグラム陰性菌は，低pH条件におけるアルコール耐性が一般的に弱いことが知られているものの，Pectinatus属は本条件においても比較的アルコール耐性が強く，これは乳酸菌などグラム陽性菌の特徴により近いものと推定される[1]。従って，Pectinatus属は，グラム陽性菌とグラム陰性菌の中間的な諸性質を示し，これらのことがビール生育性に寄与していることが推測される[1]。Megasphaera属についても，分類学的にPectinatus属と近縁であることから同様のことが類推できる。

Pectinatus属およびMegasphaera属の起源については不明なことが多い。Pectinatus属は多くのビール工場において，ビール製品充填エリアを中心に製造環境から頻繁に検出されることから，ビール製造環境の常在菌と考えられている[1,30]。また，Pectinatus属のリポ多糖の解析から，本属はもともと植物由来で麦芽やホップなどビール原料とともに製造環境に持ち込まれたという説もある[43]。しかしながら，ビール製造環境以外でのPectinatus属の検出事例は知られておらず，

さらなる検証が必要であろう。一方，*Pectinatus* 属および *Megasphaera* 属が乳酸を唯一の炭素源として生育が可能であること，ビール混濁性乳酸菌と同時に検出される事例が少なくないことなどから，これら偏性嫌気性菌がバイオフィルムを形成して乳酸菌と共存しているという説も提出されている[35]。さらに，乳酸菌とビール酵母が往々にして共生関係にあること，*Pectinatus* 属および *Megasphaera* 属が低 pH において一定のアルコール耐性を示すこと，ホップに対して耐性を示すことなど考え合わせると，ビール製造環境において *Pectinatus* 属および *Megasphaera* 属が乳酸菌ならびにビール酵母と古くから共存してきたと考えることもできる[1]。この共生関係において，これら偏性嫌気性菌が苦手とする酸素をビール酵母が取り除き，さらに *Pectinatus* 属および *Megasphaera* 属が競争優位性を保てる環境がビール酵母と乳酸菌の代謝活動（アルコールと乳酸の生成・低 pH 環境の醸成）により形成されてきたことは容易に想像可能である。いずれにせよ，今後の研究により，*Pectinatus* 属および *Megasphaera* 属についてもその起源が明らかとなっていくことであろう。

3 おわりに

日本では諸外国と異なり熱殺菌を施さない生ビールが主流である。この生ビールという商品ジャンルは昔から存在したわけではなく，1980年代後半に急速に日本で拡大し1990年代前半には市場に流通するビールはほとんど全てが生ビールへと変化した。すなわち，容器を開封して放置しておくと変敗してしまうビールという商品が，熱殺菌することなく室温で何ヶ月も流通することになったのである。当時，ビール製造技術で先行していた欧米諸国でさえ，ビールは熱殺菌して流通させるのが常識であったことを考えると大きな技術的挑戦であったといえよう。もちろんここに至る道が平坦だったわけではない。生ビール市場が急拡大するのと時を同じくして1980年代後半から1990年代前半には，日本において微生物品質事故が頻繁に発生するようになったのである。しかも，事故原因菌は当時知られていない未知菌種あるいは新菌種による事例が多く，さらに検査培地で検出がないにも拘わらず品質事故にいたることが多かったとされる。すなわち，敵の姿を確認する方法もなく，知見の乏しい未知菌種や新菌種の出現にビール業界が怯えた時代であり，当時の工場長の中には微生物が心配で夜も眠れないという方もいたという。急速に拡大する新市場に，製造現場の微生物管理技術が追いついていかなかったといってよい。あれから15年以上の月日が経過したが，日本の大手ビールメーカーで微生物品質事故が発生したという報道を耳にすることは1990年代後半以降一切なくなった。生ビールもいつしか当たり前品質の一つとして日本の消費者に受け止められるようになるほど定着した。しかしながら，日本のビール産業が微生物問題を克服するため，たゆまぬ努力を積み重ねてきたことを忘れてはならない。

発酵・醸造食品の最新技術と機能性 II

謝辞

本研究を行うにあたり，有益なご指導とご鞭撻を賜りました東京大学・北本勝ひこ教授に深甚なる謝意を表します。

文　献

1) K. Suzuki, *J. Inst. Brew.*, **117**, 131 (2011)
2) W. Back, *Brauwelt online*, **24/25**, 1 (2003)
3) K. Suzuki *et al.*, *J. Inst. Brew.*, **114**, 209 (2008)
4) C. M. Dobson *et al.*, *Int. J. Syst. Evol. Microbiol.*, **52**, 2003 (2002)
5) I. Bohak *et al.*, *Monatsschr. Brau.*, **59**, 78 (2006)
6) W. Back, "Colour Atlas and Handbook of Beverage Biology", p.10, Verlag Hans Carl (2005)
7) K. Suzuki *et al.*, *J. Appl. Microbiol.*, **104**, 1458 (2008)
8) S. Asano *et al.*, *J. Biosci. Bioeng.*, **104**, 334 (2007)
9) K. Suzuki *et al.*, *Int. J. Syst. Evol. Microbiol.*, **54**, 115 (2004)
10) K. Suzuki *et al.*, *J. Inst. Brew.*, **112**, 173 (2006)
11) J. Behr and R. F. Vogel, *Appl. Environ. Microbiol.*, **76**, 142 (2010)
12) 鈴木康司，醸協，**105**, 575 (2010)
13) 鈴木康司，乳酸菌とビフィズス菌のサイエンス，p.256，京都大学学術出版会 (2010)
14) K. Sakamoto *et al.*, *J. Bacteriol.*, **183**, 5371 (2001)
15) K. Iijima *et al.*, *J. Appl. Microbiol.*, **100**, 1282 (2006)
16) K. Suzuki, "Beer in Health and Disease Prevention", p.150 (supplementary chapter), Elsevier Science (2009)
17) K. Suzuki *et al.*, *J. Inst. Brew.*, **111**, 328 (2005)
18) J. Behr *et al.*, *Appl. Environ. Microbiol.*, **72**, 6483 (2006)
19) N. Hayashi *et al.*, *Appl. Microbiol. Biotechnol.*, **55**, 596 (2001)
20) J. Behr *et al.*, *Appl. Environ. Microbiol.*, **73**, 3300 (2007)
21) 鈴木康司，乳酸菌とビフィズス菌のサイエンス，p.423，京都大学学術出版会 (2010)
22) 鈴木康司，日本生物工学会誌，**88**, 9 (2010)
23) M. Sami *et al.*, *J. Am. Soc. Brew. Chem.*, **55**, 137 (1997)
24) K. Iijima *et al.*, *J. Inst. Brew.*, **113**, 96 (2007)
25) K. Suzuki *et al.*, *Appl. Environ. Microbiol.*, **71**, 5089 (2005)
26) 鈴木康司，化学と生物，**49**, 177 (2011)
27) K. Suzuki *et al.*, *J. Inst. Brew.*, **112**, 295 (2006)
28) S. Asano *et al.*, *J. Biosci. Bioeng.*, **108**, 124 (2009)
29) 鈴木康司，醸協，**105**, 512 (2010)
30) A. Haikara and I. Helander, "The Prokaryotes Volume 4", p.965, Springer-Verlag (2006)

31) S. Lee *et al.*, *Int. J. Syst. Bacteriol.*, **28**, 582 (1978)
32) K. H. Schleifer *et al.*, *Int. J. Syst. Bacteriol.*, **40**, 19 (1990)
33) R. Juvonen and M. -L. Suihko, *Int. J. Syst. Evol. Microbiol.*, **56**, 695 (2006)
34) U. Engelmann and N. Weiss, *Syst. Appl. Microbiol.*, **6**, 287 (1985)
35) W. Back, *Brauwelt Int.*, **4**, 326 (1994)
36) European Brewery Convention, "Analytica-Microbiologica-EBC Second Edition", Section 4, Fachverlag Hans Carl (2005)
37) S. Y. Lee, *J. Am. Soc. Brew. Chem.*, **52**, 115 (1994)
38) K. Iijima *et al.*, *Biosci. Biotechnol. Biochem.*, **72**, 2764 (2008)
39) R. Juvonen *et al.*, *Int. J. Food Microbiol.*, **125**, 162 (2008)
40) T. Yasuhara *et al.*, *J. Am. Soc. Brew. Chem.*, **59**, 117 (2001)
41) Y. Motoyama *et al.*, *J. Am. Soc. Brew. Chem.*, **56**, 19 (1998)
42) M. -L. Suihko and A. Haikara, *J. Inst. Brew.*, **107**, 175 (2001)
43) I. M. Helander *et al.*, *FEMS Microbiol. Rev.*, **28**, 543 (2004)

第4章　下面発酵酵母のメタボローム解析

吉田　聡[*]

1　はじめに

　近年，DNAシークエンサーの解読技術の向上により全ゲノム配列が同定された生物種が増え，マイクロアレイ解析等によるそれら各種生物の遺伝子発現レベルの解析も可能となってきた。また，プロテオーム解析，代謝物解析についても，分離技術，分析技術の向上により，精度よくタンパク質，代謝物を同定し，解析することができるようになってきた。このような一連の網羅的なオミックス解析の中で，エレクトロスプレーイオン化法（ESI）やマトリックス支援レーザー脱離イオン化法（MALDI）等のソフトイオン化法の開発，及びそれらと組み合わせた質量分析計の普及により，特に代謝物の網羅的解析法であるメタボローム解析がめざましい発展を遂げている[1]。

　本章で紹介する下面発酵酵母 *Saccharomyces pastoriaus* は，ビール醸造で用いられる酵母である。下面発酵酵母は，近年のEST解析[2]，全ゲノム解読[3]からパン酵母 *S. cerevisiae* と一部のワイン，ビール醸造に用いられる *S. bayanus* が自然交配してできた異質倍数体であり，Lg型（*S. bayanus* 由来），及びSc型（*S. cerevisiae* 由来）遺伝子をそれぞれ2コピーずつ持つ4倍体に近いことが示唆されている。そして，下面発酵酵母のマイクロアレイも作製され[4]，遺伝子発現レベルの解析も可能となってきた。本章では，下面発酵酵母におけるメタボローム解析を基にした亜硫酸高生産酵母の育種，及び下面発酵酵母特異的遺伝子の機能解析について紹介する。

2　下面発酵酵母の硫黄系物質代謝の解析と亜硫酸高生産株の育種

　ビール等のアルコール飲料に含まれる硫黄系化合物は香味に大きな影響を与えることが知られている。それらの中で，亜硫酸は高い抗酸化活性を持ち，製品の鮮度維持に重要な役割を果たし，一方，硫化水素は腐卵臭を有し，ビール系飲料の醸造において商品のオフフレーバーの原因となる。そのため，ビール系飲料の製造において硫化水素を減少させ，亜硫酸を増加させることができれば，香味安定性に優れた製品を提供することができ，そのような技術が求められている。ところで，亜硫酸と硫化水素は，共に酵母の発酵過程で硫酸イオンの還元により作られる（図1）[5]。亜硫酸と硫化水素はこの硫黄系物質代謝経路で直近に位置することもあり，通気，温度などの条件を変えて一方を増減させるようにすると，他方も連動して増減するという問題が生じてしま

---

　[*]　Satoshi Yoshida　キリンホールディングス㈱　フロンティア技術研究所　主任研究員

第4章　下面発酵酵母のメタボローム解析

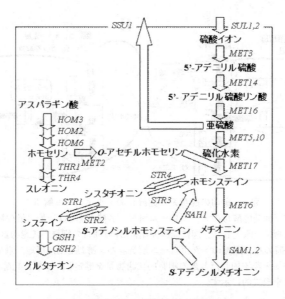

図1　酵母の硫黄系物質の生合成経路

う。今まで，下面発酵酵母において硫化水素を増やさずに亜硫酸を高生産させる方法として，*MET10*遺伝子の破壊[6]などが試みられてきたが，メチオニン等の細胞の増殖に必須な代謝物の細胞内存在量の減少により増殖遅延をおこす，アセトアルデヒド生成量が増加する，という欠点があった。このように，今までの酵母の亜硫酸高生産・硫化水素低生産に関する研究は，両物質の生産に直接関与する酵素をコードしている遺伝子を欠損させたり，過剰発現させたりするというピンポイントの研究がほとんどであり，そのため目的物質の量を調節できたとしてもその他の重要な香味に関係する代謝物の量が大きく変動してしまうという影響が出ていた。さらに，遺伝子組換え体ということもあり，実用には至っていないのが現状である。一方，酵母において物質代謝全体を総合的に解析し，注目する代謝経路の律速段階を同定し，その代謝を制御するという研究はなされていなかった。そこで，下面発酵酵母において，遺伝子発現，及び硫黄系物質代謝に関連する化合物の挙動を網羅的に解析し，それらの結果を基に硫黄系物質代謝のフラックスを改変することで，亜硫酸生産量を増加させ硫化水素生産量を減少させるという下面発酵酵母の育種を試みた[7]。

下面発酵酵母は亜硫酸，硫化水素を共に蓄積するが，パン酵母（実験室酵母）はそれらを蓄積しない。そこで，初めに両酵母の違いを遺伝子発現レベル，及び代謝物レベルで比較した。遺伝子発現解析の結果から，*HOM3*遺伝子の発現量が下面発酵酵母ではパン酵母に比べて発酵初期で低いことが明らかとなった。一方，メチオニンは硫化水素と*O*-アセチルホモセリン（OAH）からホモシステインを経て作られるが，経時的なメタボローム解析から下面発酵酵母ではパン酵母に比べて細胞内のOAH量が極めて少ないことが明らかとなった（図2A）。以上の結果より，下面発酵酵母ではOAH生成に関与する*HOM3*遺伝子の発現が低いことも一因で細胞内OAH

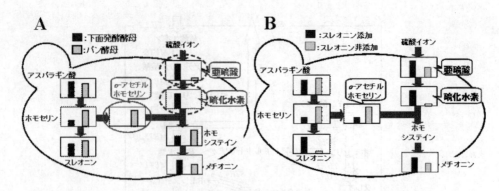

図2　酵母の硫黄系代謝経路のメタボローム解析[7]
A．パン酵母，及び下面発酵酵母のメタボローム解析。各酵母をSD培地（最少培地）で培養したときの細胞内代謝物量を測定した。図に発酵開始後24時間目の細胞内代謝物量を模式的に示す。
B．スレオニン添加時のパン酵母のメタボローム解析。パン酵母をSD培地（最少培地）で培養し，スレオニンを添加・非添加したときの細胞内代謝物量を測定した。図に発酵開始後24時間目の細胞内代謝物量を模式的に示す。

量が低くなり，そのため亜硫酸・硫化水素が蓄積すると考えられ，OAHが亜硫酸・硫化水素生産の律速因子であることが示唆された。そして，この仮説を検証するために，スレオニンを添加した条件でのパン酵母のメタボローム解析を行った結果，スレオニン添加によりOAH含量が低下し，亜硫酸・硫化水素が蓄積していることが明らかとなった（図2B）。また，培地にOAHを添加すると硫化水素生産が抑えられることも明らかとなり，OAHが亜硫酸・硫化水素生産の律速因子の一つであることが示された。

次に，遺伝子工学的に代謝経路を改変し，その亜硫酸・硫化水素生産への影響を調査した。始めるにあたり，組換え体の宿主株の作製を行った。下面発酵酵母は異質倍数性の4倍体であるので，減数分裂をさせてLg型，及びSc型遺伝子をそれぞれ1コピーずつ持つと考えられる減数体（2倍体）を下面発酵酵母KBY011より複数株単離し，それらの硫黄系物質代謝のメタボローム解析を行った。そして，代謝物プロファイルがKBY011株と近いB43株を選抜し（図3），組換え体作製の宿主株として用いることにした。

まずは，OAHは硫化水素生産の律速因子であることから，アスパラギン酸からOAHへの代謝フラックスを増加させたときの亜硫酸・硫化水素生産への影響を調査した。*HOM3*遺伝子をB43株で過剰発現させ，アスパラギン酸からOAHへの代謝流量を増加させた結果，両物質とも生産量が低下するが，亜硫酸生産量（0.5倍）よりも硫化水素生産量（0.02倍）の方がより大きな影響を受けることが示された。次に，硫酸イオンから亜硫酸への代謝フラックスを増加させたときの影響を調査した。Met14pを過剰生産させ，硫酸イオンから亜硫酸への代謝を改変した結果，両物質とも生産量が増加するが，硫化水素生産量（1.6倍）より亜硫酸生産量（2.5倍）の方がより大きな影響を受けることが明らかとなった。そこで，これらの知見を基に，アスパラギン酸からOAHへの代謝流量を増大させ，同時に硫酸イオンから亜硫酸への代謝流量を増加させる

第4章　下面発酵酵母のメタボローム解析

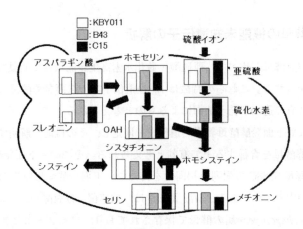

図3　下面発酵酵母減数体のメタボローム解析
各酵母をビール麦汁で培養したときの細胞内代謝物量を測定した。図に発酵開始後24時間目の細胞内代謝物量を模式的に示す。

という，2つの代謝改変の組み合わせの効果を調査した。B43株において Sc*HOM3* 遺伝子と Sc*MET14* 遺伝子とを同時に過剰発現させた結果，共発現株ではコントロール株と比較して亜硫酸生産量が1.6倍，硫化水素生産量が0.8倍となった。また，この株では *met10* 破壊株で問題となっていたアセトアルデヒドの増加[6]は見られず，さらに，他の香味成分への顕著な影響もみられなかった。

次に，実生産への利用を考え，実用可能な株を変異育種により単離することを試みた。具体的には，上述したものと同様の代謝フラックスの増加を2種類のアミノ酸アナログに対する耐性変異株を順次取得することにより試みた。まず，メチオニンのアナログであるエチオニンに対する耐性株を複数取得し，それらの中からメチオニンによる硫黄系代謝酵素へのフィードバック阻害が解除され，亜硫酸高生産，且つ硫化水素高生産となっている株を単離した。引き続き，その株からスレオニンのアナログであるヒドロキシノルバリンに対する耐性株を単離し，スレオニンによるOAH生産のフィードバック阻害が解除され，最終的に亜硫酸生産量が親株と比べて高く，硫化水素生産量が低くなる株を選抜した。この手法を用いて2種類の醸造用酵母から元の親株に比べて硫化水素生産量が増えず亜硫酸高生産となった変異株をそれぞれ単離することができた。そして，KBY011株より単離した亜硫酸高生産酵母YMO106株について，2-klのパイロットプラントによるビール醸造を行い，それらのビールの成分分析を行った結果，YMO106株で造ったビールは，親株であるKBY011株で造ったビールと比較して全ての条件において亜硫酸含量が高く，硫化水素含量は増加していなかった。これらの結果は，実験室レベルの小スケールで行った発酵試験の結果と一致するものであった。以上のことから，本手法によって単離した変異株は硫化水素含量が増加せず，亜硫酸高含量のビールを造ることができ，本変異株は実生産で使用可能な株であることが示された[7]。

3 下面発酵酵母の機能未知遺伝子の解析

　下面発酵酵母はパン酵母と比べて，亜硫酸・硫化水素高生産能以外に低温増殖能，エステル高生産能などの特徴を有する。これらの特徴は Lg 型遺伝子等の下面発酵酵母にのみ存在する遺伝子や下面発酵酵母特有の遺伝子発現制御によるものと考えられる。特に，パン酵母ゲノム上に相同遺伝子が存在しない下面発酵酵母特異的遺伝子を同定し，その機能を解明することは，有用な特性を持つ下面発酵酵母を育種する上で有効と考えられる。そこで，下面発酵酵母の EST 解析結果を基に，パン酵母 S288C の配列と相同性を持たない下面発酵酵母特異的遺伝子を約 400 個同定した。それらの中の1つである *AMI1* 遺伝子は，枯草菌，分裂酵母，アカパンカビ，植物，及び他の一部の *Saccharomyces* 属の酵母で保存されており，アミダーゼと相同性を有するタンパク質をコードしているが，その機能は報告されていなかった。そこで，*AMI1* 遺伝子の機能を調べるために，*AMI1* 遺伝子を持っていないパン酵母に *AMI1* 遺伝子を過剰発現させ，ベクターのみをいれたコントロール株との表現型の比較を行った。その結果，コントロール株と比べると *AMI1* 過剰発現株では増殖遅延が見られ，また大きな液胞をもつ細胞が高頻度で出現することが明らかとなった[8]。

　さらに，過剰発現株の増殖遅延の原因を含めて Ami1p の機能を調査するために，CE-TOFMS（キャピラリー電気泳動―飛行時間型質量分析計）を用いて *AMI1* 過剰発現株とコントロール株の細胞内イオン性代謝物の一斉分析を行い，引き続き代謝物の比較・差分解析を行った。その結果，*AMI1* 過剰発現株においてはコントロール株に比べてヒスチジン，アルギニンの含量が高く，またスレオニン，リジン，ニコチン酸の含量が低いことが明らかとなった（表1）。これら

表1　*AMI1* 遺伝子過剰発現株の細胞内メタボローム解析

	比率(*AMI1*/Control)
リジン	0.50
ヒスチジン	1.92
アルギニン	1.51
アスパラギン酸	0.53
アスパラギン	1.37
メチオニン	0.50
スレオニン	0.50
ニコチン酸	0.01
アデノシン	2.50
ニコチンアミドモノヌクレオチド	0.12
グルコース1-リン酸	0.32

　AMI1 遺伝子過剰発現株，及びコントロール株を SD 培地で培養し，細胞内代謝物量を測定し，差分解析を行った結果を示す。比率は *AMI1* 過剰発現株の各物質量の半定量値をコントロール株の半定量値で割った相対値を示す[8]。

の結果から，Ami1pはアミノ酸やニコチン酸代謝に関与するアミド化合物を加水分解するアミダーゼである可能性が示唆された。ヒスチジン，アルギニン，リジンなどの塩基性アミノ酸は液胞に蓄えられるという報告が既になされており，これらの細胞内塩基性アミノ酸の含有量に関する結果は*AMI1*過剰発現株での液胞の形態異常と関係しているのかもしれない。また，特にニコチン酸の含量がコントロールに比べて100分の1以下になっていることから，*AMI1*過剰発現株ではNADなどが関与する細胞内の酸化還元バランスが崩れており，その結果として増殖が遅延していると考えられる[8]。実際，同じ*S. cerevisiae*であっても自然界に存在するRM11-1a株は，*AMI1*遺伝子を持っていることがゲノム配列情報からわかってきており，*AMI1*遺伝子は実験室レベルの菌株では必要ない遺伝子だが自然界では機能しており，細胞内の酸化還元バランスを保つのに役立っているのかもしれない。*AMI1*のような遺伝子をターゲットにした育種を行うことで，酸化還元バランスの変動に強い，ストレス耐性の実用酵母が育種できるかもしれない。

4 各種酵母のメタボローム解析

下面発酵酵母以外でのメタボローム解析の応用として，パン酵母での硫黄系物質代謝に関与する遺伝子の解析を行い，Skp2pという新規のプロテアソーム関連タンパク質がシステイン合成を制御していることを明らかにした[9]。また，グルタチオン合成系の解析において，パン酵母遺伝子破壊株コレクションを用いて細胞内グルタチオン高含有変異株の単離を行い，それら変異株のメタボローム解析から酸化型グルタチオンとメチオニンの細胞内存在量がグルタチオン高含有株では共通して増加していることを明らかにした。そして，トルラ酵母においてメチオニンの添加や酸化ストレスの負荷によりグルタチオン含量が増加することを示した[10]。以上のように，メタボローム解析は下面発酵酵母以外の酵母を含むあらゆる生物種に活用できる汎用性のある技術と言える。

5 おわりに

今後のメタボローム解析の発展には，MS/MSによる代謝物の解析技術の向上，質量分析データから物質を同定するためのデータベースと検索システムの構築が必須となる。そして，このような代謝物解析と，その他各種オミックス解析とを組み合わせることで，パスウェイ解析を行うことも可能となる。最終的には，ターゲットを絞った個別的解析と網羅的，俯瞰的解析とを組み合わせ，バイオインフォーマティクス解析を用いて様々な生命現象を紐解き，それらの知見を産業に利用していくことが期待される。

文　献

1) 冨田勝・西岡孝明 編, メタボローム研究の最前線, シュプリンガー (2003).
2) S. Yoshida *et al*, *Yeast*, **24**, 599 (2007).
3) Y. Nakao *et al*, *DNA Res.*, **16**, 115 (2009).
4) T. Minato *et al*, *Yeast*, **26**, 147 (2009).
5) D. Thomas and Y. Surdin-Kerjan, *Microbiol. Mol. Biol. Rev.*, **61**, 503 (1997).
6) J. Hansen and M. C. Kielland-Brand, *Nat. Biotechnol.*, **14**, 1587 (1996).
7) S. Yoshida *et al*, *Appl. Environ. Microbiol.*, **24**, 2787 (2008).
8) S. Yoshida *et al*, *Yeast*, **24**, 1075 (2007).
9) S. Yoshida *et al*, *Yeast*, **28**, 109 (2011).
10) T. Suzuki *et al*, *J. Biosci. Bioeng*, **112**, 107 (2011).

第5章 エタノールストレス応答および醸造過程における酵母 mRNA 動態とオルガネラ形態変化の解析

井沢真吾*

1 酵母とエタノールストレス

　出芽酵母 *Saccharomyces cerevisiae* およびその近縁種は，アルコール発酵によってエタノールを生成し，日本酒やワイン，焼酎，ビールといった酒造りに欠かすことができないだけでなく，近年ではバイオエタノールの製造などにも利用されるもっとも重要な産業微生物のひとつである。出芽酵母は，自身でエタノールを作り出すだけあって他の生物種に比べて高いエタノール耐性を持つことが知られており，エタノールをはじめとするアルコール応答機構の研究にもモデル生物として長年利用されている。

　両親媒性であるエタノールは容易に生体膜を透過するとともに，高濃度での脱水作用などによって脂質膜やタンパク質を変性させる生理作用をもつことから，溶菌作用や細胞内で代謝障害を引き起こすことが広く知られている。また，低濃度であっても，細胞膜の脂質組成や流動性，神経系におけるイオンチャンネルやレセプターの機能などを変化させてしまう[1~3]。日本酒やワインなどの醸造過程では高いレベルまでアルコール濃度が達することから，自らが生成するエタノールがストレス源となって様々な変化を酵母細胞に引き起こすと考えられる。本稿では，醸造過程やエタノールストレスに対する応答過程において，オルガネラ形態や mRNA flux を中心に酵母細胞内で生じる変化について最近の知見を紹介する。

2 mRNA flux に及ぼすエタノールストレスの影響

　他の真核細胞同様に，酵母では転写の場である核と翻訳の場である細胞質が核膜によって隔てられているため，転写によって合成された mRNA は核内での様々なプロセシングを経て，核膜孔から細胞質側へと輸送された上でようやく翻訳される。そのため，転写活性化による mRNA レベルの上昇がタンパク質レベルの変動に必ずしも反映されないことが確認されている。特にストレス条件下では，転写から翻訳・分解に至る一連の流れ（mRNA flux）が通常とは異なるため，単純に mRNA レベルの増減だけに注目してストレス応答時の遺伝子発現を論じると，誤った理解や解釈を導いてしまう危険性が指摘されている[4]。エタノールを含む様々なストレス条件下で

---

* Shingo Izawa 京都工芸繊維大学大学院　工芸科学研究科　応用生物学部門　准教授

は，細胞内の転写パターンが大きく変化するだけでなく，mRNA の選択的な核外輸送や翻訳抑制，細胞質における mRNA-タンパク質複合体（mRNP granules）の形成誘導などの劇的な変化が生じる。

2.1 エタノールストレス応答時の選択的 mRNA 核外輸送

非ストレス条件下では，核内で合成された mRNA は成熟化後，核膜孔を通じて細胞質側へと運ばれるが，ある種のストレス存在下では mRNA の核外輸送に制約がかかることになる。たとえば 42℃ などの熱ショックストレス条件下では，mRNA 全体の核外輸送は抑制され，熱ショックプロテインをコードする *HSP* 遺伝子の mRNA が優先的に核外輸送されることが知られている[5]。熱ショックという緊急事態に対応する上で急ぎ必要とされるタンパク質を効率的に合成するために，とりあえず不要不急の mRNA を核内に留め，核外輸送経路や翻訳装置を *HSP* mRNA に優先することで迅速効率的なストレスへの対応をはかっていると解釈することができる。

このような mRNA の選択的な核外輸送はエタノールストレスによっても引き起こされる。対数増殖期の酵母細胞を 6% v/v 以上のエタノールストレスで処理すると bulk poly(A)$^+$ mRNA の核蓄積が始まり，9% 以上で核内に大部分の mRNA が滞留することが FISH 法によって確認された[6,7]。また，核内に蓄積した mRNA は，エタノール濃度を 6% 以下に薄めることによってすみやかに核外へ排出されることも確認されている。

mRNA の核外輸送が全体として抑制される原因として，mRNA 核外輸送因子の局在や機能の変化が予想された。実際に，核外輸送関連因子のひとつである Gle2p などは熱ショック条件下や 6% 以上のエタノール存在下で通常と異なる局在を示すことが確認されている[6]。しかしながら，熱ショックとエタノールストレスが全く同じ機構で mRNA の核外輸送を抑制しているという訳ではない。例えば，核膜孔から細胞質側に mRNA をリリースする上で非常に重要な働きをする Rat8p/Dbp5p という因子はエタノール濃度依存的かつ可逆的に局在が変化し，6% 以上のエタノール存在下で徐々に核内に蓄積して機能しなくなるが，熱ショック条件下では局在の変化は起こらない[7]。Rat8p/Dbp5p が熱ショックには応答しないということは，熱ショックとエタノールでは mRNA の核外輸送経路に対して与える影響が異なることを意味している。また，エタノール特異的に応答する Rat8p/Dbp5p は bulk poly(A)$^+$ mRNA 核外輸送においてエタノール応答性の制御因子として働くととらえることができる。

実際の酒類醸造過程における mRNA の核外輸送は，日本酒と白ワインの醸造過程で大きく異なる挙動を示す。ワインの場合，果汁中のエタノール濃度が 6% を超えると Rat8p/Dbp5p が核内に移行をはじめ，bulk poly(A)$^+$ mRNA が核に蓄積し始める。9% 以上にエタノール濃度が上昇するとほぼ全ての Rat8p/Dbp5p が核内に蓄積してしまい，mRNA のシグナルは細胞質側で非常に低くなることが確認された[8]。つまり，ワイン醸造過程では，実験室条件下と同様に 6% 以上のエタノールに応答して Rat8p/Dbp5p の核蓄積を伴いながら mRNA の核外輸送が抑制され

第5章 エタノールストレス応答および醸造過程における酵母mRNA動態とオルガネラ形態変化の解析

るわけである。一方，日本酒の小仕込試験では，エタノール濃度に単純に依存したmRNA核外輸送の抑制は観察されなかった[9]。もろみ中のエタノール濃度が6-9％に上昇してもRat8p/Dbp5pやbulk poly(A)⁺ mRNAの核への蓄積は誘導されず，12-13％に達してようやく核外輸送の抑制が始まった。なお，これらの現象は酵母の種類には関係なく，ワイン酵母で日本酒を醸造した場合にも清酒酵母と同様の挙動を示したことから，もろみ中という特異な環境特有の現象だと考えられた[8,9]。

2.2 *HSP* mRNAのhyperdadenylationによる核内滞留

熱ショックとエタノールストレス条件下で大きく異なるもう一つの特徴は，*HSP* mRNAの核外輸送に関するものである。熱ショック，エタノールストレスともに*HSP*遺伝子の転写を活性化して*HSP* mRNAレベルは劇的に上昇する。熱ショック条件下では*HSP* mRNAが優先的に核外輸送されるのに対し，エタノールストレス条件下では*HSP* mRNAも核内の一部分に留まり，核外にはほとんど輸送されないことが明らかとなった[10]。その違いの一因として*HSP* mRNAの3'-末端のpolyA鎖長が影響していると考えられている。細胞質側においてpolyA鎖は翻訳効率やmRNAの安定性・分解に関与しているが，核内では核外輸送効率に影響することが知られており，適切なpolyA鎖長を持つmRNAのみが核外輸送されると考えられている[11]。6％以上のエタノールストレス条件下では，各種*HSP* mRNAのpolyA鎖長が異常に伸長するhyperadenylationが起きており，その長さはエタノール濃度依存的に長くなるとともに，エタノール除去によって速やかに短くなった[10]。*PGK1*のmRNAにはhyperadenylationが起こらないことから，ストレスによって転写活性化されて新たに合成されたmRNAに対しては，核外輸送を制御する機構としてpolyA鎖長の調節が用いられているのかもしれない。いずれにしても，熱ショックとエタノールストレスは同様に*HSP* mRNAの合成を促すが，転写後の動態は大きく異なることが明らかとなった。

2.3 エタノールストレスによる翻訳抑制とP-body・ストレス顆粒

細胞質に運ばれたmRNAはリボソームで翻訳され，タンパク質が合成されることになる。翻訳が活発におこなわれるようになると，一分子のmRNAに複数のリボソームが結合した状態であるポリソームを形成する。既に翻訳中でポリソームを形成しているmRNAに対しても，ストレスは翻訳を全体的に抑制する方向に働く。図1はポリソーム解析の結果であるが，非ストレス条件下で形成されているポリソームが，エタノールを添加すると減少・消失してしまうことが確認できる。

ある種のストレス条件下では，翻訳が抑制されポリソームが消失すると，mRNAがリボソームから離れてある種のタンパク質との複合体を細胞質中に形成する。この複合体はmRNP granulesと呼ばれ，cytoplasmic processing bodies(P-body)とストレス顆粒（stress granules, SG）がよく知られている[12]。ストレスによって翻訳されなくなったmRNAはP-bodyやSGに

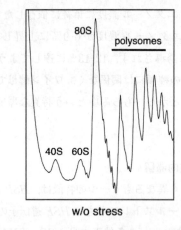
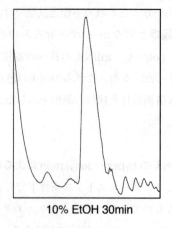

図1　酵母のポリソーム解析
翻訳が活発におこなわれている非ストレス条件下の細胞（左）ではポリソームが形成されているが，エタノールストレス条件下では翻訳が抑制されポリソームも減少する。

隔離されて，次の運命を待つことになる。

　P-bodyやSGはmRNAとRNA結合タンパク質等から構成された膜を持たない構造体である。それぞれを構成するタンパク質は一部共有されるものもあるが基本的には大きく異なっている[12]。また，ストレスの種類によっても構成因子が変化すると考えられている[13]。SGは非翻訳状態のmRNAと翻訳開始因子eIFやpolyA結合タンパク質，40Sリボソームタンパク質などによって形成される。一方，P-bodyはエキソヌクレアーゼやデキャッピング酵素といったmRNAの分解に関わるタンパク質によって構成されている。そのため，当初はnonsense-mediated mRNA decay（NMD）をはじめとするmRNAの分解において重要な働きをすると考えられていた。その後，P-bodyも分解だけでなく，ストレス条件下での翻訳制御やmRNAの隔離などを調節する上で重要な役割を担うと考えられるようになっている[12]。

　動物細胞では，まずSGに非翻訳状態のmRNAが集められ，その後，①再びリボソームでの翻訳に戻す，②P-bodyで分解する，③SGで隔離保管する　といったようにmRNAの運命を決定づけるトリアージ（優先順位の決定）の場としてSGが機能すると考えられている[14]。一方，出芽酵母ではストレスに応答してP-bodyの形成がまず誘導され，さらに厳しい条件のストレス負荷や時間の経過によってSGの形成が誘導される。また，酵母のSGはP-bodyを足場にして形成される可能性をParkerらは提唱している[12]。

2.4　醸造過程におけるP-bodyの形成

　エタノールストレス条件下では，6％以上の濃度でP-bodyの形成が誘導される[15]。その形成はエタノール濃度依存的であり，濃度の上昇とともにP-bodyの数やサイズが増大する。また，シクロヘキシミドでリボソームからのmRNAのリリースを阻害するとP-bodyは形成されなく

第 5 章　エタノールストレス応答および醸造過程における酵母 mRNA 動態とオルガネラ形態変化の解析

なった。

　酒類醸造過程における P-body 形成について検討したところ，ワイン醸造過程では実験室条件と同様に 6% 以上のエタノールによって P-body のサイズや数が増加するのに対し，日本酒の醸造過程ではもろみのエタノール濃度が 13% に達してようやく P-body の形成が活発になる[15]。P-body の形成は翻訳抑制の状態を反映することから，醸造過程後期までは翻訳が活発なのかもしれない。興味深いことに日本酒醸造の場合，bulk poly(A)$^+$ mRNA の核外輸送が抑制され始めるのもエタノール濃度 13% 前後であった[9]。このことは，少なくとも mRNA flux に対してはエタノールストレスの効果がもろみ中では弱くなっている可能性を示唆している。最小合成培地やブドウ果汁中と比較して，固液共存系であるもろみにはエタノールストレスを和らげる効果があるのではないかと推測している。

2.5　エタノールストレスによる酵母ストレス顆粒の形成

　合成培地中では，濃度 10% 以上のエタノールストレスで酵母細胞を処理した際にはじめて SG の形成が誘導されてくる[16]。SG が形成される位置も P-body が形成されている場所と重複しており，時間的にも濃度的にも P-body が形成されるよりも長い時間と高い濃度が SG 形成には必要である。そのため，酵母の SG は P-body を足場にして形成されるという Parker らの仮説をエタノールストレス条件下でも支持する結果が得られた。また，動物細胞とは異なり，非翻訳状態の mRNA はまず P-body に集まり，P-body がトリアージの場として機能しているのではないかと推測された[16]。

　酵母の SG が mRNA flux におけるトリアージの場でないとすれば，どのような役割を担っているのかについても検討をおこなった。遺伝子破壊株 *pbp1*Δ，*pub1*Δ，*tif4632*Δ はいずれも SG の形成が抑制される株であるが，濃度 15% エタノールストレスに対する感受性（死滅率）は野生株とほぼ同様である。しかし，15% エタノールで 20 分間処理した後にエタノールを含まない新しい培地に移して増殖の再開を観察すると，野生株は速やかに増殖を回復するのに対し，これらの遺伝子破壊株は増殖を再開するのに長い時間を必要とした。この結果は，SG に隔離されていた mRNA がリボソームに戻され短時間で翻訳が再開されたため，野生株は速やかに増殖を回復したと解釈することができる。ストレス条件下という緊急事態では，翻訳装置もストレスの防御などに必要とされる mRNA が優先的に利用し，大部分の不要不急となった mRNA は P-body や SG に隔離されると考えられている。ストレスの除去などで緊急事態が解除されると，いち早くリボソームに mRNA が送り還され，速やかに翻訳が再開されてストレスからの迅速な回復・増殖再開に貢献するようである。現時点では一からやりなおして転写・mRNA 核外輸送・翻訳開始と段階を重ねるよりも，細胞質中に隔離しておいた mRNA をリボソームに戻す方が低コストでスピーディーだと解釈されている。

2.6 エタノールストレス条件下や醸造過程後期での遺伝子発現制御

上述のように，エタノール濃度が一定以上になるとmRNAの核外輸送や翻訳が抑制され，大部分は核や細胞質のP-bodyとSGに蓄積することになる。つまり，エタノールストレスや醸造過程後期に転写される遺伝子の多くが，必ずしも翻訳にまで至らない可能性が高いことを示唆している。一方で，ストレスの防御や消去などに必要とされる一部のmRNAは優先的に核外輸送され翻訳されている。筆者らは，エタノールストレス条件下でも輸送・翻訳されるmRNAがもつ5'-UTRや3'-UTRを利用して，エタノールストレス条件下で優先的に機能するタンパク質発現系の開発に取り組んでいる。高効率の醸造や酒質の改良に結びつくのではないかと期待している。

エタノールストレス条件下や醸造後期過程においてP-bodyやSGが重要な役割を担っていることがこれまでの解析から強く示唆されている。SGは動物細胞での発見の方が早く，酵母でSGが確認されてからまだ数年しか経っていない[12,14]。また，両者で大きく異なる現象も確認されていて，動物細胞で得られた情報が酵母では当てはまらない場合も少なくない。そのため，SGとP-bodyの役割分担をはじめ，酵母細胞内での働きなどについてまだまだ未解明な部分が多いが，醸造過程の酵母の生理を理解する上で鍵となる因子だと考えられる。今後の研究の進展を期待したい。

3 オルガネラに及ぼすエタノールストレスの影響

エタノールストレス応答時や醸造過程において，個々のオルガネラの機能や形態変動については限られた情報しかないのが現状である。筆者らは下記の液胞以外にも，リピッドボディやゴルジ体，ミクロドメイン，核小体など他のオルガネラや構造体について，エタノールに対する応答を解析している。ここでは，エタノールストレス条件下や醸造過程において酵母のオルガネラがどのような応答を示すのか，ミトコンドリアと液胞に関する最近の知見を紹介する。

3.1 ミトコンドリア

ミトコンドリアの一義的な役割は，内膜に局在する電子伝達系を利用してATPの産生を行う酸素呼吸の場である。制御された培養条件下でグルコースが0.5％以下かつ酸素濃度0.5 mM以上であれば，酵母はミトコンドリアを発達させて酸素呼吸を盛んに行うが，これらの条件を満たさない場合はミトコンドリアの発達を抑制しアルコール発酵を行う[17]。そのため，醸造過程では，ごく初期を除いてアルコール発酵をおこなう環境に酵母細胞は置かれている。

ミトコンドリアの形態はFis1pをはじめとするミトコンドリア膜タンパク質によって制御されていて，断片化と融合を行いながら生育環境に応じてダイナミックに変化する[18]。北垣らは，日本酒醸造過程の終盤までミトコンドリアの遺伝子群が一定の発現を保つことに着目し，GFPを利用して醸造過程における酵母ミトコンドリアをリアルタイムに観察した[19,20]。醸造初期の酵母

第5章　エタノールストレス応答および醸造過程における酵母 mRNA 動態とオルガネラ形態変化の解析

細胞は細長いフィラメント状のミトコンドリアを保持しているが，発酵が進むに従って断片化していくこと，更には，断片化したミトコンドリアが日本酒醸造過程の最後まで維持され消失しないことなどを明らかにしている。北垣らの研究は，ほぼ嫌気状態のアルコール醸造過程においても酵母細胞中にミトコンドリアが最後まで存在し続けることをはじめて見出したものである。ミトコンドリアの断片化はもろみ中での有機酸の代謝やアポトーシスなどの制御に重要な意味を持つことも北垣らの精力的な解析によって明らかにされている[21]。ミトコンドリアにおける物質代謝を考慮した醸造技術の開発も活発に進められており，酒質の開発や清酒酵母の育種などに目覚ましい成果が上がっている[22]。詳細は第1章北垣の稿を参照されたい。

3.2　液胞

酵母細胞の液胞は機能的には動物細胞のリソソームに相応し，細胞質のpHや浸透圧の調節，高分子物質の分解，アミノ酸をはじめとする様々な物質の貯蔵の場，さらにはオートファジーの場として機能している[23,24]。加えて，液胞およびV-ATPaseをはじめとする液胞タンパク質が様々なストレス耐性の獲得上重要であることも報告されている[25,26]。また，酵母の液胞は周囲の環境に応じてダイナミックに形態を変化させることが知られている[24]。例えば，高浸透圧条件下では1つの細胞中に小型化した多数の液胞が存在するようになるが，逆に低浸透圧条件下では肥大化した巨大な液胞が形成される[27,28]。

液胞形態の観察にはFM4-64色素を利用する方法が一般的に用いられるが，色素をエンドサイトーシスによって取り込ませるため染色に時間がかかることや，ストレスが取り込み効率に影響するため，ストレス応答時のリアルタイムな液胞形態の変化を観察するには適していない。そこで，筆者らは液胞膜上に安定して局在するZrc1p-GFPを用いて液胞形態のダイナミックな変化を検討した[29]。

ワイン酵母（EC1118とOC2）と協会清酒酵母（協会9号と10号）を対象に液胞形態を検討した。いずれの株も実験室酵母と同様に，合成培地中ではエタノールストレス条件下（5-10%）で液胞の肥大化が誘導され，高糖度条件下（糖度9.3または18.7 Brix）では液胞が小型化し細胞当たりの数も増加した[28]。濃度の影響も含め，4株とも実験室酵母と良く似た結果を示し，有意な違いは確認されなかった[29]。

山梨産シャルドネ果汁を用いた白ワインの醸造試験過程においても，4株の液胞形態変化や発酵状況は高い再現性でよく似た傾向を示した[29]。25日間の発酵期間中に糖度は24から7 Brix程度にまで低下し，エタノール濃度は13%程度まで上昇した。これらのワイン醸造過程の全般に渡って，液胞は断片化しほとんどの細胞が多数の小さな液胞を保持していた。醸造過程終盤には糖度が十分低下しエタノール濃度が上昇したにもかかわらず，液胞が肥大化しなかったことから，合成培地と違ってブドウ果汁中には液胞形態に影響する複数の因子が複合的に影響すると考えられる。

一方，日本酒醸造の小仕込み試験では，ワイン酵母と清酒酵母で大きな違いが確認された[29]。

いずれの株でも，もろみ中の糖とエタノール濃度の変動はよく似ており，糖度は仕込み10日以降に約7Brixで安定し，エタノール濃度は15-17%に達した。ところが液胞形態に関しては，醸造開始後数日で約9割のワイン酵母が断片化した小型の液胞を多数持つようになるのに対し，清酒酵母は醸造過程全般に渡って断片化した液胞を持つ細胞の割合が低く，醸造過程終盤には肥大化した液胞を1-2個持つ細胞が8割以上を占めた。上記のようにmRNAの輸送やmRNP granulesの形成に関しては，ワイン酵母と清酒酵母といった酵母の種類の違いに起因した表現型の違いは確認されず，むしろブドウ果汁や清酒もろみといった周囲の環境の違いが影響すると考えられていた。しかし，清酒もろみ中での液胞形態の制御に関しては，酵母の種類に起因した違いが確認された。清酒酵母では協会7号などでも9号，10号と同様の現象が確認されたことから，液胞がもろみ中で断片化しないことが日本酒醸造に適した性質の一つなのかもしれない。

本稿では形態のみに言及したが，当然のことながら液胞が関連する機能にも変動が見られる。今後は形態だけでなく，液胞が関与する細胞内輸送や代謝などの機能に関しても解析を進めることにより，発酵効率やストレス耐性に関連する興味深い特徴が見つかるのではないかと考えている。また，液胞機能に着目した技術開発や育種への応用を模索している。

4 まとめ

酵母の遺伝子が最終的に発現するまでには様々な工程を経ており，翻訳後も局在や活性の調節をしながら適切なストレス応答をおこなっていると考えられる。とくに特定の機能を担うオルガネラはストレスに応答して劇的な変化を示すものも少なくないことから，醸造過程の酵母について理解を深める上で重要な研究対象である。また，転写以降の遺伝子発現制御段階については非常に興味深い現象がエタノールストレス条件下で数多く確認されている。「酵母がなぜエタノールに高い耐性を示すのか？」「酵母のエタノール耐性の飛躍的な改善は可能か？」といった問いに答える上で，転写以降の制御に関する情報が不可欠のようである。従来の転写制御中心の研究から一歩踏み込んだオルガネラやmRNA fluxの解析で得られた知見が，新たな醸造技術の開発にも役立つのではないかと期待している。

文　献

1) Ingram L. O. and Buttke T. M., *Advan. Microbiol. Physiol.*, **25**, 253-300 (1984)
2) Peoples R. W. et al., *Annu. Rev. Pharmacol. Toxicol.*, **36**, 185-201 (1996)
3) Junget S. et al., *J. Biol. Chem.*, **280**, 308-316 (2005)
4) Gygi, S. P. et al., *Mol. Cell. Biol.*, **19**, 1720-1730 (1999)

第5章　エタノールストレス応答および醸造過程における酵母 mRNA 動態とオルガネラ形態変化の解析

5) Saaverda C. *et al.*, *Genes Dev.*, **10**, 1608-1620 (1996)
6) Izawa S. *et al.*, *J. Biol. Chem.*, **279**, 35469-34578 (2004)
7) Takemura R. *et al.*, *J. Cell Sci.*, **117**, 4189-4197 (2004)
8) Izawa S. *et al.*, *Appl. Environ. Microbiol.*, **71**, 2179-2181 (2005)
9) Izawa S. *et al.*, *Appl. Microbiol. Biotechnol.*, **69**, 86-91 (2005)
10) Izawa S. *et al.*, *Biochem. J.*, **411**, 111-119 (2008)
11) Hammell, C. M. *et al.*, *Mol. Cell. Biol.*, **22**, 6441-6457 (2002)
12) Balagopal V. and Parker R., *Curr. Opin. Cell Biol.*, **21**, 403-408 (2009)
13) Buchan J. R. *et al.*, *J. Cell Sci.*, **124**, 228-239 (2010)
14) Anderson P. and Kedersha N., *Nat. Rev. Mol. Cell Biol.*, **10**, 430-436 (2009)
15) Izawa S. *et al.*, *Biosci. Biotechnol. Biochem.*, **71**, 2800-2807 (2007)
16) Kato K. *et al.*, *Yeast*, **28**, 339-347 (2011)
17) Burke P. V. *et al.*, *Appl. Environ. Microbiol.*, **64**, 1040-1044 (1998)
18) Okamoto K. and Shaw J. M., *Annu. Rev. Genet.*, **39**, 503-536 (2005)
19) Kitagaki H. and Shimoi H., *J. Biosci. Bioeng.*, **104**, 227-230 (2007)
20) Kitagaki H. *et al.*, *FEBS Lett.*, **581**, 2935-2942 (2007)
21) Kitagaki H. *et al.*, *J. Biosci. Bioeng.*, **105**, 675-678 (2008)
22) Horie K. *et al.*, *Biosci. Biotechnol. Biochem.*, **74**, 843-847 (2010)
23) Nakatogawa H. *et al.*, *Nat. Rev. Mol. Cell Biol.*, **10**, 458-467 (2009)
24) Li S. C. and Kene P. M., *Biochim. Biophys. Acta*, **1793**, 650-663 (2009)
25) Makranton V. *et al.*, *Microbiology*, **153**, 4016-4026 (2007)
26) Shima J. *et al.*, *Yeast*, **25**, 179-190 (2008)
27) Bonangelino C. J. *et al.*, *J. Biol. Cell*, **156**, 1015-1028 (2002)
28) Meaden P. G. *et al.*, *Yeast*, **15**, 1211-1222 (1999)
29) Izawa S. *et al.*, *Appl. Microbiol. Biotechnol.*, **88**, 277-282 (2010)

第6章 酵母の発酵環境ストレス耐性機構の解析と実用酵母の育種への応用

高木博史*

1 はじめに

　酵母の代表的な菌株である*Saccharomyces cerevisiae*は，高等生物のモデルとして基礎研究に使われる「実験室酵母」と発酵食品やバイオエタノールなどの製造に用いられる「実用酵母」に分けられる。酵母により製造される発酵食品は酒類，パン類をはじめ醤油，味噌，食酢など8兆円もの巨大産業である。実験室酵母には遺伝解析やゲノム解析による膨大な知見が集積され，遺伝子組換え技術もほぼ確立しているが，一般に発酵力は弱く，発酵生産には不適である。一方，実用酵母（パン酵母，清酒酵母，ビール酵母，バイオエタノール酵母など）は発酵性や生育速度に優れた菌株が選抜されているが，遺伝特性や倍数性が異なっており，実験室酵母の知見や技術をそのまま適用できない。

　実用酵母の発酵生産過程は細胞にとってストレス環境であり，高濃度エタノール，高温，低温，冷凍，乾燥，高浸透圧，偏栄養など多様なストレスに曝されている。過酷なストレスを連続的または複合的に受けると，酵母の生育は阻害され死に至る。そのため，酵母の有用機能（アルコール，炭酸ガス，味・風味成分などの生成）が制限され，発酵生産力にも限界がある。したがって，発酵食品やバイオエタノールの生産性向上には，酵母に優れたストレス耐性を付与することが重要である。

　実用酵母の育種には，ポストゲノム解析により実験室酵母で得られたデータを活用すべきである。また，従来の発酵生産力の限界を突破するためには，古典的方法（自然分離，突然変異，交雑など）だけでなく，遺伝子組換え技術などの分子生物学的手法の利用が望ましい。しかしながら，消費者や企業には依然として遺伝子操作に対する不信感や消極的な姿勢が見られる。2008年6月に策定された「遺伝子組換え食品（微生物）の安全性評価基準」（http://www.mhlw.go.jp/topics/idenshi/anzen/pdf/sankou5.pdf）においては，「宿主に導入されたDNAが，当該微生物と分類学上の同一の種に属する微生物のDNAのみである場合（セルフクローニング）」に該当する微生物を利用して製造されたものは原則として安全性評価の対象に含めないと記載されている。セルフクローニング法は遺伝子組換え技術の一つであるが，すべて酵母の遺伝子から構成され，外来遺伝子（異種生物，化学合成など）を一切含まない方法で作製した酵母（セルフクローニング型酵母）は，厚生労働省から「遺伝子組換え体に当たらない」と認定されると，通常の食

---

　　*　Hiroshi Takagi　奈良先端科学技術大学院大学　バイオサイエンス研究科　教授

第6章　酵母の発酵環境ストレス耐性機構の解析と実用酵母の育種への応用

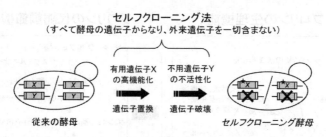

図1　セルフクローニング法による新しい酵母の作製

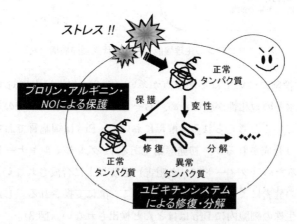

図2　酵母の新しいストレス耐性メカニズム

〈プロリン，アルギニン，NO〉プロリンにはストレスから酵母を保護する機能があり，プロリン蓄積株では様々なストレス耐性が向上した。また，長時間に及ぶ過酷な酸化ストレス下では，プロリンからのアルギニン合成が亢進された後，酵素的に一酸化窒素（NO）が生成し，細胞のストレス耐性に寄与している。
〈ユビキチンシステム〉細胞内のタンパク質品質管理機構として働くユビキチンシステムはストレスで生じる異常タンパク質の分解や修復にも関与している。

品微生物として扱えることになる（図1）。

　以上のような背景から，筆者は独自に見出した酵母のストレス耐性機構（図2）を解明し，その知見を実用酵母の育種に応用することをめざしている。本稿では，それらのストレス耐性機構と実用酵母の機能改良について紹介する。

2　プロリン

　筆者は以前から製パン業界でニーズの高い「冷凍耐性パン酵母」の育種を目的とした研究を進めており，アミノ酸のプロリン（Pro）が冷凍後の酵母細胞の生存率低下を抑えること（冷凍ストレス耐性の向上）を見出した[1]。Proには，浸透圧の調節，タンパク質や細胞膜の安定化，ヒドロキシラジカルの消去，核酸のT_m値低下などの機能が報告されているが，ストレス下におけ

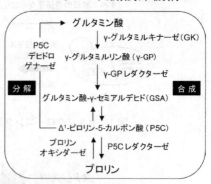

図3 プロリンの生理機能（左）と代謝調節機構（右）

る細胞内での生理的役割については不明な点が多い（図3）。Proは水に対する溶解度が極めて高く，細胞内の自由水との親和性が強いため，おそらく冷凍ストレス下での氷結晶生成や脱水を防ぎ，細胞を保護していると考えられる。酵母において，Proは細胞質でおもにグルタミン酸から3種類の酵素により合成されるが，初発酵素であるγ-グルタミルキナーゼ（Pro1）の活性がProにより阻害されるため（フィードバック阻害）必要以上に合成されない。また，Proはミトコンドリアで2種類の酵素により分解され，グルタミン酸に変換される。したがって，通常の培養条件において，野生株の細胞内にProはほとんど検出されない（図3）。

多くの細菌や植物では，乾燥や塩ストレスに応答しProを浸透圧調節物質として蓄積するが，酵母はストレス時にPro合成を誘導せず，トレハロースやグリセロールを優先的に蓄積する[2]。そこで，細胞内にProを蓄積する実験室酵母の変異株をProの構造類似体であるアゼチジン-2-カルボン酸（AZC）に耐性を示す変異株（図4）から分離し，詳細に解析した[3,4]。その結果，Pro1遺伝子に変異が入り，Asp154Asn, Ile150Thrなどの置換が導入されると，Proによるフィードバック阻害感受性が低下し，Proを過剰合成することが判明した。また，Pro分解の初発酵素Proオキシダーゼ（Put1）の遺伝子を破壊した菌株で変異型Pro1を発現させると，Pro含量の増加と冷凍ストレス耐性の向上が見られた。また，Pro蓄積株は冷凍以外に乾燥，酸化，浸透圧，エタノールなどのストレス条件下でも野生株に比べて生存率が高いことから，Proの有用性が実証された[3~6]。

次に，実験室酵母で得られた知見を実用酵母の育種に応用した。酵母は清酒醸造において約20%（v/v）に達する高濃度のエタノールを生産するが，エタノールの毒性により生育，生存率，発酵能などが著しく阻害される。高濃度エタノールによりミトコンドリア膜がダメージを受け，細胞内の活性酸素種（ROS）レベルが上昇するため，酵母は間接的に酸化ストレスを受けている。また，Proにはエタノールによるタンパク質変性を防ぐ効果が期待できるため，Proを蓄積する清酒酵母を作製し，Proが醸造特性に及ぼす影響を解析した[6]。清酒酵母一倍体を用いて，染色体上での相同組み換えによりPut1遺伝子の破壊と野生型Pro1遺伝子の変異型（Asp154Asn）

第6章　酵母の発酵環境ストレス耐性機構の解析と実用酵母の育種への応用

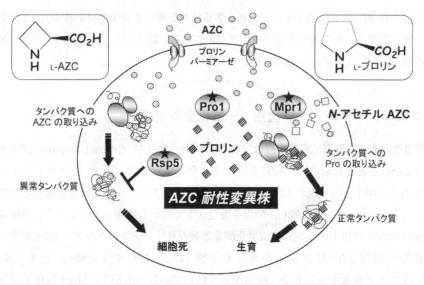

図4　酵母のAZCに対する感受性（左）および耐性（右）の機構
　　変異型Pro1（プロリンによるフィードバック阻害感受性低下など），変異型Mpr1（触媒活性・安定性の向上など），あるいは変異型Rsp5（異常タンパク質認識能の向上など）を発現する酵母細胞はAZC耐性を獲得する．

への置換を行った．作製した菌株は予想通り細胞内にProを蓄積し，エタノール存在下での生存率も対照株（野生株）より上昇した．次に，Pro蓄積株と対照株を用いて清酒の小仕込試験を行った．その結果，両菌株では炭酸ガス減量，エタノール生産量，グルコース消費量などに差はなかったが，Pro蓄積株の清酒ではPro含量が対照株に比べ約5倍に増加していた．簡易的な官能評価でもPro蓄積株の清酒は味や風味に特徴（甘くて軽い）が見られ，差別化が期待できる．さらに，将来の実用化を見据え，セルフクローニング法によりPro蓄積株の二倍体を作製し，醸造特性への効果を調べた[7]．一日あたりの炭酸ガス減量を目安に小仕込試験を終了すると，Pro蓄積株では対照株に比べ早く終了し，その時点でのエタノール濃度は僅かであるが高い傾向にあった．このように，Pro蓄積株は醸造時間を短縮できる可能性が示唆された．

　冷凍ストレスに耐性を示すパン酵母がすでに開発されているが，冷凍生地の長期保存，フランスパンなど無糖生地への使用を可能にするためには，高度な冷凍ストレス耐性を有するパン酵母の育種が必要である．細胞を冷凍すると，氷結晶や脱水により細胞は傷害を受ける．また，解凍時には細胞内にフリーラジカルが大量に発生するため，冷凍ストレスは一種の酸化ストレスと言える．そこで，清酒酵母と同様にProを蓄積するパン酵母を作製し，その特性を解析した[8]．セルフクローニング法を用い，パン酵母一倍体の野生型Pro1遺伝子を変異型（Asp154Asnまたは Ile150Thr）に置換し，さらにPut1遺伝子を破壊した．各一倍体を接合させ作製した二倍体は予想通り細胞内にProを蓄積していた．実際にPro蓄積株と対照株（野生株）を用いてパン生地を調製し，9日間冷凍した後の炭酸ガス発生量を測定した．その結果，対照株では炭酸ガス発生

53

量が冷凍前の約40％にまで低下したが，Pro蓄積株の炭酸ガス発生量は親株の約1.5倍を維持しており，強い冷凍ストレス耐性を有することが示された。以上のように，清酒やパンの製造に関わる実用酵母においてもProの効果が確認できた。

3 プロリン・アルギニン代謝（一酸化窒素生成）

Proの研究を進める過程で実験室酵母（Σ1278b株）に見出したMpr1（sigma 1278b gene for proline-analogue resistance）はAZCをアセチル化により解毒するN-アセチルトランスフェラーゼである（図4）[9,10]。Mpr1は熱ショック，冷凍，エタノール，過酸化水素などの処理で細胞内に生じるROSレベルを制御し，酵母を酸化ストレスから防御している[11~13]。興味深いことに，Mpr1はROSに作用する既知の抗酸化酵素と異なり，ミトコンドリアでROS発生に関与するPro代謝中間体（Δ^1-ピロリン-5-カルボン酸（P5C）/グルタミン酸-γ-セミアルデヒド（GSA））をアセチル化することで，ROS生成を防いでいる（図5）[11]。Mpr1遺伝子は実験室酵母のゲノム解析株（S288C株）や清酒酵母には存在しないが，分裂酵母 *Schizosaccharomyces pombe* にも同様の機能を有する遺伝子がある[14]。また，*Kluyveromyces lactis, Candida albicans, Aspergillus oryzae* など多くの酵母やカビが相同性の高いDNA配列を含んでいることから，真菌類に広く分布し，共通の祖先遺伝子に由来すると考えられる[15]。

清酒酵母でMpr1を発現させると，エタノール耐性が向上することから[16]，実用酵母の育種への応用が期待される。ドライイースト用のパン酵母には優れた高温乾燥耐性が必要である。パン

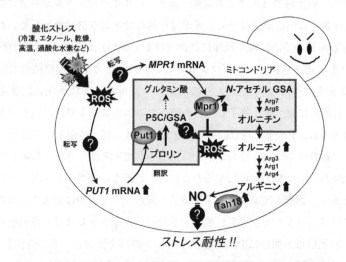

図5 プロリン・アルギニン代謝を介した酵母の新しい抗酸化機構
　実験室酵母（Σ1278b株）では，高温処理のような酸化ストレスに伴い，プロリンからPut1やMpr1を介してアルギニン合成が誘導され，増加したアルギニンからTah18によって一酸化窒素が生成し，細胞にストレス耐性が付与される。また，Mpr1はプロリン代謝中間体（P5C/GSA）をミトコンドリアでN-アセチル化し，ROSの生成を抑えている。

第6章 酵母の発酵環境ストレス耐性機構の解析と実用酵母の育種への応用

酵母は Mpr2 遺伝子（Mpr1 遺伝子と同機能）を保持しているため，高温乾燥条件下（37℃，4時間）における Mpr2 の役割を解析した[17]。その結果，Mpr2 遺伝子破壊株は，高温乾燥処理後の ROS レベルが親株よりも約 40％高く，生存率は約 30％低下していた。さらに，高温乾燥処理後の各菌株を用いて調製したパン生地の発酵力を測定したところ，高温乾燥処理後の Mpr2 遺伝子破壊株は，発酵力が親株の約 65％にまで低下した[17]。これらの結果から，パン酵母の Mpr2 は高温乾燥処理などの酸化ストレス下で細胞内 ROS レベルの上昇を防ぐことで生存率の向上に寄与していると考えられる。

これまでに，エラープローン PCR を用いた Mpr1 遺伝子へのランダム変異導入により，野生型酵素よりも高い AZC 耐性を細胞に付与し（図4），かつ過酸化水素やエタノール処理後の ROS レベルを低下させ，生存率を向上させる変異型 Mpr1（Lys63Arg, Phe65Leu）を取得している[16]。各変異型酵素は AZC を基質とした触媒活性が向上し，Phe65Leu 変異型酵素では温度安定性も著しく向上していた。また，Lys63, Phe65 を含む領域は α ヘリックスを形成すると予想され，変異型酵素や分子モデリングによる解析からも，この領域の重要性が示唆されている。そこで，セルフクローニング法を用い，変異型 Mpr1 を発現するパン酵母の二倍体を作製し，その特性を解析した[17]。パン酵母染色体上の野生型 Mpr2 遺伝子を相同組換えにより変異型 Mpr1 遺伝子（Lys63Arg または Phe65Leu）に置換した。作製した菌株に高温乾燥処理を施したところ，変異型 Mpr1 発現株は親株に比べて生存率が約 40-80％増加していた。次に，高温処理後の各菌株を用いてパン生地を調製し，その発酵力を測定した[17]。高温乾燥処理前では，菌株間で発酵力に差はなかったが，変異型 Mpr1 発現株は高温乾燥処理後の発酵力が野生株の 1.5-1.8 倍に増加しており，特に，安定性の向上した Phe65Leu 変異型 Mpr1 の発現株が高い発酵力を示した。ドライイーストの製造には強い乾燥耐性を示すパン酵母が必要であるため，変異型 Mpr1 の発現により，長期保存可能な耐久性の優れたドライイーストを用いたパン生地の効率的生産が期待できる。

最近，実験室酵母（Σ1278b 株）では，Put1 遺伝子と Mpr1 遺伝子の転写が高温処理により誘導され，Pro から N-アセチル GSA を介して Arg の合成を亢進すること[21]，および増加した Arg から一酸化窒素（NO）が酵素的に生成し，細胞に酸化ストレス耐性を付与することを見出した（図5）。また，Mpr1 はミトコンドリアで P5C/GSA を N-アセチル化することで，Pro と Arg の代謝経路を連結するとともに，P5C/GSA が関与している ROS の発生を抑えることも示唆された（図5）[18]。そこで，変異型 Pro1 を発現させることで Pro を蓄積する種々のパン酵母を作製し，過酸化水素（2 mM）に対する特性を解析した。まず，Pro 含量については，Put1 遺伝子を破壊し，Pro 分解系を遮断した菌株が過酸化水素処理前では最も高かったが，処理後では菌株間に顕著な差は見られなかった。Arg 含量については，過酸化水素処理前では各菌株とも同程度であったが，処理後には Pro 分解系が存在する菌株で顕著に増加していた。以上の結果から，パン酵母においても酸化ストレスに応答し，Pro からの Arg 合成が起こることが示唆された。次に，過酸化水素処理後の細胞生存率を測定したところ，Pro を蓄積し，かつ酸化ストレス

時にProからArgを合成する菌株が最も高い生存率を示した。このことから，Pro蓄積と酸化ストレスに応答したArg合成の組み合わせはパン酵母に酸化ストレス耐性を付与することが示された。細胞内に蓄積したProがROSレベルに及ぼす影響について，酸化プローブを用いたフローサイトメトリーにより解析した。その結果，高濃度（15 mM）の過酸化水素を添加した急性の酸化ストレス条件において，処理前のPro含量が多いほど，細胞内ROSレベルが低いことが判明した。したがって，細胞内のProは過酸化水素を添加した直後のROSを消去することで酸化ストレス耐性に関与していると考えられる。

4 ユビキチンシステム

発酵生産環境におけるストレス下での生育メカニズムを解析する目的で，高温，酸化，高濃度エタノール，高浸透圧などに対して生育が悪くなる変異株を分離した（図6）[19]。この変異株では，ユビキチンリガーゼRsp5の遺伝子に変異（Ala401Glu）が入っていた。ユビキチンリガーゼは「細胞内タンパク質の品質管理機構」であるユビキチンシステムにおいて重要な酵素である。細胞内で役割が終わったタンパク質はE1，E2，E3，E4からなる酵素系によりユビキチンタンパク質が結合した後，プロテアソームや液胞内で分解される。E3は標的タンパク質を特異的に認識し，分解の目印であるユビキチンを結合する酵素（ユビキチンリガーゼ）である（図6）。Rsp5は酵母に多数存在するユビキチンリガーゼの一つであり，生育に必須の酵素である。筆者はストレスにより変性し，正常な構造や機能が損なわれた異常タンパク質の処理（修復または分解）にRsp5が関与するというモデルを提唱している[19]。つまり，野生株ではストレスにより生成した異常タンパク質がRsp5によりユビキチン化後，処理されるため，細胞は生育できるが，

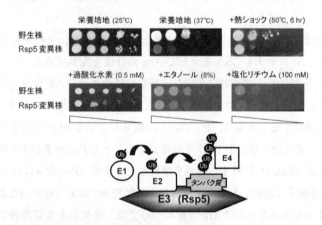

図6　ユビキチンリガーゼRsp5変異株のストレス感受性（上）とユビキチンシステム（下）
上：野生株とRsp5変異株を各寒天培地で培養した時の生育（培養液を10倍ずつ段階希釈）。
下：E1はユビキチン活性化酵素，E2はユビキチン結合酵素，E3はユビキチンリガーゼ，E4はユビキチンポリマー延長化因子，Ubはユビキチンをそれぞれ示す。

第6章　酵母の発酵環境ストレス耐性機構の解析と実用酵母の育種への応用

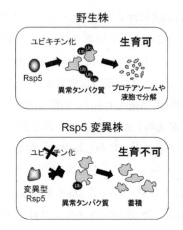

図7　ユビキチンリガーゼ Rsp5 の変異によるストレス感受性機構モデル

変異株では Rsp5 の機能低下により異常タンパク質がユビキチン化されにくく，蓄積してしまうため，生育できなくなると考えている（図7）。

　まず，Rsp5 が異常タンパク質の修復に関わるストレスタンパク質の発現に及ぼす影響を調べた[20]。野生株と Rsp5 変異株をストレス培地（高温，エタノール，ソルビトール処理）で培養すると，Rsp5 変異株ではストレスタンパク質の遺伝子（*HSP12*，*HSP42*，*DDR2* など）の転写量が低下していた。また，これらの遺伝子を Rsp5 変異株で過剰発現させると，様々なストレス感受性を相補した。次に，これら遺伝子の転写を調節する因子（Hsf1，Msn2/4）の発現について解析した。その結果，野生株と Rsp5 変異株ではこれら遺伝子（*HSF1*，*MSN2/4*）の転写量に有意な差は見られなかったが，Rsp5 変異株では mRNA や tRNA など RNA 分子のほとんどが核に蓄積したままであり，細胞質で翻訳されないため，転写調節因子の存在量が野生株に比べて著しく減少していた[21]。以上の結果から，Rsp5 が転写調節因子の発現制御（RNA 分子の核外輸送など）を介してストレスタンパク質の発現を調節し，異常タンパク質の修復に関与することが示された。

　また，ストレス下で Rsp5 により分解される異常タンパク質を同定するために，野生株と Rsp5 変異株の細胞内タンパク質を網羅的に比較した（プロテオーム解析）[22]。その結果，高温やエタノールストレス下において Rsp5 変異株に多く蓄積するタンパク質が幾つか見つかった（新生タンパク質結合複合体 α サブユニット Egd2，ピルビン酸脱水素酵素 α サブユニット Pda1 など）。次に，これらのタンパク質を野生株と Rsp5 変異株で発現させ，ストレス条件下で Rsp5 によるユビキチン化の有無を調べた。興味深いことに，野生株ではストレス依存的にユビキチン化された Egd2 および Pda1 が検出されたが，Rsp5 変異株ではほとんど観察されなかった。両タンパク質ともこれまでの報告と異なり，Rsp5 に依存したユビキチン化であったため，ストレスにより変性した Pda1 や Egd2 などのタンパク質は，Rsp5 の基質としてユビキチン化され，分解されると示唆された。以上の結果から，ストレスにより細胞内に蓄積する異常タンパク質の処理に

は，Rsp5 が修復と分解の両方の機構に深く関与していることが明らかになった。

さらに，筆者らは Rsp5 遺伝子にランダム変異を導入し，AZC に強い耐性を付与する変異型 Rsp5 （Thr357Ala）を取得した[23]。Thr357Ala は基質認識に関わる WW2 ドメイン内の置換であり，AZC 耐性は優性の表現型である。Thr357Ala 変異型 Rsp5 発現株では，プロリンや AZC を取り込むパーミアーゼ（Gap1, Put4, Agp1, Gnp1）が恒常的にユビキチン化され，液胞に輸送されるため AZC 耐性になることが判明した。Rsp5 の基質認識は，3 つの WW ドメインが基質の PPXY モチーフと結合することで起こる。しかしながら，同モチーフのない基質も多く，その場合は同モチーフを有するアダプタータンパク質が基質認識を仲介する。Gap1 が基質の場合，Bul1/2 がアダプターとして機能するが，Thr357Ala 変異型 Rsp5 の基質認識も Bul1/2 がアダプターであることが判明した。最近，Rsp5 のマウスオルソログ（Itch/AIP4）において，Rsp5 の Thr357 と同じ位置に相当する Thr がリン酸化されることで立体障害を引き起こし，基質との結合能を失うことが *in vitro* で証明された[23]。Thr357Ala 変異型 Rsp5 が恒常的に活性を示す機構についても，Thr357Ala 置換により Rsp5 がリン酸化されず，恒常的に基質との結合能を保持している可能性が考えられる。

さらに，ユビキチンシステム全体に着目した研究にも取り組んでいる[24,25]。多くの E2（ユビキチン結合酵素）はストレスで生じる異常タンパク質の処理に関与している。そこで，酵母のストレス耐性を向上させる目的で，野生株で Rsp5 と各 E2 の遺伝子を共発現させた[24]。その結果，13 種類ある E2 のうち，Ubc9，Ubc11，Ubc13 と Rsp5 を高発現させると，Rsp5 単独の高発現よりも，エタノールや過酸化水素に対する耐性が向上した。また，E2 を単独で高発現させた場合でも，ストレス耐性を示すものがあり，異なる E2 の高発現によって，様々なストレス耐性を向上させることができた。また，上述のように細胞に AZC 耐性を付与する変異型 Rsp5 を取得しており，異常タンパク質を速やかに分解している可能性も考えられる（図 4）。このように，ストレスにおける Rsp5 を中心としたユビキチンシステムの強化により，酵母のストレス耐性を向上させる手法を「ユビキチンシステム工学」と名づけ，実用酵母への応用をめざしている[26]。

5 おわりに

本稿で述べたように，Pro 蓄積に関与する Pro1 遺伝子，酸化ストレスに伴う Arg（NO）合成に関与する Mpr1 遺伝子，異常タンパク質処理に関与する Rsp5 遺伝子に適切な変異が導入された酵母は，Pro の毒性アナログ（AZC）に対する耐性が向上し，かつ種々のストレス耐性の向上も期待できる。したがって，古典的手法（突然変異処理など）を用いて親株よりも AZC に耐性を示す変異株を分離することで，同様のメカニズムによってストレス耐性の向上した実用酵母を育種することも可能である（図 4）。

実用酵母の機能改良を通して，発酵生産性の改善に伴うパン類や酒類の効率的生産（冷凍生地の保存期間延長や品揃え，酒類の発酵期間短縮や蒸留コスト削減など）が実現し，酵母利用産業

第6章 酵母の発酵環境ストレス耐性機構の解析と実用酵母の育種への応用

の発展に貢献できる．また，エタノール耐性能を強化した酵母によるバイオエタノール生産，酸や糖濃度の高い環境でも生育可能な酵母による食品廃棄物処理など酵母機能を活用した新産業の創出も期待できる．特に，食品以外への展開については遺伝子組換え技術に対する社会の抵抗は比較的少ないため，実用化の可能性は高いと考えられる．地球的規模の食糧，エネルギー，環境問題は緊急の課題であり，その解決に酵母の有用機能を活用できれば素晴らしいことである．

本稿で紹介した研究は，主に生研センターの「基礎研究推進事業」および「イノベーション創出事業」の助成を受けて行った．

文　献

1) H. Takagi *et al.*, *Appl. Microbiol. Biotechnol.*, **47**, 405 (1997)
2) T. Kaino and H. Takagi, *Appl. Microbiol. Biotechnol.*, **79**, 273 (2008)
3) Y. Morita *et al.*, *Appl. Environ. Microbiol.*, **69**, 212 (2003)
4) T. Sekine *et al.*, *Appl. Environ. Microbiol.*, **73**, 4011 (2007)
5) Y. Terao *et al.*, *Appl. Environ. Microbiol.*, **69**, 6527 (2003)
6) H. Takagi *et al.*, *Appl. Environ. Microbiol.*, **71**, 8656 (2005)
7) H. Takagi *et al.*, *J. Biosci. Bioeng.*, **103**, 377 (2007)
8) T. Kaino *et al.*, *Appl. Environ. Microbiol.*, **74**, 5845 (2008)
9) H. Takagi *et al.*, *J. Bacteriol.*, **182**, 4249 (2000)
10) M. Shichiri *et al.*, *J. Biol. Chem.*, **276**, 41998 (2001)
11) M. Nomura and H. Takagi, *Proc. Natl. Acad. Sci. USA*, **101**, 12616 (2004)
12) X. Du and H. Takagi, *J. Biochem.*, **138**, 391 (2005)
13) X. Du and H. Takagi, *Appl. Microbiol. Biotech.*, **75**, 1343 (2007)
14) M. Nomura *et al.*, *J. Biochem.*, **133**, 67 (2003)
15) M. Wada *et al.*, *Biosci. Biotech. Biochem.*, **72**, 582 (2008)
16) K. Iinoya *et al.*, *Biotechnol. Bioeng.*, **103**, 341 (2009)
17) Y. Sasano *et al.*, *Int. J. Food Microbiol.*, **138**, 181 (2010)
18) A. Nishimura *et al.*, *FEMS Yeast Res.*, **10**, 687 (2010)
19) C. Hoshikawa *et al.*, *Proc. Natl. Acad. Sci. USA*, **100**, 11505 (2003)
20) Y. Haitani *et al.*, *FEBS Lett.*, **580**, 3433 (2006)
21) Y. Haitani and H. Takagi, *Genes Cells*, **13**, 105 (2008)
22) H. Hiraishi *et al.*, *FEBS J.*, **276**, 5287 (2009)
23) Y. Haitani *et al.*, *FEMS Yeast Res.*, **9**, 73 (2009)
24) H. Hiraishi *et al.*, *Biosci. Biotech. Biochem.*, **70**, 2762 (2006)
25) H. Hiraishi *et al.*, *Biosci. Biotech. Biochem.*, **73**, 2268 (2009)
26) 高木博史，化学と生物，**49**, 100 (2011)

第7章　麹菌におけるトランスポゾン（*Crawler*）活性の発見と実用株育種への応用

小笠原博信*

1　はじめに

　近年，筆者らは麹菌の多様性と醸造現場での様々な麹菌株の相互作用の歴史を理解する手がかりの一つとして，麹菌に内在するトランスポゾン（transposon）遺伝子に着目し，転移活性を持つトランスポゾンの検索と機能解析を行っている。トランスポゾンとは，ゲノム上のある位置から別の位置へ転移することのできる可動性DNA因子のことである。麹菌においては全ゲノム解読[1]から初めてトランスポゾンを有していることが明らかとなったが，それまで，トランスポゾン活性は見つかっていなかった。その後，実用麹菌株の探索から新たなトランスポゾン配列が見出され，筆者らはその内在性トランスポゾンが麹菌において転移することを初めて明らかにした[2]。本稿ではこの活性型トランスポゾンである*Crawler*の遺伝子構造や転移特性について解説するとともに，トランスポゾン活性を利用した実用株育種への応用について述べる。

2　糸状菌および麹菌のトランスポゾン研究

　トランスポゾンはトウモロコシの色変わりを引き起こす転移性因子として発見されたが，その後の研究により，様々なトランスポゾン配列が原核生物からヒトに至るまで多くの生物に広く分布していることが知られている。トランスポゾンはその構造と転移機構により2種類に大別されている[3]。一つはRNAを介して逆転写したDNAを他の位置に転移するレトロトランスポゾン（retrotransposon）（Class I）で，一般に転移に必要な*gag*や*pol*と呼ばれる幾つかの酵素群をコードする5～7 kbのユニットから成っている。もう一方はトランスポザーゼ（transposase）のみをコードし，この酵素によりゲノム中のDNAユニットを切り出して転移する1～2 kbのユニットのDNAトランスポゾンである（Class II）。

　糸状菌においてトランスポゾンは新しい研究テーマとして15年ほど前より精力的に研究がなされ，*niaD*遺伝子を用いたトランスポゾン・トラッピング（tarnsposon trapping）等により，*Fusarium*属や*Neurospora*属等で，両クラスの各種活性型トランスポゾンが多数単離され，特性解明がなされてきている[4,5]。*Aspergillus*属においても，*A. niger*の*Tan1*[6]や*Ant1*[7]など，転

---

*　Hironobu Ogasawara　秋田県総合食品研究センター　醸造試験場　応用微生物グループ　上席研究員

第7章 麹菌におけるトランスポゾン (*Crawler*) 活性の発見と実用株育種への応用

移活性を持つと推定されるトランスポゾンが報告されており、また、A. fumigatus においても *Afut1*[8]などのレトロトランスポゾン配列の存在が報告されている。

麹菌 A. oryzae においても EST (expression sequence tag) 解析やゲノム情報[1]をもとに1種のDNAトランスポゾンとTIRエレメント (*Aot1*)、および5種のレトロトランスポゾン *Aoret1*, *Aoret2*, *Aoret3*, および *AoLTR1*, *AoLTR2* が RIB40 株ゲノムより同定されていた[9]。その中で幾つかのエレメントは mRNA の転写などが観察されたものの、転移活性は認められていなかった。そこで、さらに広く麹菌株の検索を進めたところ、実用株である OSI1013 株（月桂冠保有実用株）の *niaD* 変異株の中から、偶発的に *niaD* 遺伝子内に転移したと推定される新規の活性型 DNA トランスポゾン *Crawler* が見出された。偶発的ではあるが新規に *niaD* 遺伝子への挿入が起こっていることから、麹菌遺伝子内での転移活性が期待され、転移活性の検出やその機能解析を行った[2]。

3 麹菌のDNAトランスポゾン *Crawler* の構造的特徴

この挿入エレメントのDNA配列を解析したところ、内部に357アミノ酸からなる transposase と推定される ORF (aotA) が存在し、100 bp ほどの配列を介した両端に存在する逆方向反復配列 TIR (terminal inverted repeat) とその外側に位置する同方向反復配列 TSD (target site duplication) (TA, 2 bp) の特徴から、全長 1290 bp からなる典型的な Class II の DNA トランスポゾンであることが判明した（図1A）。TIR は既知のDNAトランスポゾンとはやや異なり 28 bp の内 6 bp が不完全な配列であったが、*Fusarium* 属のDNAトランスポゾンである *impala*[10]のTIRと相同性が高いことが判った（図1B）。さらに、推定アミノ酸配列からは *impala* の transposase と相同性が高いことが示され（一致アミノ酸残基 31%、相同性アミノ酸残基 66%）、保存領域には endonuclease 活性に必要な DDE モチーフも有していた（図1C）。*impala* は線虫やショウジョウバエのDNAトランスポゾンを代表とする *Tc1/mariner* ファミリーに属し、転移活性が高い糸状菌由来のDNAトランスポゾンとして知られ[11]、異種糸状菌の変異株作出や機能遺伝子の tagging などにも応用されている[12]。

サザン・ブロット解析の結果より、麹菌の新規DNAトランスポゾンは OSI1013 株においては 16 バンド以上が認められ、多コピーで存在していることが確認された（図2）。糸状菌における Class II 型のトランスポゾンは 5-20 コピー存在している場合が多く[13]、コピー数の面においても活性型 Class II の特徴を有していた。

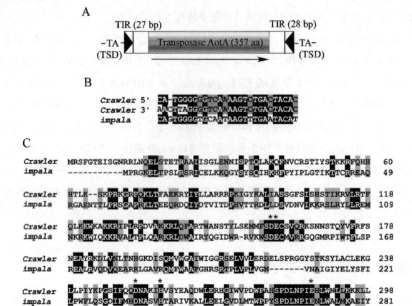

図1 麹菌 DNA トランスポゾン *Crawler* の遺伝子構造
A：Class II トランスポゾンとしての構造的特徴
B：TIR の DNA 配列相同性比較
C：*impala* Transposase とのアミノ酸配列相同性比較
　（黒地：一致アミノ酸残基，グレー地：相同アミノ酸残基，星印：DDE モチーフ）

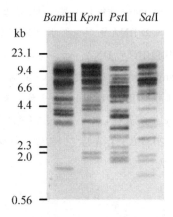

図2 *Crawler* のサザン・ブロット解析（OIS1013 株）
　　各レーン：消化に用いた制限酵素
　　プローブ：*Crawler* の全長 DNA

4 Crawlerの活性化とトランスポゾン・トラッピング

多コピーで存在している Crawler は，impala との類似性とも合わせて，麹菌内で転移活性を示すことが期待された。そこで，トランスポゾンの活性化条件を検討するため，OSI1013 株の transposase 遺伝子 (aotA) の転写活性についてノーザン・ブロット解析により調べたところ，Crawler は通常の液体培養条件下でも，ある程度の転写がなされていることが判明した。次に，より高い転移誘発を目的に，イネいもち病菌 (Magnaporthe grisea) のレトロトランスポゾン MAGGY などで活性化効果[14]が報告されている Cu 存在下での培養や高温などのストレス処理による Crawler 転写活性に及ぼす効果について検討した。その結果，液体培養麹菌体に対し，高温処理や $CuSO_4$ 水溶液処理を行うことで，わずかではあるがトランスポゾン mRNA 転写量の増加が認められた（図3）。これらのことから，A. oryzae においても M. grisea と同様にストレスに対応してトランスポゾン遺伝子の転写量を増加させる性質があることがわかった。

そこで，ストレス処理後の麹菌分生胞子を用いたトランスポゾン・トラッピングを行った。トランスポゾン・トラッピングとはトランスポゾンの転移活性を利用し，特定の遺伝子にトランスポゾンの転移挿入が起きた株を選択培地によりポジティブ・スクリーニングする方法である。従来から対象遺伝子としてトラッピングが行われている niaD (nitrate reductase) 遺伝子[13,15]に加え，機能が欠損した場合，同様に $KClO_3$ 耐性となる crnA (nitrate permease) 遺伝子についてもトランスポゾン挿入が起きたかどうかを PCR 法により調べた。その結果，分生胞子を長時間にわたって熱ストレスや高濃度の $CuSO_4$ 水溶液で処理することにより crnA 遺伝子への Crawler 転移挿入がトラッピング（スクリーニング）された。また，$KClO_3$ を含む選択培地において高温で培養した場合や，さらには高濃度の $CuSO_4$ を含む CD 培地上で着生した分生胞子を用いてスクリーニングすることによっても，crnA への挿入が推定される 3.5 kb のバンドが認められた（図4A）。分生胞子のストレス処理において M. grisea で示された短時間でのストレス処理や低濃度の Cu ストレスでは転移株がトラッピングされていないことから，転移誘発には通常の醸

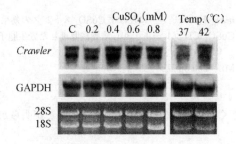

図3 Transposase aotA のノーザン・ブロット解析
プローブ：Crawler の全長 DNA
GAPDH 遺伝子：発現量の対照として
28S，18SrRNA は臭化エチジウムで染色

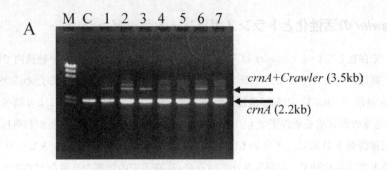

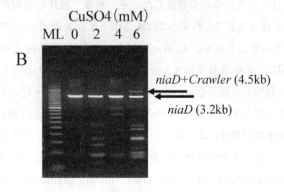

図4　PCRスクリーニングによるトランスポゾン・トラッピングの結果
　　A：ストレス処理の違いによる crnA トラッピング
　　　M：λ-Hind III マーカー
　　　C：対照区（分生胞子処理，30℃・6hr，滅菌水）
　　　1：分生胞子処理，42℃・6hr，滅菌水
　　　2：分生胞子処理，30℃・6hr，9mMCuSO$_4$
　　　3：0.5M KClO$_3$-CD プレート・37℃培養後収穫した分生胞子
　　　4：2mM CuSO$_4$-CD プレート・30℃培養後収穫した分生胞子
　　　5：2mM CuSO$_4$-PDA プレート・30℃培養後収穫した分生胞子
　　　6：4mM CuSO$_4$-CD プレート・30℃培養後収穫した分生胞子
　　　7：4mM CuSO$_4$-PDA プレート・30℃培養後収穫した分生胞子

　　B：niaD トラッピングに及ぼす CuSO$_4$ ストレスの効果
　　　CuSO$_4$-CD プレート・30℃培養後収穫した分生胞子によるスクリーニング
　　　ML：200 bp ラダー・マーカー

造・発酵培養条件とは大きくかけ離れた条件を必要とすることが明らかとなった[2]。

5　様々な Crawler 転移株の挿入位置

さらに，分生胞子を形成させるときの Cu ストレス濃度について検討したところ，crnA 遺伝

第7章 麹菌におけるトランスポゾン（*Crawler*）活性の発見と実用株育種への応用

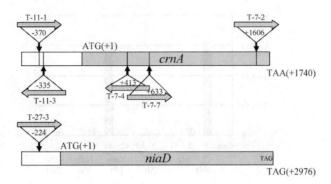

図5 *Crawler* 挿入マッピング
Crawler 挿入位置の数字は ATG を＋1 としたときの相対位置
矢印は *crnA*, *niaD* 遺伝子に対する挿入方向
矢印上の数字は *Crawler* 挿入変異株 No.

子への挿入が高頻度で観察された Cu 濃度より高い Cu ストレス条件によって，*niaD* 遺伝子への *Crawler* 挿入株が得られるようになった（図4B）。また，$KClO_3$ スクリーニング時の高温培養によっても *crnA* 遺伝子への挿入株が得られた。

図5に得られたいくつかの *Crawler* 挿入株と挿入位置を示した。*crnA* 遺伝子内での挿入位置や方向については様々であったが，挿入位置の配列は，DNA トランスポゾンの特性に従って TSD の 2bp（TA）を組換えて挿入が起きていた。一方，挿入位置の周辺領域について比較したが，コンセンサス配列は見出されなかった。

従来から報告のある *niaD* 遺伝子に加え，*crnA* 遺伝子についてもトランスポゾン・トラッピングに有効であることが初めて示された。*niaD* および *crnA* 遺伝子は，麹菌の染色体上で *niaD-niiA*（nitrite reductase）-*crnA* のクラスター構造を形成している[1,16]。*niiA* 欠損株は $KClO_3$ 耐性ではスクリーニングされてこないため挿入株は得られていないが，このクラスター領域はトランスポゾンが転移しやすい「ホット・スポット（hot spot）」になっているものと推定される。

6 *Crawler* の切り出し効率の計測による転移活性化条件の再検討

Crawler 転移条件のさらなる検討と切り出し効率の計測を行うため，*crnA* 遺伝子プロモーター領域内に *Crawler* 挿入を有する T-11-1 株（図5）を用いて，再転移による栄養要求復帰変異株のスクリーニングを行った。様々なストレス条件下での切り出し効率を測定したところ，転移挿入株が得られた条件と同様の高温処理ならびに Cu ストレスで高い *Crawler* の切り出し効率（復帰効率）が得られた。また，Cu 濃度の増加に伴い転移効率の上昇も認められている[2]。他のストレス処理においては，酸処理（pH3），過酸化水素水（H_2O_2）処理および UV 照射によっても Cu ストレスと比較し 1/10～1/20 程度の切り出し効率ではあったが，低頻度ながら *Crawler*

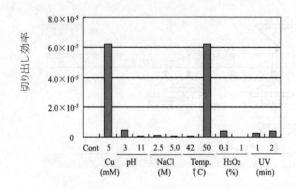

図6　様々なストレスによる*Crawler*の切り出し効率

表1　復帰変異株における*Crawler*切り出し部位のFootprint

Strains	No. of clones sequenced	Footprint
T-11-1（*crnA*⁻, F）	9	-ATATCCTATC**TA***ctt***TA**TCAACCTTAC-
T-11-3（*crnA*⁻, R）	9	-GATATCATAT**TA***aag***TA**CCATAATATC-
T-28-2（*niaD*⁻, F）	6	-CGTTATATGG**TA***ctt***TA**ACAAGGAGTT-

複製されたTSDは太字，新たに残された3 bpは斜体文字
T-11-3株ではCrawlerが逆方向に挿入されていたため，他の2株に相補な配列がFootprintとして残されている。

の活性化効果が認められた（図6）。

7　*Crawler*の足跡配列（Footprint）

　転移したDNAトランスポゾンは先に挿入されていた遺伝子上に特有の足跡（footprint）を残すことが知られている[9,17]。*Crawler*についてもT-11-1株，T-11-3株（逆向き挿入）およびT-28-2株（図5）から誘導した復帰株の切り出し位置の配列を調べたところ，2 bpのTSD（TA）とCTTという共通配列が新たに残されていることが判った。CはTIRの5'端から，TTは3'端からそれぞれ由来したと推定される。調べた24復帰株がすべて同じFootprint配列を残しており（表1），幾つかの多様性を示す*impala*や*Fot1*とは異なり，糸状菌の中では特徴的なfootprintであると言える。

8　*Crawler*の各種麹菌株における分布

　転移活性が明らかとなった*Crawler*エレメントの麹菌内での分布について，PCRスクリーニングおよびサザン・ブロット解析により調べた。保存株RIB株（酒類総合研究所）や実用株AOK株（秋田今野商店）中の*A. oryzae*や醤油用麹菌*A. sojae*の多くの実用麹菌に*Crawler*エ

第7章　麹菌におけるトランスポゾン（*Crawler*）活性の発見と実用株育種への応用

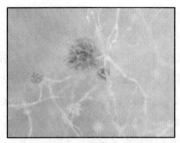
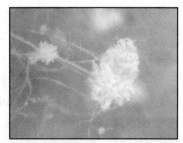

　　　AOK139 親株　　　　　　　AOK139 株 *wA::Crawler* 変異株
図7　味噌用麹菌 AOK139 株の分生胞子の外観（写真）

レメントが広く分布していることが明らかとなった[18]。*A. oryzae* と *A. sojae* はゲノム全体の相同性が75%と低い[19]にもかかわらず，両株に多く分布していることはゲノム進化の上から興味が持たれるところである。この分布の広さは *Crawler* が過去においても転移活性が高かったことを示し，醸造現場での麹菌利用や長年の育種選抜過程において相互に接点があり，*Crawler* 遺伝子が水平伝搬した可能性なども推察される。

9　*Crawler* の実用株育種への応用

　Crawler が麹菌に広く分布していることを基にその利用技術として，実用株のトランスポゾン変異育種があげられる。醸造・発酵時の生育条件とは異なる強力なストレスによって *Crawler* 転移を誘発し優良株の遺伝子改変を行うことで，いわゆる「組換えによらない」分子育種も可能である。実用株から得られるトランスポゾン変異株は直接，発酵や食品加工に利用できると考えられ，醸造・食品加工現場でのメリットは大きいものと期待される。現在，味噌用麹菌 AOK139 株（秋田今野商店）を親株とした様々な株の取得を目指し，*Crawler* 転移活性を利用した研究を進めているところである。その中で，高温ストレスにより分生胞子の着色性に関与する *wA* 遺伝子のコード領域に *Crawler* が挿入した白色分生胞子変異株（図7）や気中菌糸や分生胞子形成など外観形態の大きく異なる変異株も多数得られてきている[20]。またさらに，新しく育種された株は特定の遺伝子領域に *Crawler* というマーカーを持つことになり，麹菌の遺伝子判別や菌株管理にも有効な強力なツールとしても役立つと思われる。

10　おわりに

　DNA トランスポゾン *Cawler* は麹菌も含めて *Aspergillus* 属糸状菌において，染色体上での転移活性が証明された初めての内在性トランスポゾン・ユニットである。では，なぜ麹菌においては *Fusarium* 属等の野生型糸状菌と異なり，トランスポゾン転移が容易に起きないのであろう

か？　おそらく長年の醸造現場での育種により *A. oryzae* はトランスポゾン変異に対抗する様々な抑制機構を獲得した株が安定した醸造用株として受け継がれてきた結果ではないかと推定される。したがって，本稿で示したように通常の麹菌培養条件や醸造条件とはかけ離れた強力なストレスにより，トランスポゾンに対する抑制機構を回避し，*Crawler* 転移を誘導できたと考えている。実際に通常の培養条件下でも発現している mRNA はコード領域内での splicing や poly(A) 付加による不活性化を受けている比率が高いが，ストレス強度の増加に伴ってインタクトな mRNA 分子種の比率が増加し，転移頻度も高くなることが観察されている[21]。

　このような転移特性は不完全な TIR に起因している可能性もあり，*impala* タイプの完全型 TIR に改変することで転移活性が向上するのではないかと考えられる。麹菌においても転移活性の高い *Crawler* や TIR ユニットが創出されれば，*impala*[22] や *Vader*[23] による Tagging への利用と同様に，RIB40 株へ導入することで遺伝子機能の特定に利用できると考えられる。

　麹菌におけるトランスポゾン研究は新規の遺伝子機能解析法と醸造・食品業界からの要望に応える新たな麹菌株育種法の開発に直接繋がるものと期待される。

文　　献

1) Machida, M., *et al.*, *Nature*, **438**, 1157-1161 (2005)
2) Ogasawara, H., *et al.*, *Fungal Genet. Biol.*, **46**, 441-449 (2009)
3) Daboussi, M. J., *J. Genet.*, **75**, 325-339 (1996)
4) Anaya, N., *et al.*, *Mol. Gen. Genet.*, **249**, 637-47 (1995)
5) Kinsey, J. A., *et al.*, *Proc. Natl. Acad. Sci. USA*, **86**, 1929-1933 (1989)
6) Nyyssonen, E., *et al.*, *Mol. Gen. Genet.*, **253**, 50-56 (1996)
7) Glayzer, D. C., *et al.*, *Mol. Gen. Genet.*, **249**, 432-438 (1995)
8) Neuveglise, C., *et al.*, *Nucleic Acids Res.*, **24**, 1428-1434 (1996)
9) 佐藤元洋ほか，農化大会要旨，p62 (2002)
10) Langin, T., *et al.*, *Mol. Gen. Genet.*, **246**, 19-28 (1995)
11) Hua-Van, A., *et al.*, *Mol. Biol. Evol.*, **18**, 1959-1969 (2001)
12) Dufresne, M., *et al.*, *Genetics*, **175**, 441-452 (2007)
13) Gomez-Gomez, E., *et al.*, *Fungal Genet. Biol.*, **27**, 67-76 (1999)
14) Ikeda, K., *et al.*, *Mol. Genet. Genomics.*, **266**, 318-325 (2001)
15) Chalvet, F., *et al.*, *Mol. Biol. Evol.*, **20**, 1362-1375 (2003)
16) Kinghorn, J. R., "Molecular and Genetic Aspects of Nitrate Assimilation" pp.69-87, *Oxford Science Publications* (1989)
17) Daboussi, M. J., *et al.*, *Mol. Gen. Genet.*, **232**, 12-16 (1992)
18) 小笠原博信ほか，農化大会要旨，p.60 (2005)

第 7 章 麹菌におけるトランスポゾン（*Crawler*）活性の発見と実用株育種への応用

19) Kurtzman, C. P., *et al.*, *Mycologia*, **78**, 955-959 (1986)
20) 小笠原博信ほか，生物工学大会要旨，p.15 (2009)
21) 小笠原博信ほか，農化大会要旨，p.190 (2007)
22) Paul D.C., *et al.*, *Eukaryotic Cell*, **9**, 438-448 (2010)
23) Elkbir H., *et al.*, *Appl. Envuron. Microbiol.*, **77**, 2332-2336 (2011)

第8章　糸状菌に特異な機能未知遺伝子を探る

岩下和裕*

1　はじめに

　我が国は，「カビ天国」と称されることがある。この言葉は，我が国にとって糸状菌類が光と影の両面で非常に大きい影響があることを表した言葉である。糸状菌は，清酒や焼酎，醤油や味噌，チーズや鰹節など，多種多様な発酵食品に利用され，我が国の食文化の根幹を支え，食品や医療産業，バイオエタノールなどの環境保全の分野で酵素などの供給源として広く利用されている[1]。また，クエン酸などの有機酸やビタミン類，ペニシリンに代表される抗生物質などの2次代謝物も食品や医療産業に広く利用され，我々の日常に欠く事のできない微生物である。その一方で，イネのいもち病や果菜のうどんこ病など農作物の感染病の8割以上が糸状菌であり，イギリスの七面鳥の事件や事故米の事件のように，備蓄穀物のカビ毒汚染を引き起こすなど，糸状菌は農作物の安定供給，効率的供給の妨げにもなっている。近年では，糸状菌によるアレルギーや，高齢者や免疫不全の患者等の間で医真菌による感染症などが大きな社会問題ともなっている。この我々と糸状菌との密接な関係を背景に，我が国では，麹菌 (*Aspergillus oryzae*[2], *A. awamori*[3], *A. sojae*[4]) 等でゲノムシーケンスが行われ，世界規模ではより多種多様な糸状菌でゲノム解析が進むとともに，今後もさらに多くの糸状菌ゲノムが解読が計画されている[5]。

2　糸状菌のゲノム解析と機能未知遺伝子

　糸状菌類のゲノムシーケンスは2003年に *Neurospora crassa*[6] ではじめて報告され，次いで2005年に *A. nidulans*[7], *A. fumigatus*[8], *A. oryzae*[2] の3株のゲノムシーケンスが報告された。これらのゲノム解析の結果，多くのことが明らかになったが，明らかになった事とは対照的に，最も印象的であった事に50％以上の遺伝子が機能が予測できなかったということが挙げられる。「機能未知遺伝子」が満載されていたわけである[2,7,8]。詳しくは後述するが，例えば *A. oryzae* では12,074遺伝子が予測されたが，機能予測の結果，おおよそ70％の遺伝子が機能未知遺伝子に分類された。その後も，いもち病菌 (*Magnaporthe grise*)[9] や赤カビ病菌 (*Fusarium graminearum*)[10] など様々な糸状菌でゲノムシーケンスが行われたがこの状況はほぼ変わらない。

　この機能未知遺伝子について考察するため，ゲノム解析の流れについてやや詳しく触れたい。ゲノム解析は，まずはゲノムDNAを断片化しシーケンスを得るところから始まる。次に各配列

＊　Kazuhiro Iwashita　㈱酒類総合研究所　醸造技術基盤研究部門　主任研究員

第8章　糸状菌に特異な機能未知遺伝子を探る

を重複部分を利用し各配列をつなぎ合わせたコンティグの配列を得る。これがドラフトシーケンスと呼ばれるもので，これに続いてコンティグの整列化を行い，ギャップの配列を埋めれば完全長のゲノムシーケンスとなる。シーケンス技術，シーケンスの処理技術が発展した現在，ドラフトシーケンスまでは比較的容易に得られ，かつ，通常は全ゲノムの95％以上をカバーする配列が得られるため，ドラフトシーケンスで解析を終了する事も多い。ゲノムDNAの配列を取得すると次に遺伝子の領域を予測する。様々な遺伝子予測ソフトが開発されているとともに，最近ではmRNAの網羅的なシーケンシング（RNA-seq）を行い，そのデータを参考に遺伝子領域の精度を上げると言う事もなされている（いずれにしても，得られたゲノムDNAの配列上に遺伝子の領域を予測すると言う点では代わりがない）。

　遺伝子の領域が予測されれば，いよいよ遺伝子の機能を推定する事となる。この遺伝子の機能予測は，通常BLAST等の解析により，他の遺伝子とのホモロジー解析をベースとして行われる。機能予測の対照となる遺伝子の塩基配列またはタンパク質のアミノ酸配列をクエリーにデータベース検索を行い，ホモロジーが高い他の遺伝子のリストを得る。どの様なデータベースを検索するのかと言う事や閾値をどう設定するかなど，細かい条件も様々である。ある特定のデータベースの検索だけで機能付を行う事もあれば，ドメイン等を参照して機能付を行ったり，一つ一つ研究者が目で見て機能予測を確認すると言うものまで，機能予測の細かな方法は千差万別であるが，ホモロジー解析が基本である。このホモロジー解析によりヒットした遺伝子の機能が，実験により実証されたものなのか，それともゲノムプロジェクト等により得られたもので，同じくさらに他の遺伝子へのホモロジー検索によりアノテーションされたものなのかで，アノテーションの持つ意味は大きく変わる。実験的な裏付けがあるタンパク質と全く実験的に裏付けがないタンパク質の機能とでは，必然的にその重みは変わってくる。さらに，ホモロジー解析をする場合の閾値も重要である。例えば，実験的に機能が確認されている遺伝子がヒットした場合でも，相同性が80％以上の場合と，20％の相同性しかない場合では信頼性は大きく異なる。また，相同性が同じく80％であったとしても，全領域に渡って80％の相同性を有している場合と，全体の20％の領域で80％の相同性を有している場合では，その信頼性は自ずと異なる。極端な事を言えば，1塩基の変化でその遺伝子の機能が失われたり，変わる事もあり得る。このような点から，遺伝子の機能を予測すると言う事は難しいのであるが，ここでは，機能未知遺伝子の定義を「実験により生物学的，生化学的機能が確認された遺伝子と相同性が無いか，かなり低い遺伝子」と定義することにする。

　これまでの糸状菌の遺伝子機能予測では，同様にBLASTベースのホモロジー解析が行われているが相同性解析の閾値は比較的低い[2,4,6〜10]。それでも，多量に機能未知遺伝子が出てくると言う事である。つまり，糸状菌の遺伝子の大半が未だに機能解析がされていない。糸状菌のゲノム解析の結果が，まだまだ十分に産業に活かされていないのはその為である。

3 糸状菌類に保存された機能未知遺伝子

これまでに述べたとおり，糸状菌遺伝子の大半が機能未知である理由は，各遺伝子のアノテーションが機能既知の遺伝子とのホモロジーによりなされている事に起因する。では，逆に機能が明らかになっている遺伝子とはどんな遺伝子なのか。この問題を考える上で，出芽酵母 *Saccharomyces cerevisiae* のゲノム解析の歴史が参考となる。*S. cerevisiae* は，約 6,000 遺伝子を有し真核微生物で最初にゲノムシーケンスが明らかとなった生物である[11]。現在，最も解析が進んでいる生物の1つでもある。しかし，*S. cerevisiae* のゲノムシーケンスが明らかになったときに，機能が推定出来た遺伝子は約 50％であった。現在の糸状菌と大差がない状況だったのである[11]。酵母の研究がこれだけ急速に進んだのは遺伝学的，分子生物学的解析手法に圧倒的に優れ，真核細胞のモデル生物とされたからである。また，DNA microarray や全遺伝子の破壊株ライブラリー等のジェネティクスのツールの開発においても，他の生物に先駆けて開発されたことから，研究が急速に進み遺伝子の機能が明らかになっていった[12]。*S. cerevisiae* の例と同じく，遺伝子の機能は酵母，マウスやシロイヌナズナ，ヒト，古くは大腸菌等のモデル生物で研究されたものが多い。*A. oryzae* のゲノム解析を例にすると，ゲノム解析以前に *A. oryzae* で機能解析されていた遺伝子は僅か 100 個程度で，ゲノム解析により機能推定された遺伝子は，これらのモデル生物で機能解析された遺伝子のホモログであった。

では，残り半分の機能未知遺伝子を振り返ってみる。このほとんどは，当然モデル生物の遺伝子とは相同性が無いか低い遺伝子である。当然であるが，これらの遺伝子は研究がなされてないので機能の推定が難しい。次の項目で *A. oryzae* を例として詳しく述べるが，これらの遺伝子は多くが糸状菌類（子嚢菌類）に広く保存されている遺伝子である。つまり，糸状菌類（*Aspergillus* 属で広く保存されている遺伝子を含む）で広く保存されている遺伝子の研究が無いと言う事になる。モデル生物では，真核生物，多細胞生物に普遍的な形質を担う遺伝子が良く研究されている。同様の発想で，糸状菌に広く保存された遺伝子は，糸状菌類で固有かつ普遍的な形質に係わる遺伝子であろうと考えられる。糸状菌に保存された機能未知遺伝子こそが，糸状菌研究のクリティカルポイントなのである。これらの機能未知遺伝子の中から糸状菌の特性を担う遺伝子を効率的に特定し，解析する事が次に重要な課題となる。

4 糸状菌類に高度に保存され高発現する遺伝子の破壊

糸状菌類全体の形質に重要な遺伝子を効率良く解析するにはどうしたら良いのだろう。ここで，解析対照とすべき遺伝子を絞り込むために，以下に2つの仮説を立てる。
① 糸状菌類に特有かつ普遍的な形質を担う遺伝子は，糸状菌類で高度に保存されている。
② これらの遺伝子は機能するために当然発現している。特に，糸状菌の生育，形態形成やタンパク質生産性などの主要な生理機能にかかわる遺伝子は高発現している。

第8章　糸状菌に特異な機能未知遺伝子を探る

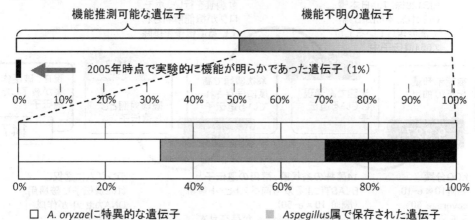

図1　麹菌（*Aspergillus oryzae* RIB40株）のゲノム解析データに基づいた糸状菌類（子嚢菌類）で保存された機能未知遺伝子の様子

KOGデータベースに対し，Blast検索により 10^{-1} 以下の e-value で相同性が見られたものを機能が推測可能な遺伝子とした．さらに，機能が推定出来なかった遺伝子全体を100％として，CFGDに掲載される14種類の子嚢菌類（酵母も含む）に対して双方向のベストヒット解析を行い，保存されている遺伝子の検討を行った．CFGD (Comparative Fungal Genome Database)：http://nribf21.nrib.go.jp/CFGD/

　以上の仮説に基づいて，まず麹菌（*A. oryzae*）の予測遺伝子をベースに，機能未知遺伝子を抜き出し，他の14菌株の子嚢菌類（酵母も含む）と比較を行ったところ，糸状菌類に保存された遺伝子は機能未知遺伝子全体の約30％を占めた（図1）．また，*Aspergillus*属で保存されている遺伝子が40％程度，*A. oryzae*固有または，*A. oryzae*とそれ以外の1菌株だけで保存されていた遺伝子が30％存在した[13]．そこで，この仮説に基づいて，*A. oryzae*を対照に，機能未知遺伝子の中から，糸状菌類に高度に保存され，かつ，糸状菌の固有の形質を発揮している固体培養で高発現する遺伝子の絞り込みを行い，301遺伝子を選抜した（図2）．さらに，301遺伝子について，もう一度個別にBLAST解析を行い，実験的な解析がある遺伝子のホモログを除き，257遺伝子を遺伝子破壊の候補とした（Conserved among filamentous fungi (CFF) 遺伝子）．最終的には，この中からランダムに選抜し破壊用のDNAカセットを作成することが可能であった147遺伝子について遺伝子破壊の作業を行った（図2）．遺伝子破壊には，東京大学の北本勝ひこ先生より分譲いただいた *A. oryzae* NSR-ΔlD2[14] 株を使用し，*adeA* 遺伝子をマーカーとして遺伝子組換えを行った．本株は，*ligD*遺伝子を破壊し相同組換えの効率を格段に上昇させた株で，ほぼ100％の確立で相同組換えによりターゲットの位置に *adeA* 遺伝子が挿入された株を得ることが出来る．

　遺伝子破壊の結果を表1に示している．その結果，124遺伝子についてはホモカリオンの遺伝

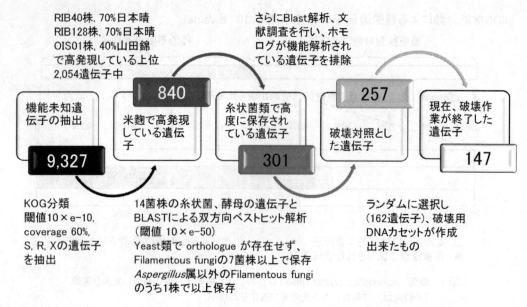

図2 米麹で高発現する糸状菌類に保存された機能未知遺伝子の絞込と遺伝子破壊

表1 麹菌のCFF遺伝子の遺伝子破壊の状況

遺伝子破壊の状況	遺伝子数
遺伝子破壊成功（ホモカリオン）	129遺伝子
遺伝子破壊成功（ヘテロカリオン）	15遺伝子
組換え効率が悪いもしくは形質転換効率が悪い遺伝子	3遺伝子
計	147遺伝子

子破壊株を得ることが出来たが，14遺伝子については，ターゲット遺伝子が破壊された核型と破壊されなかった核型が共存する株，ヘテロカリオンの株となった。さらに，3遺伝子については，遺伝子組換え作業の時に，同量の遺伝子破壊用DNAカセットを添加しているにもかかわらず，形質転換効率が悪かったり，ターゲットローカスとは別の領域に遺伝子が挿入された株しか得られなかった。この遺伝子組換え効率が悪かったものについては，複数回操作を行っているが組換体は得られなかった。以上の事から，ヘテロカリオン株しか得られなかった遺伝子と遺伝子組換株自体が得られなかった遺伝子については，必須遺伝子である可能性が強く示唆された（表1）。

　これらの遺伝子は糸状菌類に広く保存され，かつ必須遺伝子であることが示唆されることから，糸状菌性の医真菌に対し，または農作物において抗菌スペクトルが非常に広い抗生物質や殺菌剤，制菌剤の新規のターゲット分子になる可能性を有している。しかし，現在は必須遺伝子であることが示唆されているだけである。今後は，プロモーターシャットオフなどの別の実験方法により，これらの遺伝子が本当に必須の遺伝子であるのかどうかについて解析を進めて行く必要

第8章 糸状菌に特異な機能未知遺伝子を探る

がある。A. oryzae には，遺伝子発現の on/off を誘導できるプロモーターはいくつかあるが，残念ながら，抑制時に完全に遺伝子発現を止める事が可能なプロモーターが存在しない。そこで，我々の研究室では，完全に遺伝発現を制御することが可能なプロモーターの開発を行っている。

5 遺伝子破壊株の表現型

ヘテロカリオンまたはホモカリオンの遺伝子破壊株が得られたものについて，通常のプレート培養と液体培養を行い，基本的な生育について解析を行った（図3）。まず，プレート培養を行い，コロニー直径により各遺伝子破壊株の生育を見たところ，意外なことにほとんどの株でコロニー直径に大きな違いは見られず，コントロールと比べて50％以下に減少していたのは僅か1遺伝子であった（図3A）。コロニー直径は，菌糸の伸張速度を測定する指標であるが，菌糸の伸張に影響を与える遺伝子は少ないということが示唆された。続いて，形態分化について検討するためにコロニー面積当たりの分生子数（分生子形成率）の測定を行った（図3B）。その結果，コロニー直径とは対照的に大幅な変動が見られ，分生子形成率が50％以下に減少したものが29遺伝子も出現した。これはCFF遺伝子として選抜された遺伝子は，菌糸の伸張よりも明らかに分生子形成に関連している遺伝子が多いと言う事を示している。つまり，当初の仮説どおりに，糸状菌固有の性質に係わる遺伝子にバイアスがかかり選抜された事を示している。

さらに興味深いことに，液体培養を行い乾燥菌体量を測定した結果でも大きな変動が見られている（図3C）。乾燥菌体量が50％以下に減少したものは42遺伝子存在し，分生子形成率の場合よりもやや多い。プレート培養と液体培養では全く同じ培地を使用しているので違いは培養形態だけであり，これほど差のあるものが出現するとは意外であった。自然界では，糸状菌は固体の表面に密着して生育することが多く，むしろ液体培養のような環境の方がまれだと考えられる。糸状菌にとっては，液体培養の方がストレスが多い培養条件なのかもしれない。糸状菌は液体培養時には攪拌という物理的なストレスを受ける。また，マリモ（ペレット）のように増殖する事が多く，このマリモの真ん中と外側では周りの環境に大きな違いがあり，ストレスになっているのかもしれない。さらに，コロニー直径では菌糸の伸張速度の評価であり，菌糸の密度や菌体量を評価している訳ではない。伸張速度には差が無くても，分岐の数などが減少する事により，菌体量全体としては減少していると言う可能性も考えられる。液体培養と固体培養（プレート培養）の差については，現在のところ原因を推定の域を出ない。しかし，液体培養と固体培養の差については，これまでにも酵素の生産性等いろいろな違いが見出されており，産業上は重要なテーマとなっている。今回の研究で，偶然にもその差に関連する遺伝子が見出されたと考えられ，非常に興味深い。

以上のとおり，今回の実験で改めて糸状菌での機能未知遺伝子研究の大切さが示されたと思う。現在，147遺伝子破壊株について，さらに表現型の解析を進めている。また，今回の実験で必須遺伝子であると示唆されている遺伝子の機能についても研究をすすめる予定としている。機

発酵・醸造食品の最新技術と機能性Ⅱ

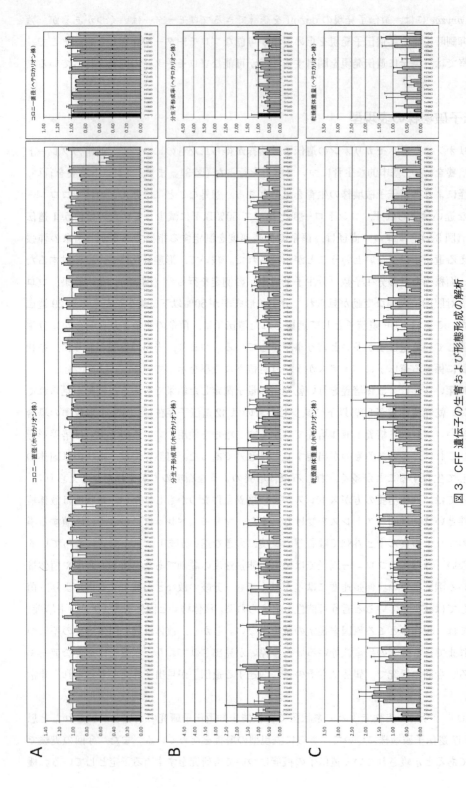

図3　CFF遺伝子の生育および形態形成の解析

プレート培養、液体培養共にN源をグルタミン酸にした最小培地を使用し培養を行った。プレート培養では、プレートの中央に1×10⁵個の分生子を含む胞子懸濁液を1μl滴下して、飽和水蒸気圧下で5日間培養しコロニー直径を測定した。その後分生子懸濁液を作成すると共に、1平方センチメートル辺りの分生子数を算出した。液体培養では、プレート培養と同じ培地を100ml使用し、1×10⁶/mlになるように分生子を接種し、30℃で振とうしながら24時間培養を行い乾燥菌体量を測定した。全てのデータはコントロールを1とした相対比で表示している。

第 8 章　糸状菌に特異な機能未知遺伝子を探る

能未知遺伝子の研究に興味を持っていただいた方は是非ご一報いただけましたら幸いです。最後に，菌株の分譲を快く承諾して下さいました北本勝ひこ博士，丸山潤一博士に感謝申し上げます。また，本研究の進行に尽力いただきました冨川史子氏，池田優理子博士，井丸直氏に感謝申し上げます。特に冨川史子氏には実験はもとより多数の菌株やデータの整理と取りまとめにも尽力いただきましたことに深く感謝申し上げます。本研究は独立行政法人酒類総合研究所の特別研究「麹菌培養環境応答システムの解析及び麹菌総合データベースシステムの開発」の中で行われた研究です。

文　　献

1) Iwashita K. *J. Biosci Bioeng.*, **94**, 530–535, (2002)
2) Machida M. *et. al.*, *Nature.* **438**, 1157–1161 (2005)
3) http://www.aist.go.jp/aist_j/press_release/pr2008/pr20080818_2/pr20080818_2.html
4) Sato A. *et. al.*, *DNA Res.* **18**, 165–176. (2011)
5) http://www.ncbi.nlm.nih.gov/genomes/leuks.cgi
6) Galagan J. E. *et. al.*, *Nature.* **422**, 859–868 (2003)
7) Galagan J. E. *et. al.*, *Nature.* **438**, 1105–1115 (2005)
8) Nierman W. C. *et. al.*, *Nature.* **438**, 1151–1156 (2005)
9) Dean R. A. *et. al.*, *Nature.* **434**, 980–986 (2005)
10) Cuomo C. A. *et al.*, *Science.* **317**, 1400–1402 (2007)
11) Goffeau A. *et. al.*, *Science.* **274**, 563–567 (1996)
12) Barnett J. A., *Yeast.* **24**, 799–845 (2007)
13) Comparative fungal genome database (CFGD), http://nribf21.nrib.go.jp/CFGD/
14) Maruyama J. and Kitamoto, K., *Biotechnol. Lett.*, **30**, 1811–1817 (2008)

第9章 麹菌のタンパク質分泌経路とエンドサイトーシス

樋口裕次郎[*1], 北本勝ひこ[*2]

1 はじめに

麹菌 *Aspergillus oryzae* やその近縁種 *Aspergillus nidulans*, アカパンカビ *Neurospora crassa* といった糸状菌における蛍光タンパク質を用いたライブセルイメージング研究は, 近年多くの成果を挙げている。蛍光タンパク質として, ノーベル賞受賞でも有名となった緑色蛍光タンパク質 GFP (green fluorescent protein) があるが, その他にも RFP や DsRed に代表される赤色蛍光タンパク質なども利用でき, 研究の目的に応じて複数のタンパク質を同時に生細胞観察することができる。麹菌 *A. oryzae* は, 多くの有用タンパク質を分泌する, 日本の産業界において非常に重要な菌, 国菌である。しかし, 分子レベルでのタンパク質分泌メカニズムは未知な点が多い。また, そうした大規模分泌メカニズムを細胞内膜輸送という観点でとらえると, 分泌(エキソサイトーシス)と対を成す過程, つまり細胞膜から細胞外および細胞膜成分を細胞内に取り込むエンドサイトーシスの重要性も浮かび上がってきた。本章では, 麹菌における最新の顕微鏡技術を利用した, 細胞生物学の側面からの, 主に EGFP (enhanced GFP) を用いたライブセルイメージングによる細胞内輸送経路の研究, とりわけ分泌経路およびエンドサイトーシスに関する知見を紹介する。

2 麹菌のタンパク質分泌経路の解析

2.1 分泌タンパク質の可視化

麹菌における分泌タンパク質の代表としては, その分泌量の多さという点から α-amylase (AmyB) が挙げられる。AmyB の細胞内における局在および動態を解析するため, AmyB に EGFP を融合した AmyB-EGFP を発現する細胞を蛍光顕微鏡で観察すると, AmyB-EGFP は菌糸先端に主に局在し, さらに隔壁にも局在している様子が観察された[1]。特に, 菌糸先端では分泌小胞の集合体である Spitzenkörper が良く観察される。AmyB-EGFP は, 蛍光顕微鏡のみならず, 寒天培地上のコロニーの菌糸先端部からもその大部分が分泌されていることが生化学的解析からも明らかになっている[2]。同様に, 分泌タンパク質である RNase A (RntA) に EGFP を

* 1 Yujiro Higuchi University of Exeter School of Biosciences Associate Research Fellow
* 2 Katsuhiko Kitamoto 東京大学大学院 農学生命科学研究科 応用生命工学専攻 教授

第9章　麹菌のタンパク質分泌経路とエンドサイトーシス

付加しその細胞内局在が解析され，RntA-EGFP も AmyB-EGFP 同様に菌糸先端部に主に局在し，さらに隔壁にも局在が観察された[3]。これらのことから，分泌タンパク質は大部分が菌糸先端から分泌されていることが示唆された。さらに，タンパク質分泌機構の細胞骨格依存性を調べるため，cytochalasin A（アクチン重合阻害剤），nocodazole（微小管重合阻害剤）を用いた解析が行われ，その結果，RntA-EGFP の分泌はアクチン，微小管の両方に依存していることが明らかとなった[4]。糸状菌において，アクチンフィラメントは菌糸の最先端部においてのみ存在し，分泌小胞の細胞膜への融合の際のレールとしての役割をし，微小管は菌糸の長径方向にはしり，分泌小胞の長距離輸送に関与していると考えられている[5]。

2.2　タンパク質分泌機構の可視化
2.2.1　ER の可視化

　分泌タンパク質は細胞質で生合成された後，ER（endoplasmic reticulum），ゴルジ体を経て細胞膜へと小胞輸送される。この分泌経路の初期にあたる ER が麹菌細胞内でどのように局在しているのかを把握することは，分泌タンパク質の細胞内動態を理解する上で重要である。分泌タンパク質は ER 内で正常にフォールディングされる必要があり，ER 局在タンパク質である BipA は分泌タンパク質の正常なフォールディングをサポートする。そこで，BipA を ER のマーカータンパク質として EGFP と融合し，ER の局在を生細胞観察した[6]。ER は網目状に菌糸内を張りめぐらされ，ダイナミックに動き，菌糸先端に向かうほど密集した局在を示した。このことは，分泌が多くなされる菌糸先端に近いところに ER を多く存在させることで効率的な分泌を可能にさせていると考えられる。さらに，ER の局在は隔壁近傍においては，菌糸先端側の細胞で疎になっているのに対し，菌糸基部側の細胞では菌糸先端様の密な局在を示し，ER の局在が菌糸内で高度に極性を持っていることが明らかとなった。

　分泌経路をさらに詳細に解析する目的で，tER（transitional ER）の局在解析が行われた[1]。tER は ER からゴルジ体へ向かう COPII 小胞が出芽する部位であり，そのマーカータンパク質には AoSec13 が用いられた。ER 局在タンパク質である AoClxA に赤色蛍光タンパク質である mDsRed を融合した AoClxA-mDsRed と AoSec13-EGFP を共発現する細胞では，それらのタンパク質の共局在が見られ，tER はドット状の局在を示し，ER と同様に菌糸先端へ向かうにつれて多く観察された。さらに，分泌タンパク質と ER，tER の細胞内局在を解析するため，分子内ジスルフィド結合を欠いた AmyB（AmyBmut1）と mDsRed の融合タンパク質の動態解析が行われ，AmyBmut1 は AmyB に比べ菌糸の基部に蓄積している様子が観察された。以上から，正常にフォールディングされたタンパク質は菌糸先端の tER から分泌されるのに対し，ミスフォールドされたタンパク質は菌糸基部の ER に蓄積され，一部は分解経路へとターゲットされることが示唆された。

2.2.2　SNARE の可視化

　細胞内小胞輸送においては，小胞が正しく目的の場所へ輸送される必要性がある。それをサ

ポートするのが SNARE (soluble N-ethyl-maleimide-sensitive factor attachment protein receptor) タンパク質と呼ばれるものである。SNARE には，小胞上に局在する v(vesicle)-SNARE と輸送される側の膜上に局在する t(target)-SNARE の 2 種類が存在する。麹菌ゲノム情報および，モデル生物である出芽酵母 *Saccharomyces cerevisiae* で明らかになっている SNARE の情報を用いて，逆遺伝学的アプローチによる麹菌の SNARE タンパク質の網羅的解析が行われた[7]。その結果，麹菌には 21 の SNARE タンパク質が存在し，それらはそれぞれ予想された分泌経路のオルガネラに存在することが明らかになった。一例を挙げると，AoSnc1 は細胞内において動態が観察される，ゴルジ体から細胞膜への分泌小胞上に局在する v-SNARE である。興味深いことに，いくつかの SNARE は隔壁およびそのごく近傍に局在するものもあり，このことは以下の解析で述べられるように隔壁への分泌経路の存在を示唆するものであった。

2.3 隔壁へのタンパク質分泌経路の解析

これまで述べてきたように，麹菌において分泌タンパク質は菌糸の先端から大部分が分泌されていることが生細胞顕微鏡観察から強く示唆されてきたが，同時にそれら分泌タンパク質は菌糸先端のみでなく，隔壁にも局在することがわかっていた。さらに，分泌経路において機能する SNARE タンパク質の一部が隔壁に局在することも，分泌タンパク質が菌糸先端のみでなく，隔壁からも分泌されていることを示唆していた。しかし，菌糸先端への分泌に関しては多くの報告があるにもかかわらず，隔壁への分泌についてはその存在の可能性についてすら最近まで議論されることはなかった[8]。

そこで，隔壁への分泌経路に関する詳細な解析を行うため，近年のライブセルイメージングの最新技術の一つである FRAP (fluorescent recovery after photobleaching) が利用された。FRAP は，405 nm のレーザーを照射することで蛍光タンパク質を退色させ，その近傍から新たに流入してくる蛍光タンパク質の動態を解析する手法である。この手法を用い，隔壁近傍における AmyB-EGFP の詳細な動態解析がなされた[9]。その結果，AmyB-EGFP は菌糸先端からだけではなく，隔壁からも分泌されていることが明らかとなった。また，AmyB-EGFP のみでなく，細胞膜タンパク質である AoUapC, AoGap1 と EGFP との融合タンパク質を用いても隔壁における動態解析がなされ，こうした細胞膜タンパク質も分泌タンパク質と同様に隔壁へ向かって分泌されていることが明らかになった。

それでは，隔壁への分泌メカニズムは，これまで多く解析がなされてきた菌糸先端への分泌メカニズムと異なるのであろうか。そこで，菌糸先端への分泌に重要な SNARE タンパク質の隔壁への分泌における寄与を解析したところ，SNARE タンパク質は菌糸先端からの分泌同様に隔壁からの分泌においても重要な働きをすることが明らかとなった。しかし興味深いことに，細胞骨格への依存性は，菌糸先端と隔壁への分泌機構で異なっていることがわかった。つまり，菌糸先端への分泌にはアクチンおよび微小管はともに重要であるのに対し，隔壁への分泌には微小管が重要でアクチンは必要ではない。このことは，隔壁への分泌は菌糸先端におけるより制御された

第9章　麹菌のタンパク質分泌経路とエンドサイトーシス

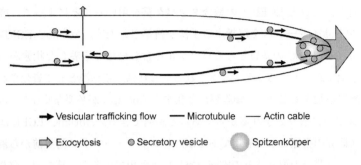

図1　菌糸先端および隔壁への分泌経路のモデル図

機構とは異なり、ある程度ゆるい制御機構になっていることがうかがわれた。さらに近年、菌糸側面への分泌の存在も予想されており、今後は、隔壁への分泌を中心にした、菌糸先端以外への分泌のメカニズムとその生理学的意義に関する研究がなされることだろう（図1）[8]。

3　麹菌のエンドサイトーシスの解析

3.1　糸状菌におけるエンドサイトーシスのこれまでの研究

真核生物において広く保存された機構であるエンドサイトーシスに関しては、動物細胞や出芽酵母において解析が進んでいたが、麹菌を含む糸状菌においてはその機構はもとより、その存在すら近年まで明らかとはなっていなかった[10]。麹菌においてはゲノムデータベースを用いた解析から、出芽酵母においてエンドサイトーシスで機能するタンパク質をコードする遺伝子の麹菌におけるオルソログが、高い相同性を持って保存されていることが明らかとなっていたが、そうした個々の遺伝子の解析はこれまでほとんどなされておらず、麹菌を含めた糸状菌におけるエンドサイトーシスの機構や役割についてはほとんど分かっていなかった。糸状菌の菌糸先端においては、先端生長が進むに従って細胞極性を再構築する必要性があると考えられるため、細胞壁合成酵素などをリサイクリングするために恒常的なエンドサイトーシスが起こっていると推測されていた。そこで、ダイナミックな分泌を行う麹菌において、細胞内輸送経路の一端を解明し理解する目的でエンドサイトーシスの解析がなされた。

3.2　麹菌におけるエンドサイトーシスの可視化

まず、麹菌を含む糸状菌においてエンドサイトーシスが存在するか否かを明らかにするため、エンドサイトーシスのマーカーの構築が試みられた。*A. nidulans* においては、染色試薬であるFM4-64を用いて詳細なエンドサイトーシスに関する細胞生物学的解析がなされ、これにより非選択的なエンドサイトーシスの解析手法が構築された[11]。一方、麹菌 *A. oryzae* においては、染色試薬を用いずに、細胞膜タンパク質であるプリントランスポーターAoUapCの細胞膜からの

取り込みに着目し，これとEGFPとの融合タンパク質を用いることによって，培地の置換による選択的なエンドサイトーシスを解析する手法が構築された[12]。AoUapC-EGFPのエンドサイトーシスは，最初 AoUapC の基質となるウラシルを含む培地で培養した状態から，アンモニウム塩を含んだ培地にシフトすることで誘導される。これは，窒素源として資化されやすいアンモニウム塩を培地に添加することで，細胞膜に存在するAoUapCが必要なくなり，エンドサイトーシスによって細胞内に取り込まれるからであると説明できる。AoUapC-EGFPは糸状菌のエンドサイトーシス研究の指標として有用であるが，エンドサイトーシス誘導前から液胞に蛍光が観察されるため，細胞膜での取り込みの段階の解析には利用できるが，細胞内に取り込まれた後の解析には不向きである。その点FM4-64は取り込まれていく過程を可視化できるという利点があるものの，小胞体やミトコンドリアといったエンドサイトーシス経路以外のオルガネラも染色してしまうため[11]，純粋にエンドサイトーシス経路の解析を行うには欠点がある。そこで，糸状菌でのエンドサイトーシスの解析には状況に応じてAoUapC-EGFPなどのトランスポーターとFM4-64両方を用いる必要性がある。

上記の A. oryzae および A. nidulans の研究では，異なるエンドサイトーシスマーカーを用いてその取り込み過程を詳細に解析した点も重要であるが，これまでの糸状菌におけるエンドサイトーシスの研究との決定的な違いは，エンドサイトーシス誘導後に見られるエンドソームに関する解析であった。糸状菌は出芽酵母とは異なり，細長い細胞形態をとる。エンドソームは，その細長い空間を数 μm/秒というスピードで動き回っていることが明らかになった。こうしたエンドソームの動態解析は，近年における生細胞顕微鏡観察技術の発達により可能になった。エンドソームの動態の生理学的意義に関しては未知であるが，おそらく細胞内物質輸送や極性の維持において何らかの役割を果たしていると推測されている。

3.3 麹菌の菌糸先端におけるエンドサイトーシスによるリサイクリング

エンドサイトーシスの機構およびその生理学的意義の解析を目的として，糸状菌に比べてエンドサイトーシスの解析が進んでいる出芽酵母の知見を利用し，麹菌においてエンドサイトーシス欠損株の作製とその表現型解析が行われた[13]。出芽酵母の END4/SLA2 (synthetic lethal with ABP1) 遺伝子はエンドサイトーシス関連遺伝子の中で最も解析の進んでいるものの一つである。そこで，麹菌における END4/SLA2 遺伝子のオルソログを麹菌ゲノムデータベースから一つ見出し，これを Aoend4 としてクローニングが行われた。

次に，麹菌におけるエンドサイトーシス欠損株として Aoend4 破壊株の作製が試みられた。しかし，ホモカリオン体は取得できず，Aoend4 は生育に必須の遺伝子であると考えられた。そこで，内在性の Aoend4 プロモーターをチアミンの有無で制御可能な thiA プロモーター下で条件発現させる株が作製された。Aoend4 発現抑制条件下では，エンドサイトーシスのマーカーである AoUapC-EGFP，FM4-64 の細胞内への取り込みが見られず，エンドサイトーシスが欠損していることが明らかとなった。さらに，Aoend4 発現抑制条件下では，プレート培地上および液

第9章 麹菌のタンパク質分泌経路とエンドサイトーシス

体培養においても生育阻害が見られた。顕微鏡下での菌糸形態の観察では，*Aoend4* の発現抑制条件下では特に菌糸先端部において異常な形態が観察され，エンドサイトーシスが先端生長に重要であることが示唆された。

　細胞壁合成酵素などの先端生長に必要な因子は，エンドサイトーシスによって先端にリサイクリングされていると考えられてきたが，その直接的な証拠はほとんど示されていなかった。エンドソームに局在し，分泌に関与する v-SNARE である AoSnc1 は，菌糸先端部においてエンドサイトーシスによってリサイクリングされていると予想されていた。蛍光顕微鏡で観察すると，EGFP-AoSnc1 は通常，主に菌糸先端部の細胞膜および小胞の集合体である Spitzenkörper に局在していた。一方，*Aoend4* 発現抑制条件下では，EGFP-AoSnc1 は菌糸先端部に限らず細胞膜全体に拡散し，Spitzenkörper での局在は見られなかった。これは，エンドサイトーシス欠損により，菌糸先端部へ EGFP-AoSnc1 がリサイクリングされないためと考えられた。そして，通常条件下で見られる局在は，EGFP-AoSnc1 が菌糸先端部においてエンドサイトーシスによってリサイクリングされているからであると考えられた。

　さらに，麹菌においてエンドサイトーシスの起こっている部位に関して解析するために，エンドサイトーシスにおいて機能することが明らかとなった AoEnd4 の局在解析が行われた。AoEnd4-EGFP は細胞膜全体のところどころでパッチ状に見られ，特に菌糸先端部に多く局在していた。しかし，菌糸最先端の分泌が盛んに行われていると考えられる場所にはその局在は見られず，菌糸最先端をリング状にとり囲むように局在することが明らかとなり，そうした部位で，エンドサイトーシスが最も盛んに行われていると示唆された。

　菌糸先端部でのエンドサイトーシスによるリサイクリングは，エンドサイトーシスリサイクリングコンパートメント（endocytic recycling compartment; ERC）と呼ばれる領域を通じて行われていると予想される（図2)[14]。先端生長に必要な因子は，菌糸最先端部から少し基部側の細

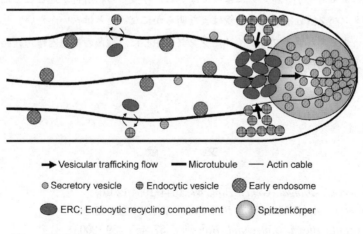

図2　菌糸先端におけるエンドサイトーシスのリサイクリングのモデル図

胞膜からエンドサイトーシスされた後，小胞によって ERC へと送られ，そこから小胞の集合体である Spitzenkörper を経て，再び菌糸最先端部へと輸送される。しかし，これまでに解析されている菌糸先端部でエンドサイトーシスされるタンパク質は v-SNARE である AoSnc1 のみであるため，今後細胞壁合成酵素等を解析することで，例えばエンドサイトーシス小胞から ERC を経由しないなどの他のリサイクリング経路が見つかる可能性もある。

4　まとめ

　このように，麹菌が持つ分泌能力を分子レベルで理解するため，主にライブセルイメージングによる細胞生物学的アプローチによりさまざまな知見が蓄積されてきた。その結果，麹菌は菌糸先端から効率良く分泌を行うため ER を菌糸先端に多くはりめぐらし，ミスフォールドしたタンパク質は基部側に蓄積することも明らかとなった。また，細胞内輸送を潤滑に行うために必要な SNARE タンパク質を兼ね備え，それらは細胞内輸送経路を理解する上でのマーカータンパク質として今後活用できる。さらに，菌糸先端に限らず隔壁への分泌経路の発見は，その生理学的意義とともに今後の解析対象として非常に興味深く，そうした新規のタンパク質分泌経路に関する知見は，異種タンパク質生産の良い宿主の育種といった応用的研究にも今後期待が持たれる。

　また，細胞膜を舞台とした分泌と対を成す過程であるエンドサイトーシスに関しては，そのマーカーおよび欠損細胞を利用した解析により，菌糸最先端を除く先端部分で活発に行われていることが示唆された。麹菌が有する菌糸先端からの大量のタンパク質分泌を可能にするには，分泌小胞で機能する v-SNARE 等のリサイクリングが必要であり，こうした点から菌糸先端部での活発なエンドサイトーシスが重要であると考えられる。また，これを可能にする，出芽酵母などには見られない，糸状菌に特別なエンドサイトーシスの分子機構が存在する可能性も考えられる。そうした糸状菌特異的なエンドサイトーシス関連因子の探索が，近年，酵母イーストツーハイブリッド法によるスクリーニングによってなされ，今後さらに解析が進むことだろう[15]。

　麹菌の持つタンパク質分泌能力の全貌はまだ明らかになったとは言いがたい。しかし，今後も強力な解析ツールであるライブセルイメージングを中心に，麹菌の細胞内輸送経路の一層の理解が進むことに大いに期待したい。

文　　献

1) S. Kimura *et al., Fungal. Genet. Biol.*, **47**, 1044-1054 (2010)
2) K. Masai *et al., Appl. Microbiol. Biotechnol.*, **71**, 881-891 (2006)
3) K. Masai *et al., Biosci. Biotechnol. Biochem.*, **67**, 455-459 (2003)

第9章 麹菌のタンパク質分泌経路とエンドサイトーシス

4) K. Masai *et al.*, *Biosci. Biotechnol. Biochem.*, **68**, 1569-1573 (2004)
5) G. Steinberg, *Eukaryot. Cell*, **6**, 351-360 (2007)
6) J. Maruyama *et al.*, *Fungal. Genet. Biol.*, **43**, 642-654 (2006)
7) M. Kuratsu *et al.*, *Fungal. Genet. Biol.*, **44**, 1310-1323 (2007)
8) N. D. Read, *Mol. Microbiol.*, **81**, 4-7 (2011)
9) Y. Hayakawa *et al.*, *Mol. Microbiol.*, **81**, 40-55 (2011)
10) N. D. Read and E. R. Kalkman, *Fungal. Genet. Biol.*, **39**, 199-203 (2003)
11) M. A. Peñalva, *Fungal. Genet. Biol.*, **42**, 963-975 (2005)
12) Y. Higuchi *et al.*, *Biochem. Biophys. Res. Commun.*, **340**, 784-791 (2006)
13) Y. Higuchi *et al.*, *Eukaryot. Cell*, **8**, 37-46 (2009)
14) Y. Higuchi *et al.*, *Commun. Integr. Biol.*, **2**, 327-328 (2009)
15) Y. Higuchi et *al.*, *FEMS Microbiol. Lett.*, **320**, 63-71 (2011)

第10章　麹菌の隔壁孔を介した細胞間連絡
― 多細胞生物としての生育を支える分子メカニズム ―

丸山潤一*

1　はじめに

麹菌 *Aspergillus oryzae* は日本の伝統的な発酵産業において，日本酒・味噌・醤油の醸造に用いられている。また，大量のタンパク質を培地中に分泌する能力と安全性から，酵素生産および異種タンパク質生産の宿主としても使用されている。

麹菌は糸状菌であり，菌糸状の細胞を伸長させて生育する。筆者らは，麹菌において緑色蛍光タンパク質 EGFP による可視化システムを確立し，数々のオルガネラやタンパク質の動態の観察を行ってきた[1〜5]。麹菌の菌糸では多数の細長い細胞が連なり，隣接する細胞は隔壁で仕切られている（図1A）。透過型電子顕微鏡で隔壁を詳細に観察すると，その中心には隔壁孔と呼ば

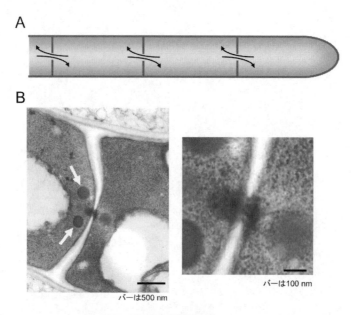

図1　麹菌は多細胞生物である
(A) 麹菌の菌糸は隔壁で仕切られ，隣接する細胞は隔壁孔を介して連絡をしている。(B) 麹菌の隔壁周辺の透過型電子顕微鏡写真。矢印は Woronin body を示す。右の写真は隔壁孔の部分を拡大したもの。

＊　Jun-ichi Maruyama　東京大学大学院　農学生命科学研究科　応用生命工学専攻　助教

第10章 麹菌の隔壁孔を介した細胞間連絡 — 多細胞生物としての生育を支える分子メカニズム —

れる小さな穴があいており（図1B），隣接する細胞はこれを介して細胞間連絡をしている。

これまで，糸状菌において隔壁孔を介した細胞間連絡に注目した研究は，あまり多くなかった。ここでは，筆者らが明らかにした，麹菌での隔壁孔を介した細胞間連絡の分子メカニズムを解説する。

2　麹菌では低浸透圧ショックにより菌糸先端が溶菌する

麹菌を用いた酵素生産では，固体培養のときに液体培養と比べて生産性に優れることが知られている。固体培養において生産した酵素は，水を添加することによって抽出する。筆者らはこの酵素抽出過程を模倣し，寒天培地上に生育した麹菌のコロニーに水を加えて，菌糸を顕微鏡で観察した（図2）[6]。すると，コロニー辺縁部の菌糸先端から細胞内容物が噴き出して溶菌する現象が観察された。一方で，1 M塩化ナトリウム溶液を添加した際は，このような溶菌は見られなかった。このことから，観察された溶菌は低浸透圧ショックによるものであることがわかった。

しかし，溶菌した先端細胞と隔壁孔を介して連絡している2番目の細胞を観察すると，溶菌は伝播せず，細胞内容物が維持されていた（図3）。さらに培養を続けると，この細胞から溶菌した先端細胞内に菌糸内菌糸が形成された[3, 4]。以上のことから，通常の生育時には隣接する細胞どうしは隔壁孔を介して連絡しているが，溶菌時には隔壁孔をふさぐ機構が存在することが推測された。

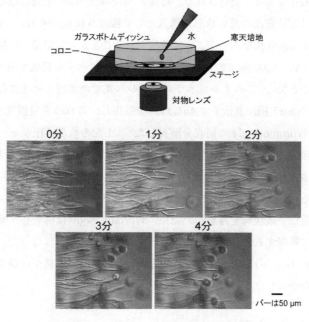

図2　低浸透圧ショックにより麹菌の菌糸先端が溶菌する

発酵・醸造食品の最新技術と機能性 II

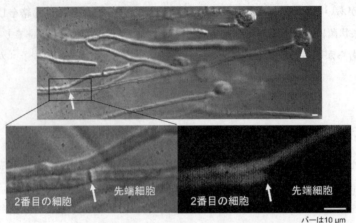

図3　先端細胞の溶菌は2番目の細胞には伝播しない
低浸透圧ショックにより，麹菌の野生型株の菌糸先端を溶菌させた（矢頭）。矢印は溶菌した先端細胞に隣接する隔壁を示す。細胞質に緑色蛍光タンパク質 EGFP を発現した。溶菌した先端細胞には蛍光が観察されないが，2番目の細胞では蛍光が維持される。

3　Woronin body は隔壁孔をふさぎ溶菌の伝播を防ぐ

　菌糸が損傷したときに溶菌の伝播を防ぐ役割をもつのは，Woronin body と呼ばれる子嚢菌門の糸状菌に特異的に存在するオルガネラである。これは，19世紀半ばにロシアの菌学者 Michael Stepanovich Woronin によって発見された。麹菌の Woronin body を透過型電子顕微鏡で観察すると，隔壁の近傍に電子密度の濃い球形の構造として観察される（図1B）。Woronin body は損傷した細胞に隣接する隔壁孔をふさぐように観察されることから，溶菌の伝播を防ぐ役割をもつとされてきた（図4A）。2000年にアカパンカビで Woronin body を構成するタンパク質 Hex1 が初めて同定されたことで[7]，このオルガネラの分子レベルでの解析が可能になった。筆者らは麹菌のゲノム配列より *hex1* 相同遺伝子（*Aohex1*）を見出し，これに赤色蛍光タンパク質 DsRed2 を融合・発現して Woronin body の局在を解析した[6]。上記の低浸透圧ショックにより，溶菌した細胞に隣接する隔壁を共焦点レーザー顕微鏡により観察した。このとき隔壁を可視化するため，分泌タンパク質 RNase T1 に緑色蛍光タンパク質 EGFP を融合して，同時に発現した。その結果，Woronin body が隔壁孔をふさぐ様子を，生きている細胞で可視化することに成功した（図4B）。*Aohex1* 遺伝子破壊株を作製した結果，Woronin body は消失し，低浸透圧ショックで溶菌した先端細胞に隣接する2番目の細胞に，溶菌が伝播するようになった。以上のことから，AoHex1 は Woronin body の形成，および低浸透圧ショック時に溶菌が伝播するのを防ぐのに必要であることを明らかにした。

第10章　麹菌の隔壁孔を介した細胞間連絡 — 多細胞生物としての生育を支える分子メカニズム —

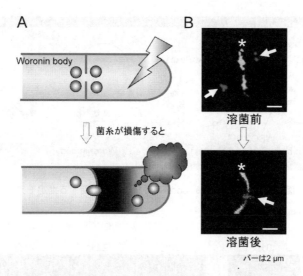

図4　Woronin body は溶菌の伝播を防ぐ機能を有する
（A）Woronin body の機能のモデル図。（B）低浸透圧ショックによる溶菌時に Woronin body は隔壁孔をふさぐ。矢印は Woronin body，アスタリスクは隔壁を示す。

4　Woronin body はペルオキシソームから分化する

ペルオキシソームは真核生物に普遍的に存在するオルガネラであり，脂肪酸の β 酸化などの代謝に関与する。最近，筆者らは麹菌での解析から，ペルオキシソームがビオチンの生合成に関与することを世界で初めて発見した[8]。

Woronin body タンパク質 Hex1 は，C 末端にペルオキシソーム移行配列 PTS1（Peroxisome Targeting Signal 1）を有する。このことから，Woronin body がペルオキシソームから派生するオルガネラである可能性が示唆された。筆者らは，ペルオキシソームの分裂・増殖装置を利用して Woronin body が分化すると予想し，この過程に必要な Pex11 に着目した。麹菌には *PEX11* 遺伝子と相同性を有する遺伝子が2つ（*Aopex11-1*，*Aopex11-2*）存在するが，遺伝子破壊株の表現型から *Aopex11-1* 遺伝子がペルオキシソームの分裂・増殖に必要であることがわかった[9]。さらに *Aopex11-1* 遺伝子破壊株において，低浸透圧ショック下で隣接する細胞に溶菌が伝播するようになり，ペルオキシソームに留まったまま分化できない Woronin body が観察された。以上の結果から，AoPex11-1 がペルオキシソームの分裂・増殖とともに，Woronin body の分化にも関与することが明らかになった。

図5には，アカパンカビの知見を踏まえた Woronin body の形成機構のモデルを示す。まず，AoHex1 タンパク質はペルオキシソームに輸送され，自己重合する。溶菌時に隔壁孔に集中する圧力に Woronin body が耐えられるのは，このタンパク質が自己重合により高密度の構造をとることで，Woronin body に物理的強度を与えているためである[10]。筆者らはこれまでに，AoHex1

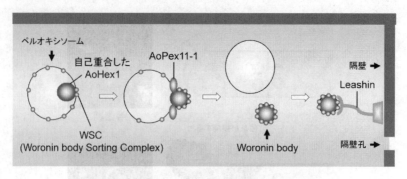

図5　麹菌の Woronin body の分化・形成に関する推定モデル

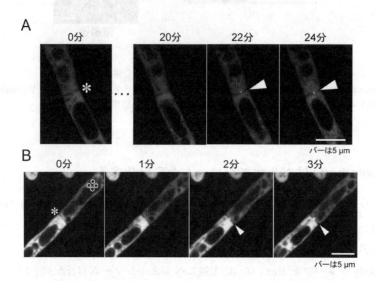

図6　AoSO タンパク質はストレスに応答して隔壁孔に凝集する
（A）AoSO-EGFP 発現株を通常条件で生育後，ストレス条件（低 pH）にシフトして経時観察した。シフトより 20 分以上してから，AoSO が隔壁孔に凝集した（矢頭）。（B）パルスレーザー処理による AoSO の隔壁孔への凝集（矢頭）。0 分の時点で丸印で示した領域にパルスレーザー処理を行った。

の自己重合が protein kinase C（PKC）により制御されることを示唆するデータを得ている[11]。次いで，自己重合した AoHex1 は膜タンパク質の WSC（Woronin body Sorting Complex）に結合する[12]。その後，AoPex11-1 により Woronin body は出芽・分裂を経て，ペルオキシソームから分化する。分化した Woronin body は Leashin により，隔壁に係留される[13]。

5　ストレスに応答して隔壁孔に凝集するタンパク質

糸状菌において，Woronin body 以外で隔壁孔を介した細胞間連絡がどのように制御されてい

第10章　麹菌の隔壁孔を介した細胞間連絡 ― 多細胞生物としての生育を支える分子メカニズム ―

るか，その分子機構はあまり研究されていない．筆者らは，AoSOタンパク質が通常の培養条件では細胞質に拡散しているが，様々なストレス条件（高／低温，炭素／窒素源枯渇，高／低pH）に応答して隔壁孔に凝集することを見出した（図6A）[14]．異なるストレスに対する応答がAoSOの隔壁孔への凝集に集約して表れる現象は，どのようなシグナルが引き金となっているのかという意味で興味深い．さらに，パルスレーザー処理によって菌糸のある部位に物理的ストレスを与えると，約2分という短い時間で近くの隔壁孔にAoSOの凝集が観察された（図6B）．このことは，AoSOの凝集を促すシグナルが，隔壁孔に向かって速やかに伝達されていることを意味する．以上の実験結果より，隔壁孔を介した細胞間連絡がストレス依存的に制御されている可能性が考えられた．

6　おわりに

筆者らが観察した低浸透圧ショックによる溶菌は，液体培養の菌体に同様の処理を行ったときには観察されなかった．溶菌すると細胞内に残存する酵素が漏出することから，この溶菌は固体培養での高い酵素生産性を説明する一つの理由であると推測される．また，固体培養でWoronin bodyを欠損させた株を用いると，隣接する細胞にも溶菌が伝播することで大量の細胞内容物が漏出することになり，その結果，酵素生産性が向上する可能性がある．隔壁孔を介した細胞間連絡の分子機構がさらに解明されてくることで，麹菌を用いた産業利用におけるその隠れた役割が見えてくるかもしれない．

麹菌の隔壁孔を介した細胞間連絡は，動物のギャップ結合（gap junction）や植物の原形質連絡（plasmodesmata）に共通してみられる，多細胞生物としての特徴である．最近筆者らは，麹菌においてMAPキナーゼの一つが隔壁孔に局在し，溶菌の伝播を防ぐ機能を有することを明らかにした（未発表データ）．*Aspergillus nidulans*では微小管形成中心（microtubule-organizing center）関連タンパク質が隔壁孔に局在することが報告されている[15]．このような知見は，隔壁孔が数々の細胞内因子を集めることで，多細胞生物としての生育に重要な役割を果たしている可能性を示している．今後の解析により，菌糸が隔壁によって細胞間を仕切りつつ，どのような目的で隔壁孔という小さな穴を残しておいたのかという謎が解き明かされていくことを期待したい．

文　　献

1) J. Maruyama *et al.*, *Biosci. Biotechnol. Biochem.*, **65**, 1504-1510 (2001)
2) Y. Mabashi *et al.*, *Biosci. Biotechnol. Biochem.*, **70**, 1882-1889 (2006)

3) J. Maruyama *et al.*, *Fungal Genet. Biol.*, **43**, 642-654 (2006)
4) J. Maruyama *et al.*, *FEMS Microbiol. Lett.*, **272**, 1-7 (2007)
5) S. Kimura *et al.*, *Fungal Genet. Biol.*, **47**, 1044-1054 (2010)
6) J. Maruyama *et al.*, *Biochem. Biophys. Res. Commun.*, **331**, 1081-1088 (2005)
7) G. Jedd *et al.*, *Nat. Cell Biol.*, **2**, 226-231 (2000)
8) Y. Tanabe *et al.*, *J. Biol. Chem.*, **286**, 30455-30461 (2011)
9) C. S. Escaño *et al.*, *Eukaryot. Cell*, **8**, 296-305 (2009)
10) P. Yuan *et al.*, *Nat. Struct. Biol.*, **10**, 264-270 (2003)
11) R. R. Juvvadi *et al.*, *Biochem. J.*, **405**, 533-540 (2007)
12) F. Liu *et al.*, *J. Cell Biol.*, **180**, 325-339 (2008)
13) S. K. Ng *et al.*, *PLoS Genet.*, **5**, e1000521 (2009)
14) J. Maruyama *et al.*, *Biochem. Biophys. Res. Commun.*, **391**, 868-873 (2010)
15) N. Zekert *et al.*, *Eukaryot. Cell*, **9**, 795-805 (2010)

第11章　ゲノム情報に基づく麹菌プロテアーゼ遺伝子とその産物の解析

竹内道雄*

1 はじめに

　プロテアーゼはタンパク質，ペプチド中のペプチド結合の加水分解反応を触媒する一群の酵素の総称で，タンパク質分解酵素，ペプチダーゼとも呼ばれている[1]。プロテアーゼは生物に普遍的に存在する酵素である。この酵素は，その存在が知られる以前から味噌，醤油，魚醤，チーズなどの製造に使われてきた酵素で，最近では食品加工用酵素をはじめ，洗剤用酵素，医薬酵素，繊維用酵素，機能性ペプチド製造用酵素など多岐にわたって利用されている[2]。プロテアーゼは産業用酵素としてばかりではなく，生理的にも重要であることから多くの研究がなされ，多数の酵素が見いだされている[3]。プロテアーゼは多様な酵素を含むため，その分類についても検討されてきた[4]。プロテアーゼの分類には，エキソ型酵素によく用いられる反応様式による分類法，エンド型酵素の分類によく用いられる触媒残基の違いに伴う触媒機構の違いによる分類法，また，最近用いられるようになってきた進化に伴う酵素の構造の違いによる分類法がある。プロテアーゼの代表的な分類について，図1に示した。触媒機構の違いにより分類した酵素では，触媒残基近傍のアミノ酸配列は，モチーフとしてよく保存されており，その配列は触媒作用を発現するために必須である。しかし，基質特異性を規定する基質認識部位はそれぞれの酵素で異なるため，プロテアーゼは，多様な基質特異性を示す。

　一方，ヒトゲノム解析の開始に伴い，モデル生物として，大腸菌[5]，枯草菌[6]，酵母[7]などの微生物ゲノム解析が進められ，日本のグループにより2005年には産業微生物である黄麹菌 *Aspergillus oryzae* のゲノム解析が終了した[8]。これと同時に，コウジカビのモデル微生物でもある *A. nidulans*[9]，病原微生物である *A. fumigatus*[10]のゲノム解析も終了した。2008年には，産業用のコウジカビである *A. niger* のゲノム解析が終了し，ウェッブサイトでその情報が公開された[11]。黄麹菌のゲノムサイズは，37.6 Mb で *A. nidulans*, *A. fumigatus*, *A. niger* などの他のコウジカビのゲノムサイズよりも大きい値を示し，ゲノムから推定される遺伝子の数も約12,000と多い値を示した。

　本稿では，黄麹菌遺伝子の中から，塩基配列，アミノ酸配列の相同性，活性中心モチーフなどを指標として，プロテアーゼ遺伝子を検索し，プロテアーゼ遺伝子を特定し，それぞれの遺伝子産物について解析を進め，性質を明らかにするとともに遺伝子と遺伝子産物の関係を明らかにす

---

*　Michio Takeuchi　東京農工大学大学院　農学研究院　教授

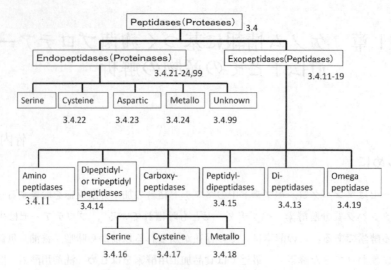

図1 プロテアーゼの分類概要
枠の下に記載した数字は EC 酵素番号を示す。

る Proteolytic Enzyome 解析とその利用を目的に解析を進めてきたので紹介する。

また，*A. nidulans*，*A. fumigatus*，*A. niger* のゲノム解析の結果をもとに，これらのプロテアーゼ遺伝子と麹菌プロテアーゼ遺伝子の比較についても併せて紹介する。

2　エキソ型プロテアーゼ

エキソ型プロテアーゼは，ペプチドの末端に作用する一群のプロテアーゼで，アミノペプチダーゼ，ジペプチジル－またはトリペプチジルペプチダーゼ，カルボキシペプチダーゼ，ペプチジルジペプチダーゼ，ジペプチダーゼ，オメガペプチダーゼに分けられる。カルボキシペプチダーゼ以外のエキソ型プロテアーゼは，反応様式により分類されている。public database 中の既知エキソ型プロテアーゼの塩基配列または塩基配列から推定されるアミノ酸配列と相同性を示すものを麹菌ゲノム中で検索することにより，69 遺伝子がエキソ型プロテアーゼをコードしていることが明らかになった。また，*A. nidulans* では 45 遺伝子，*A. fumigatus* では 49 遺伝子，*A. niger* では 64 遺伝子存在することが推定された。黄麹菌をはじめコウジカビのゲノム中にはペプチジルジペプチダーゼ，オメガペプチダーゼをコードする遺伝子を見いだすことはできなかった。なお，オメガペプチダーゼはペプチドの N または C 末端アミノ酸残基が修飾された基質の末端から修飾されたアミノ酸を遊離する酵素である。

2.1　アミノペプチダーゼ

アミノペプチダーゼは，ペプチド基質の N 末端から，アミノ酸を遊離するプロテアーゼの総

第11章 ゲノム情報に基づく麹菌プロテアーゼ遺伝子とその産物の解析

称で，EC.3.4.11.-に分類される一群の酵素である。黄麹菌ゲノム中には，21のアミノペプチダーゼをコードすると推定される遺伝子が存在していた。これは，A. nidulans の 17，A. fumigatus の 14，A. niger の 20 よりも多い数であった。黄麹菌では，一つを除くこの酵素群の遺伝子は cDNA として取得可能であり，ほとんどの遺伝子が発現量の違いはあるものの，発現していることが明らかになった。

黄麹菌では，酸性アミノ酸を N 末端に有するペプチドにのみ作用する DAP と命名したアスパルチルアミノペプチダーゼをコードする遺伝子が存在していた[12]。この黄麹菌の DAP と相同性のある遺伝子は，A. nidulans, A. fumigatus にも存在していたが，A. niger には存在していなかった。この遺伝子で形質転換した黄麹菌形質転換体ではコバルトを入れた培地で培養することにより DAP の比活性が上昇していた。この酵素の単量体は 57 kDa であり，630 kDa の 11-mer，520 kDa の 9-Mer，110 kDa の dimer として存在していたが，520 kDa の 9-Mer のみが活性を有していた。

プロリンを N 末端に有する基質に作用するプロリン特異的アミノペプチダーゼ（PAP）をコードする黄麹菌遺伝子[13]と相同性のある遺伝子は，A. nidulans, A. fumigatus, A. niger にも存在していた。黄麹菌の酵素は，6 量体として機能し，4 M 以上の塩濃度でも活性を有する耐塩性の酵素であった。

トリペプチド以上の長鎖のペプチドによく作用し，広い特異性を有するロイシンアミノペプチダーゼ（LAP）をコードする黄麹菌の遺伝子[14]は，A. nidulans, A. fumigatus には存在せず，A. niger には存在していた。黄麹菌の LAP はアルカリストレス条件下で転写量が増加した。

HEXXH モチーフを持ちリシン，アルギニン-p-NA に高い活性を示しアラニン，ロイシン-p-NA にも作用する黄麹菌の酵素遺伝子（AOEXB016）は，A. nidulans, A. fumigatus, A. niger にも存在していた。

黄麹菌の GdaA と命名されたグリシンまたは D-アラニンに対して高い特異性を示す酵素をコードする遺伝子[15]は，A. nidulans, A. fumigatus には存在せず，A. niger には存在していた。黄麹菌 GdaA はグラム陰性菌である Ochrobacterium anthropi の D-アミノペプチダーゼとアミノ酸配列レベルで 43％の相同性を示す遺伝子である。黄麹菌 gdaA の転写レベルは窒素源，炭素現飢餓に応答して 2 倍に上昇した。また，この遺伝子の破壊株では活性がほとんど認められなくなることから，D-アラニン基質に対する作用を持つ酵素をコードする唯一の遺伝子であることが明らかになった。

また，DamA と命名された D-ロイシン-p-NA, D-フェニルアラニン-p-NA に対して分解活性を示す D-アミノペプチダーゼをコードする黄麹菌遺伝子[16]と相同性のある遺伝子は，A. nidulans, A. fumigatus には存在していたが，A. niger には存在していなかった。いずれの酵素も pH 7-8 でよく作用する酵素であった。麹菌は，ペプチド基質に対して L 型の N 末端アミノ酸を遊離する酵素ばかりではなく，D-型アミノ酸を遊離する酵素も生産することが明らかになった。麹菌ゲノムの中には，アラニンラセマーゼと相同性を示す遺伝子も存在することから，

麹菌の D-アミノ酸を特異的に遊離する酵素は，生理的に重要な役割を果たしている可能性が示唆された。

2.2 ジペプチジル-，トリペプチジルペプチダーゼ

ジペプチジルペプチダーゼは，ペプチド基質のN末端からジペプチド単位で遊離する酵素であり，トリペプチジルペプチダーゼは，トリペプチド単位で遊離する酵素で，両者を併せて EC 3.4.14.-に分類される酵素である。麹菌ゲノム中には，塩基配列または塩基配列から推定されるアミノ酸配列の相同性から，8種のジペプチジル-あるいは，トリペプチジルペプチダーゼをコードする遺伝子が存在していた。

黄麹菌のジペプチジルペプチダーゼ[17]では，A. fumigatus のジペプチジルペプチダーゼ VI (DPPVI) をコードする遺伝子に相当するものが一つ，V に相当するもの（DPPV）が二つ，それぞれ存在していた。A. fumigatus の DPPIV は X-Pro をペプチドのN末端側から遊離するプロリルジペプチジルペプチダーゼであり，DPPV は X-Ala を遊離する酵素である。黄麹菌の DPPIV は X-Pro のみを遊離し，特に Arg-Pro を遊離した。また，DPPV は Ala-Ala-pNA, Lys-Ala-pNA 及び Gly-Phe-pNA から pNA を遊離した。Va は Gly-Phe-pNA をよく分解したが，Vb は Gly-Phe-pNA よりも Lys-Ala-pNA の方によく作用した。さらに，Vb はペプチドから Gly-Pro，Arg-Pro を遊離する DPPIV 様の活性も有していた。

黄麹菌のトリペプチジルペプチダーゼをコードする遺伝子は，3種存在し，いずれの遺伝子産物もアンジオテンシンに対してトリペプチドを遊離するトリペプチジルペプチダーゼであることが明らかになった。この酵素をコードする3種の遺伝子は，A. nidulans, A. fumigatus, A. niger いずれにも存在していた。

2.3 カルボキシペプチダーゼ（CPase）

CPase は，ペプチドのC末端から逐次アミノ酸を遊離する酵素である。この一群の酵素は，その触媒残基によりセリンタイプ CPase，システインタイプ CPase，メタロ CPase の3つのグループに細分されている。それぞれ EC 3.4.16.-，EC 3.4.17.-，EC 3.4.18.- の番号で示される。各酵素は，触媒残基を表し，基質特異性を示すものではないことを明らかにするためにタイプという語が挿入された命名法になっている。

麹菌ゲノムには，それぞれの酵素をコードする遺伝子が 12, 0, 12 存在していた。A. nidulans には 5, 0, 7, A. fumigatus には 8, 0, 7, A. niger には 12, 0, 9 存在していた。コウジカビゲノムには，システインタイプ CPase をコードする遺伝子に相当する遺伝子は存在しなかった。

2.3.1 セリンタイプ CPase

セリンタイプ CPase は，EDTA で阻害される動物由来の金属 CPase とは異なり，DFP, PMSF, TPCK などのセリン酵素阻害剤で阻害され，プロリンをも含む全てのアミノ酸をペプチドのC末端から遊離できる酵素として，最初に柑橘類から見いだされた酵素[18]で，その後酵母，

第11章　ゲノム情報に基づく麹菌プロテアーゼ遺伝子とその産物の解析

糸状菌などの菌類から見いだされた。しかし，原核生物からは見いだされていない酵素である。この酵素は，活性中心に-WLNGGP-，-ES(Y, F)(G, A)G-，-GDXD-，-AGHE-というモチーフが存在し，セリン，アスパラギン酸，ヒスチジンがチャージリレーシステムを構築している。第一モチーフと第二モチーフの間は約100アミノ酸残基，第二モチーフと第三モチーフの間が約200アミノ酸残基，第三モチーフと第四モチーフの間が約200アミノ酸残基からなり，推定イントロンの数は0から9個存在していた。

アミノ酸配列を基に系統樹解析をした結果，大きく3つのグループに分けられ，そのうち二つが菌体外に分泌されると予想される酵素で，活性セリン近傍のアミノ酸配列が-ESYGG-のものと-ESYAG-のものに分けられた。残りの一つは-ESYAG-を持つものの系統樹では少し離れた位置に存在していた。この酵素は，既知のセリンタイプCPaseとの解析で液胞局在の酵素であることが推定された。麹菌ゲノム中に12コードされているセリンタイプCPase遺伝子をアミラーゼプロモーターを用いてA. nidulansを宿主として強制発現させた場合，3つの酵素では200 nkat/ml以上の生産が認められ，2つの酵素では15 nkat/ml以上の活性が認められた。しかし，残りの酵素では低い活性しか認められなかった。

OcpA，OcpB，CpIと命名した発現の強い酵素三つを精製しその性質を検討した[19]。精製酵素はペプチドマスフィンガープリント法により遺伝子産物であることを確認した。またいずれの酵素も，アンジオテンシンのC末端から逐次アミノ酸を遊離し，PMSFで阻害されるセリンタイプCPaseであることが判明した。OcpAはZ-Glu-Tyr，Z-Phe-Leu，Z-Phe-Tyr-Leuによく作用したが，OcpBはZ-Leu-Tyr，Z-Tyr-Leu，Z-Phe-Tyr-Leu，Z-Gly-Pro-Leu-Glyによく作用し，その基質特異性はA. oryzae IAM2640の生産する低分子型セリンタイプCPaseO-1, O-2と類似していた。また，CpIはZ-Phe-Leuに対してZ-Glu-Tyrよりも6倍も高い活性を示した。A. oryzae IAM2640が高分子型酵素Oを生産することがすでに報告されている。A. oryzae RIB40ゲノム中にもこの遺伝子に相当する遺伝子が存在していた[20]が，一塩基が変異しており277番目のProがAlaに変異していた。両者の基質特異性は同じであった。

A. oryzae RIB40はA. nidulans，A. fumigatusに比べ多くのCPase遺伝子が存在することはすでに述べたが，A. nidulans，A. fumigatusには存在しないA. oryzae RIB40特有のCPaseをコードする遺伝子産物について検討した[21]。OcpCと命名したA. oryzae RIB40特有の酵素を発現，精製して調べたところ，PMSFで阻害され，アンジオテンシンIに対してC末端から逐次アミノ酸を遊離するセリンタイプCPase活性を示した。しかし，低分子合成基質（Z-X-Y）に対しては，上記の酵素よりも弱い活性しか示さなかった。発現プロファイルについて各酵素遺伝子に特異的プライマーを設計しmRNAを鋳型としてPCRを行ったところ，12個の遺伝子のうち11個の遺伝子はmRNAとして発現していることが明らかになった。

2.3.2　メタロCPase

動物由来の金属CPaseはよく知られているが，糸状菌のCPaseについてはほとんど報告がない。麹菌ゲノム中には既知のメタロCPaseをコードする遺伝子と相同性のある遺伝子が12種存

在していた。この数はA. nidulans, A. fumigatus, A. nigerの7，7，9よりも多い数であった。いずれの酵素もFamilyM20に配列上は分類される酵素である。黄麹菌のこの酵素にはシグナル配列が無く細胞内で発現することが予測された。黄麹菌のcDNAを大腸菌で発現して調べたところ，低分子合成基質のC末端から酸性アミノ酸を遊離しアルカリが側に至適pHを持つ酵素，また，基質のC末端からProを遊離でき，熱に安定な酵素などが見いだされた[22]。

2.4 ジペプチダーゼ

麹菌ゲノム中には，ラット腎臓ジペプチダーゼとアミノ酸レベルで70％の相同性を有するFamilyM19に属する酵素をコードする遺伝子が3種存在していた[23]。A. nidulans, A. fumigatus, A. nigerには，それぞれ1，2，1存在していた。黄麹菌酵素のcDNAを Pichia pastoris を宿主として発現しその性質を調べたところDL-Leu-Glyに作用したものの，トリペプチドL-Leu-Gly-Glyには作用しないジペプチダーゼであることが明らかになった。また，これらとは別にアミノペプチダーゼに分類されている遺伝子の一つが，Cys-Gly, Cys-Ala, Ala-Cys, Leu-CysなどのCysを含むジペプチドにのみ作用し，Cysを含むトリペプチドには作用しないジペプチダーゼであることが明らかになった[24]。

3 エンド型プロテアーゼ

エンド型プロテアーゼは，ペプチド，タンパク質の内部配列に作用する一群の酵素で，触媒機構の違いから，セリン，システイン，アスパラギン酸，金属プロテアーゼの四つに分類されている。触媒機構不明のエンド型プロテアーゼはUnknown proteaseとして分類されている。これらの酵素の触媒残基近傍のアミノ酸配列は，モチーフとして保存されている。麹菌ゲノムにコードされている遺伝子について塩基配列，アミノ酸配列の相同性およびこれらモチーフを手がかりに検索すると，57遺伝子がエンド型プロテアーゼをコードしていることが明らかになった。A. nidulansでは40遺伝子，A. fumigatusでは45遺伝子，A. nigerでは63遺伝子存在することが推定された。

3.1 セリンプロテアーゼ

セリンプロテアーゼは，触媒残基として活性セリンを有する一群の酵素でプロテアーゼの中でも一番多くの酵素が見いだされている酵素群である。この酵素群は，EC 3.4.21.-に分類されOryzin, Aorsin, Kexin, ATP-dependent proteaseなどが含まれる。黄麹菌ゲノムには11のセリンプロテアーゼをコードする遺伝子が存在していた。A. nidulansでは10遺伝子，A. fumigatus 10遺伝子，A. nigerでは11存在していた。

Oryzinは，-D*(S,T)G-, -H*GTH-, -TS*MA(S, T)P-という順に3つのモチーフを持ち，*を付したアミノ酸残基がチャージリレーシステムを構築する。同じセリン酵素でもS, D, H

第11章　ゲノム情報に基づく麹菌プロテアーゼ遺伝子とその産物の解析

の順のセリンタイプCPase, H, D, Sの順のキモトリプシンファミリーとは異なっている。*A. oryzae*, *A. nidulans*, *A. fumigatus*, *A. niger* いずれにも2つ存在した。なお，黄麹菌にはキモトリプシンファミリーの酵素は存在しなかった。

　Aorsinは，SYG, SGD, GTSという共通配列を持つセリンプロテアーゼで，酸性で作用する酵素である。この酵素をコードする遺伝子は，*A. oryzae*, *A. nidulans*, *A. fumigatus*, *A. niger*にそれぞれ，2, 1, 1, 2存在した。黄麹菌ではP1位のArgを特異的に認識する既知のAorsin Aの他，ゲノム解析により，P1のAspやPheを認識できAorsin Aよりも耐熱性の高いAorsin Bが見いだされた[25]。

　Kexinは，DGXD, DDXHGTR, HGGTSAAというモチーフを持つ酵素で，*A. oryzae*, *A. nidulans*, *A. fumigatus*, *A. niger*いずれも1つ存在していた。

　ATP-dependent proteaseは，典型的なモチーフなどは不明であるが，セリンプロテアーゼの阻害剤で阻害され，ATPの加水分解とともにペプチド結合を加水分解する酵素で，*A. oryzae*, *A. nidulans*, *A. fumigatus*, *A. niger*いずれも6つ存在していた。

3.2　システインプロテアーゼ

　システインプロテアーゼは，触媒残基としてシステインを有する一群の酵素で，EC 3.4.22.-に分類される。*A. oryzae*, *A. nidulans*, *A. fumigatus*, *A. niger*ゲノム中にはそれぞれ12, 11, 12, 13存在する。黄麹菌にはパパインの持つ典型的なシステインプロテアーゼのモチーフSCWAF, HAV, KNSWを持つものは存在しなかった。しかし，相同性からシステインプロテアーゼと推定された酵素4, GNXCY, HX$_{4-7}$HYモチーフを有するUbiquitin specific protease 7, 既知の配列と一致するPalB 1が存在していた。*A. nidulans*, *A. fumigatus*, *A. niger*のUbiquitin specific protease, PalBの数は*A. oryzae*のものと一致した。しかし，相同性からシステインプロテアーゼと推定された酵素では*A. nidulans*, *A. fumigatus*, *A. niger*では3, 4, 5と異なっていた。

3.3　アスパルティックプロテアーゼ

　アスパルティックプロテアーゼは，動物のペプシンに代表されるペプスタチンで強く阻害される酵素（APase）と，*Aspergillus niger*, *Scytalidium*などのカビをはじめバクテリアなどからも見いだされているペプスタチンで阻害されないペプスタチン非感受性プロテアーゼ（PIP）がある。前者は，2つのD（T/S）Gモチーフが200アミノ酸残基をへだてて存在し，モチーフ内の2つのアスパラギン酸残基側鎖のカルボキシル基が触媒活性発現に関与する一群の酵素である。この一群の酵素は真核生物，ウイルスには存在するものの原核生物からは見いだされていない。一方，後者の酵素は，DGDT, WYEWYP, EDFというモチーフを持つが，前者の典型的なモチーフは存在しない。前者の酵素をコードする遺伝子[26]は*A. oryzae*に11存在し，*A. nidulans*, *A. fumigatus*, *A. niger*にはそれぞれ7, 7, 11存在する。一方，後者の酵素をコードする遺伝子は，

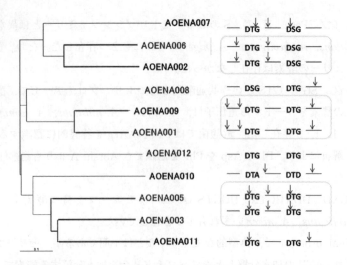

図2　麹菌アスパルティックプロテアーゼの系統樹と各酵素のイントロン
右の図は麹菌アスパルティックプロテアーゼの活性中心モチーフおよびモチーフを指標としたイントロンの相対的位置を矢印で示した。四角で囲ったものは相同性の高いパラログを示す。左の系統樹に示したAOENA006,008,001,012,003,005にはA. nidulansとA. fumigatusに相同性の高いオルソログが存在する。010はA. fumigatusにのみオルソログが存在した。007,002,009,011は相同性の高いオルソログを持たない麹菌特有のアスパルティックプロテアーゼである。四角で囲った相同性の高いパラログと相同性のあるオルソログのイントロンは同じ位置に存在していた。

A. oryzae, A. nidulans, A. fumigatus, A. nigerにそれぞれ3, 2, 2, 3存在した。図2に示したように、黄麹菌のAPaseの系統樹解析を行ったところ、大きく3つのグループに分類でき、既知の微生物のAPaseの性質から、細胞膜局在、液胞局在、菌体外分泌型の3つに分類できることが明らかになった。また、この3つのグループには、相同性の高いパラログが一組ずつ存在し、これら相同性の高いパラログのイントロンの位置は完全に保存されていたことから遺伝子重複により生成したものと考えられた。A nidulans, A. fumigatusのAPaseについて麹菌のものと比較すると相同性の高いパラログのうち片方にのみ相同性が高いオルソログであることが明らかになった。以上のように麹菌はAPaseのような菌体外に分泌される酵素の遺伝子については遺伝子重複により数を増やし、あらゆる基質に対応できるように進化してきたのかもしれない。2010年には中国のWangらのグループが大規模シーケンサーIlluminaを用いて、黄麹菌RIB 40をツァペックドックス平板または液体培養して得た菌体からmRNAを取得し、トランスクリプトーム解析を行いその結果を公開した[27]。この中で発現の認められないAPase遺伝子も存在していたが、各酵素に特異的なプライマーを作製し調べたところ全てのAPase遺伝子はmRNAとして発現していることが明らかになった。APaseでは、プロ型酵素から活性型酵素への変換についての多くの研究がある。麹菌APaseは、麹菌、酵母、大腸菌いずれを宿主として発現してもpH 5以下の酸性にすると活性型酵素が得られることから、黄麹菌の酵素も自触的に活性化さ

第11章　ゲノム情報に基づく麹菌プロテアーゼ遺伝子とその産物の解析

れているものと考えられた。

　黄麹菌のPIPをコードする遺伝子[28]はいずれもmRNAとして発現しているが，そのうちの一つはスプライスが予測したものと異なり，終止コドンが出現するため完全なタンパク質としては翻訳されない疑似遺伝子であることが明らかになった。しかし，この一群の酵素に保存されたモチーフは全て存在することから特殊な培養条件ではオルタナティブスプライシングが起こり活性を持つタンパク質を生産するかもしれない。

3.4　金属プロテアーゼ

　金属プロテアーゼは，金属イオンが触媒部位を構成する一群の酵素で，一般的にはEDTAのような金属キレーターを用いて金属イオンを除くと活性が失われる。A. oryzae, A. nidulans, A. fumigatus, A. nigerには，17, 8, 12, 21存在していた。

　黄麹菌ではHELGH, FVEAPモチーフを有するSaccharolysin, HXXEHモチーフを有するInsulinase, HEXXHモチーフを有するMetalloproteinaseがそれぞれ3, 4, 10存在していた。Metalloproteinaseの中には厳密にP1位に疎水性アミノ酸が存在するような基質を加水分解する中性プロアーゼIの他，中性プロテアーゼIIとして知られているDeuterolysin様酵素をコードする遺伝子が3存在していた[25]。一つは耐熱性の酵素で塩基性アミノ酸を強く認識する既知のDeuterolysin Aで他の二つは新規のものである。DeuterolysinBと命名したパラログは，基質特異性はAに類似していたが，耐熱性は持たず，熱失活が容易な酵素であった。DeuterolysinCと命名した酵素は，相同性は高いものの，オルタナティブスプライシングがおきておりほとんどのmRNAが，正しく目的酵素を発現できない疑似遺伝子であった。

4　おわりに

　本稿では，麹菌プロテアーゼについて，その概略について述べてきた。麹菌RIB 40のプロテアーゼ遺伝子産物については，東京農工大学（竹内，山形），食品総合研究所（楠本），天野エンザイム（小出，天野），月桂冠（石田）の各チームが協力して解析を進め，多くの酵素の性質を明らかにすることができた。麹菌のプロテアーゼについては，それぞれ特徴のある基質特性を示していることが明らかになった。麹菌のプロテアーゼ遺伝子は全遺伝子の1%に相当し，A. nidulans, A. fumigatusに比べ酸性で作用すると推定されるプロテアーゼをコードする遺伝子が多く存在し，その数はクエン酸生産菌で酸性環境に適応しているA. nigerのものとほぼ同じであった。麹菌は分泌型酵素であるセリンタプCPase, APaseのパラログがA nidulans, A. fumigatusに比べ多く存在し，これらのパラログは遺伝子重複により生成したものと考えられ，あらゆるペプチド，タンパク質基質に対しても対応できるように育種されてきた菌なのかもしれない。今回の解析で，通常の培養では微量にしか発現していないために検出できない酵素についてもその性質を明らかにすることができた。分子育種によりこのような酵素を強化した麹菌の育

種も可能であると考えられた。

本研究は，生研センター基礎研究推進事業の一環として行われたものである。

文　　献

1) Nomenclature Committee of the International Union of Biochemistry and Molecular Biology (1992) in Enzyme Nomenclature, p.371, Academic Press
2) 日本酵素協会，日本酵素産業史 (2009)
3) A. J. Barrett, N. D. Rawlings and J. F. Woessner (2004) in Handbook of Proteolytic Enzymes, Academic Press
4) Barrett, A. J., *Methods in Enzymology*, **244**, 1-15 (1994)
5) Blattner, F. R. *et al.*, *Science*, **277**, 1453-1462 (1997)
6) Kunst, F. *et al.*, *Nature*, **390**, 249-256 (1997)
7) Goffeau, A. *et al.*, *Nature*, **387**, 5-105 (1997)
8) Machida, M. *et al.*, *Nature*, **438**, 1157-1161 (2005)
9) Galagan, J. E. *et al.*, *Nature*, **438**, 1105-1115 (2005)
10) Nierman, W. C. *et al.*, *Nature*, **438**, 1151-1156 (2005)
11) http://genome.jgi-psf.org/Aspni5/Aspni5.home.html
12) Kusumoto, K. -I. *et al.*, *J. Appl. Microbiol.*, **105**, 1711-1719 (2008)
13) Matsushita-Morita, M. *et al.*, *J. Appl. Microbiol.*, **109**, 156-165 (2010)
14) Matsushita-Morita, M. *et al.*, *Curr. Microbiol.*, **62**, 557-564 (2011)
15) Marui, J. *et al.*, *J. Appl. Microbiol.*, in press (2011)
16) 森田（松下）真由美ほか，2011年度農芸化学会大会要旨集，p.279
17) Maeda, H. *et al.*, Proceedings of 25th Fungal Genetics Conference at Asilomar p.206 (2009)
18) Zuber, H., *Nature*, **201**, 613 (1964)
19) Morita, H. *et al.*, *Appl. Microbiol. Biotechnol.*, **85**, 335-346 (2009)
20) Morita, H. *et al.*, *Biosci. Biotechnol. Biochem.*, **74**, 1000-1006 (2010)
21) Morita, H. *et al.*, *Biosci. Biotechnol. Biochem.*, **75**, 662-668 (2011)
22) 山形洋平ほか，第九回糸状菌分子生物学コンファレンス要旨集，p.39 (2009)
23) 田中良男ほか，第十回糸状菌分子生物学コンファレンス要旨集，p.62 (2010)
24) Hattori, R. *et al.*, *Biosci. Biotechnol. Biochem.*, **75**, 159-161 (2011)
25) 山形洋平ほか，日本食品科学工学会第五七回大会講演要旨集，p.43 (2010)
26) 竹内道雄，分子麹菌学，日本醸造協会編，印刷中
27) Wang, B. *et al.*, *Nucleic Acid Res.* doi:10.1093/nar/gkq256 (2010)
28) 岡本綾子ほか，2011年度農芸化学会大会要旨集，p.124

第12章　麹菌とその近縁糸状菌のキチン合成酵素とキチナーゼ

堀内裕之[*]

1　はじめに

　麹菌を含めた糸状菌の菌体は細胞壁に覆われている。細胞壁はその化学的性質から非常に強固な構造であり，外界の様々なストレスから細胞を守る働きを担っているとともに，糸状菌特有の形態を決める上で重要な役割を果たしてる。糸状菌の細胞壁は主に N-アセチルグルコサミン（GlcNAc）が β-1,4 結合でつながったキチン，グルコースが β-1,3 結合でつながった β-1,3 グルカン，α-1,3 結合でつながった α-1,3 グルカン，タンパク質などで構成される。これらの中でもキチンはその化学的性質上最も強固な構造であると考えられている。このことからキチンは糸状菌の形態形成において中心的な役割を果たしていると考えられる。この場合，キチンを合成するキチン合成酵素はもちろんのこと，細胞壁を変形させる場合に必要であると考えられるキチン分解酵素（キチナーゼ）が重要な役割を担っていると考えられる。そこで本章では筆者らが研究対象として用いており最も機能解析の進んでいる *Aspergillus nidulans* において得られている知見を中心として，麹菌とその近縁 *Aspergillus* 属糸状菌のキチン合成酵素とキチナーゼについて概説した。また本章では混乱を防ぐため *A. nidulans* 以外の *Aspergillus* 属の遺伝子名，遺伝子産物名にはその前にその菌種の属名，種名の頭文字2文字を挿入して示した。

2　キチン合成酵素

　キチンはキチン合成酵素により合成される。キチン合成酵素は複数回膜を貫通する膜タンパク質で，UDP-GlcNAc を基質として GlcNAc を重合させる。菌類のキチン合成酵素はその構造から7つのクラスに分類されており（図1A），このうちそれらのキチン合成酵素ドメインの相同性の高さからクラスⅠ〜Ⅲをディビジョン1，クラスⅣ〜Ⅵをディビジョン2，クラスⅦをディビジョン3と呼ぶ[1,2]（クラスⅥとⅦについてはその命名の経緯からここでクラスⅥと呼んでいるものをクラスⅦ，クラスⅦと呼んでいるものをクラスⅥと記載している文献もあるので注意を要する[3]）。さらにクラスⅤに属するキチン合成酵素全てとクラスⅥに属する一部のキチン合成酵素はキチン合成酵素と相同性を持つ領域の N 末端側にアクチンの上を走るモータータンパク質であるミオシンと相同性を持つ領域（myosin motor-like domain：MMD）を有する（図1B）。

---

　[*]　Hiroyuki Horiuchi　東京大学大学院　農学生命科学研究科　応用生命工学専攻　准教授

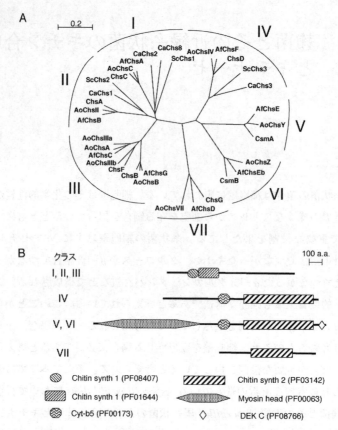

図1 菌類のキチン合成酵素の系統樹(A)とキチン合成酵素のドメイン構造(B)
(A) ClustalX を用いて解析し無根系統樹として示した。系統樹の外側のローマ数字は各キチン合成酵素のクラスを表す。図中 AoChsII, AoChsIIIa, AoChsIIIb, AoChsIV, AoChsVII は仮の名前でそれぞれ AO090206000079, AO090026000212, AO090005001370＋1371, AO090005000579, AO090113000128 を示す。
(B) 各クラスのキチン合成酵素の典型的ドメイン構造を Pfam データベース（http://pfam.sanger.ac.uk/）を用いて解析し示した。

　その細胞壁のキチン含量が低い酵母 *Saccharomyces cerevisiae*, *Schizosaccharomyces pombe*, *Candida albicans* 等にはクラスⅢ, Ⅴ, Ⅵ, Ⅶに属するキチン合成酵素をコードする遺伝子は存在しない。
　これまでに公開されている *Aspergillus* 属糸状菌の 8 菌種（*A. oryzae*, *A. nidulans*, *A. fumigatus*, *A. flavus*, *A. niger*, *A. clavatus*, *A. terreus*, *Neosartorya fischeri*）における全ゲノム DNA 配列情報（http://www.broadinstitute.org/annotation/genome/aspergillus_group/MultiHome.html）によると *Aspergillus* 属糸状菌は 8 種（*A. nidulans* と *A. fumigatus*）〜11 種（*A. flavus*）のキチン合成酵素遺伝子を持つ。このうちクラスⅢを除く残りの 6 つのクラスに属するキチン合成酵素をコードする遺伝子は各 1 種ずつで，クラスⅢに属するキチン合成酵素をコードする遺伝子の

第12章 麹菌とその近縁糸状菌のキチン合成酵素とキチナーゼ

数の違いによりそれぞれの種での総遺伝子数が異なっている。ちなみに A. oryzae は10種のキチン合成酵素遺伝子を持ちこのうち4種がクラスⅢに属するキチン合成酵素をコードしている。Aspergillus 属糸状菌以外の酵母，糸状菌をも含めたキチン合成酵素については Lenardon ら，Rogg らの総説を参照されたい[3,4]。

2.1 クラスⅠとクラスⅡに属するキチン合成酵素

クラスⅠとクラスⅡに属するキチン合成酵素は比較的構造も近縁で，A. nidulans ではそれぞれ chsC, chsA にコードされている。chsC, chsA の遺伝子産物（それぞれ ChsC, ChsA）は 983 アミノ酸，1013 アミノ酸から成るタンパク質で，そのアミノ酸配列から膜を数回貫通していることが推定されている。chsC の破壊株は野生株と比較して表現型の変化を示さず chsA の破壊株も分生子の形成効率が野生株の 30-50% に低下する程度でそれ以外にはほとんど表現型の変化は見られない[5,6]。しかし chsA と chsC の二重破壊株は生育速度の低下，菌糸密度の低下，各種薬剤に対する感受性の増加，高浸透圧感受性，分生子形成効率の顕著な低下，分生子形成器官の形態異常，隔壁の形態異常，隔壁形成間隔の異常，子嚢胞子形成能欠損等，非常に多くの表現型の変化を示す[7,8]。このことから ChsA と ChsC は多くの機能が重複していることが推定されている。ChsA, ChsC の N 末端近傍にそれぞれ HA, FLAG タグを繋いだタンパク質 HA-ChsA, FLAG-ChsC について細胞内での局在を検討したところ HA-ChsA は形成中の隔壁，FLAG-ChsC は菌糸先端と形成中の隔壁に存在することが示された。またこれらタンパク質の隔壁での共局在について検討したが HA-ChsA は隔壁形成に伴い菌糸中心部へ集中することが示唆されたのに対し，FLAG-ChsC は X 字型の局在を示し，共局在している部位は一部であることが示唆された[8]。これらのことより ChsA と ChsC の隔壁形成部位への局在化機構は少なくとも部分的には異なることが予想された。

chsC は菌糸生長中にも発現しているが，分生子形成の際に発現量が上昇すること，その発現誘導には A. nidulans の分生子形成に関わる転写因子である abaA が関与することが示されている。chsA の発現は菌糸中では非常に弱く分生子形成期に誘導されることが明らかになっている[6,7,9,10]。

A. nidulans 以外の Aspergillus 属では A. oryzae と A. fumigatus においてクラスⅠキチン合成酵素をコードする遺伝子（それぞれ AochsC と AfchsA）が細胞壁ストレスで発現誘導されることが示されている[11,12]。AfchsA については破壊株も作製されているが野生株と比較して生育に変化は見られなかった[12]。

2.2 クラスⅢに属するキチン合成酵素

先にも述べたように Aspergillus 属糸状菌は1つの菌株でもクラスⅢに属するキチン合成酵素遺伝子を菌種によって2～5個持つことが明らかになっている。

A. nidulans のクラスⅢキチン合成酵素をコードする遺伝子 chsB の破壊株は非常に小さなコ

ロニーしか形成しない[13]。また菌糸は多分岐で分生子形成器官，分生子を全く形成しない[14]。*chsB* の遺伝子産物 ChsB の N 末端に EGFP（Enhanced Green Fluorescent Protein）を連結した EGFP-ChsB は菌糸先端と形成中の隔壁に局在した。また EGFP-ChsB は形成中の分生子形成器官においても頂嚢の表面，メトレとフィアライドの先端と隔壁等にも順次局在化した。これらのことから ChsB は菌糸の先端生長，分生子形成器官の分化，分生子の形成において非常に重要な役割を持つことが推定される[14]。また *chsA*，*chsC* と *chsB* の二重変異株の解析結果からクラス I，II キチン合成酵素との機能相関も示唆されている[15]。

　A. oryzae，*A. fumigatus* においても *A. nidulans* の *chsB* に最も相同性の高いオルソログ（それぞれ *AochsB*，*AfchsG*）（図 1A）について破壊株が作製されており，*A. nidulans* の *chsB* 破壊株ほどではないが野生株と比べて生育が遅れることから菌糸生長に重要な役割を果たすことが示唆されている[16,17]。*AochsB* の破壊株はバッチ培養を行った場合，菌体の塊を形成しにくく液体培養時に培養液の粘性が増加しにくいことが報告されている[18,19]。

　上記以外のクラス III のキチン合成酵素遺伝子については *A. fumigatus* において *AfchsC*（図 1A）の破壊株が作製されているが野生株と比較して表現型に変化は見られなかった[12,17]。またクラス I キチン合成酵素をコードする *AfchsA* との二重破壊株も作製されているが，細胞壁の表層構造に電子顕微鏡レベルで変化が見られたものの細胞壁キチン，グルカンの含量に変化は見られず薬剤感受性にも変化は見られなかった[12]。

2.3　クラス V とクラス VI に属するキチン合成酵素

　先にも述べたがクラス V に属するキチン合成酵素はクラス IV に属するキチン合成酵素と相同性のある領域（chitin synthase domain：CSD）の N 末端側に MMD を持つ。またこれまでにゲノム配列の明らかになっている *Aspergillus* 属糸状菌に存在するクラス VI キチン合成酵素はすべて CSD の N 末端側に MMD を持つが，クラス V キチン合成酵素の MMD にはミオシンのモーター活性に必要なコンセンサス配列が保存されているのに対し，クラス VI キチン合成酵素の MMD には保存されていない。クラス V キチン合成酵素をコードする遺伝子とクラス VI キチン合成酵素をコードする遺伝子は染色体上でプロモーターを一部共有する形で隣り合わせで逆向きに存在する[20]。

　A. nidulans の *csmA* はクラス V キチン合成酵素をコードしておりその破壊株は菌糸の生長速度が野生株の 70～90％程度になり菌糸の途中が膨らむバルーンの形成，菌糸の中に新たな菌糸を生じる菌糸内菌糸の形成，低浸透圧下での菌糸先端付近の頻繁な溶菌，分生子形成効率の大幅な低下等を示す[21,22]。*csmA* の遺伝子産物 CsmA に HA タグをつけた融合タンパク質 CsmA-HA は菌糸の先端と形成中の隔壁に存在することが示された。また CsmA の MMD は元来モーター活性を持たないかまたは活性がその機能に必要ないが，アクチンとの結合能はその局在と機能に必要であることが示されている[23]。一方，クラス VI キチン合成酵素をコードする *csmB* の破壊株は *csmA* 破壊株と類似の表現型を示すがその程度は *csmA* 破壊株に比べると軽微である。また褐

第12章　麹菌とその近縁糸状菌のキチン合成酵素とキチナーゼ

色の凝集体の形成，二次分生子柄の形成等 *csmA* 破壊株には見られない表現型も示す[20]。CsmB に FLAG タグをつけたものを CsmA-HA と同時に発現できる株を作製し解析したところこれらのタンパク質は共局在した。CsmB においてもその MMD がアクチンと結合すること，CsmB の局在，機能に必要であることが示されている[24]。*csmA*，*csmB* の発現は低浸透圧で高く，培地の浸透圧が上昇するにつれて低下する[20,25]。*csmA* と *chsA*，*chsC* の三重破壊株は *csmA* 破壊株，*chsAchsC* 二重破壊株と比較して生育が非常に悪いことから CsmA が *chsAchsC* 二重破壊株における細胞壁の修復に関わっている可能性が示されている[26]。

　A. oryzae においてもクラスV，クラスVIキチン合成酵素をコードする遺伝子が単離されておりそれぞれ *AochsY*，*AochsZ* と命名されている。*AochsY*，*AochsZ* は類似の発現制御を受けていることが示唆されている[27]。*AochsZ* については破壊株も作製されており（この破壊株の作製者らはこの遺伝子を *csmA* と呼んでいるので注意を要する），*csmA*，*csmB* 破壊株と類似の表現型を示すことが報告されている[16,18]。

2.4　クラスIV，VIIに属するキチン合成酵素

　クラスIVに属するキチン合成酵素は *S. cerevisiae*，*C. albicans* においては細胞壁キチンを合成する主要な酵素であり，*S. cerevisiae* においては細胞壁ストレスに応じて誘導される酵素でもあるが[3]，*A. nidulans* のクラスIVキチン合成酵素をコードする *chsD* の遺伝子破壊株は野生株と比較して表現型の変化は見られない。また細胞壁のキチン含量も *chsD* 破壊株は野生株の 85-90% 程度である[28]。*chsD* の破壊は *chsA*，*chsB* との二重変異でその影響が大きくなることから補助的な役割を担っていると考えられる[28,29]。現在までに他の *Aspergillus* 属糸状菌においてはクラスIVキチン合成酵素をコードする遺伝子破壊株作製の報告はない。

　クラスVIIキチン合成酵素については *A. fumigatus* においてその遺伝子破壊の報告があるのみで，キチン含量はある程度低下するが生育，キチン合成酵素活性は野生株と比較して変化が見られなかった[30]。

3　キチナーゼ

　キチナーゼはその反応機構からグリコシルハイドロラーゼファミリーの 18 と 19 に分類されるものがあり，さらにファミリー18 キチナーゼはクラス I〜V に分類されるが菌類が持つキチナーゼはこのうちファミリー18 のクラスIIIとVに属するものだけである。クラスIIIキチナーゼはエンド活性を，クラスVキチナーゼはエキソ活性を持つことが示唆されている[31,32]。近年の種々の糸状菌におけるゲノム配列解析からクラスVキチナーゼの中に特徴的な構造を持つグループが存在することが明らかになってきたため，クラスVをサブグループ（クラスターという呼び方もある）AとC，クラスIIIキチナーゼをサブグループBと分類することが提案されている[33,34]。

　子嚢菌類の糸状菌にはキチナーゼをコードすると考えられる遺伝子がそのゲノム配列解析から

表1 A. nidulans のキチナーゼ遺伝子とその遺伝子産物の構造

AN No.*	遺伝子名	クラス	サブグループ**	総アミノ酸数	分泌シグナル	CBM18***	LysM*** (CBM50)	特徴的な構造
8241	chiA	III	B-I	961	+			GPI-anchor
11059		III	B-II	558	+			
11063		III	B-V	305	−			
4871	chiB	V	A-V	398	−			
0299		V	A-IV	366	−			
5454		V	A-V	461	+			
11233		V	A-II	442	+	+		
0221		V	A-II	391	+			C末にKDEL配列
9390	chiC	V	C-I	1150	+	+		
0517		V	C-I	1776	+	+		
0541		V	C-I	1666	−			
0549		V	C-I	1175	+	+		
5077		V	C-I	1330	+	+(+)		
8481		V	C-I	1453	+	+		
10502		V	C-II	709	−			
0509		V	C-II	1481	+	+	++	
10838		V	C-II	1232	+	+	++	
7613		V	C-II	823	+	+	++	

*, *Aspergillus* genome database（AspGD：http://www.aspgd.org/）の番号を示す。
**, サブグループはその構造によりさらに細いグループに分類されておりそれをローマ数字で示した。
***, +の数は存在するモジュールの数を表す。相同性の低いものを（ ）で示した。

10個〜30個以上存在することが推定されており, *Aspergillus* 属糸状菌においても十数個（*A. nidulans* には18個, *A. oryzae* には17個, *A. fumigatus* には18個）のキチナーゼ遺伝子の存在が推定されている[35]。表1に *A. nidulans* のキチナーゼ遺伝子とそれらの遺伝子産物の推定上の構造を示した。

3.1 クラスIIIキチナーゼ

クラスIIIキチナーゼをコードする遺伝子は比較的に数が少なく *A. nidulans* で3個, *A. oryzae* で5個と予想されている。このうち *A. nidulans* の *chiA* の遺伝子産物 ChiA は961アミノ酸からなり GPI アンカー型の膜タンパク質である。*chiA* の発現は若い菌糸中で高く, 分生子の発芽時には特に高い。ChiA に GFP を繋いだものは分生子発芽部位, 菌糸分岐部位に局在した。また一部の菌糸先端にも局在が見られた[36]。これらのことから ChiA は分生子の発芽, 菌糸の分岐の際に機能していることが推定されたが *chiA* 破壊株では野生株と比較して表現型に変化は見られず他のキチナーゼと機能が重複していることが予想される。最近, *A. fumigatus* においてクラスIIIキチナーゼをコードする遺伝子について五重破壊株まで作製されその表現型の検討が行われたが, 野生株と比較して差は見られなかった[37]。*A. oryzae* のクラスIIIキチナーゼの機能解析については現在までに報告はない。

3.2 クラスVキチナーゼ

　先にも述べたようにクラスVキチナーゼはその構造からサブグループAとCに分類されるが，このうちサブグループAに属するものは350-500アミノ酸程度からなり，一部の例外を除いてファミリー18キチナーゼの保存領域以外に特徴的な配列は見られない。*A. nidulans*にはサブグループAに属するキチナーゼをコードする遺伝子が5個存在するが，このうち*chiB*の発現は培養後期に強く誘導され，*chiB*破壊株は培養後期の菌体重量の減少に遅れが見られることから*chiB*は自己溶菌に関与することが示唆されている[38~40]。*A. fumigatus*においても*chiB*のオルソログ遺伝子*AfchiB1*が単離されその遺伝子産物AfChiB1の酵素学的性質が検討されているが，AfChiB1はキチナーゼ活性だけではなくその逆反応としてトランスグリコシダーゼ活性を持つことも示されている[32]。

　サブグループCに属するキチナーゼは800～1500アミノ酸からなりファミリー18キチナーゼの活性中心を含む保存領域のほかにキチンとの結合能のあるCBM (Carbohydrate-Binding Module) 18を持ち，さらに一部のキチナーゼにはやはりキチンとの結合能をもつLysMドメイン (CBM50)[41]が存在する。

　*A. nidulans*にはサブグループCに属するキチナーゼをコードする遺伝子は10個存在する（表1）がその機能は未解明である。サブグループCに属するキチナーゼに関しては*Trichoderma*属糸状菌において発現パターンの解析が報告されているのみである[42]。

4 おわりに

　本章では*Aspergillus*属糸状菌のキチン合成酵素，キチナーゼに関する機能解析の現状について述べた。キチン合成酵素についてはこれまでの遺伝子破壊などの解析から，酵母，二形性酵母においてはクラスIVに属するものが重要な機能を担っているのに対し，糸状菌ではクラスIII，クラスV，VIに属するものが重要な機能を担っていることが明らかになってきており，何故そのような違いが生じたのか興味深い。またキチナーゼ遺伝子については子嚢菌類の糸状菌で非常に多くの遺伝子の存在が推定されているが，酵母*S. cerevisiae*には2個，*C. albicans*には4個しか存在しない。子嚢菌類の糸状菌が何故このように多くのキチナーゼ遺伝子を持つのかについて今後の解析が期待される。

文　献

1) M. Choquer, *et al., Eur J Biochem,* **271**, 2153-2164 (2004).
2) J. P. Latgé, *Mol Microbiol,* **66**, 279-290 (2007).

3) M. D. Lenardon, *et al.*, *Curr Opin Microbiol*, **13**, 416-423 (2010).
4) L. E. Rogg, *et al.*, *Med Mycol*, (2011) doi : 10.3109/13693786.2011.577104.
5) D. W. Culp, *et al.*, *FEMS Microbiol Lett*, **182**, 349-353 (2000).
6) M. Ichinomiya, *et al.*, *Curr Genet*, **48**, 171-183 (2005).
7) M. Fujiwara, *et al.*, *J Biochem*, **127**, 359-366 (2000).
8) M. Ichinomiya, *et al.*, *Eukaryot Cell*, **4**, 1125-1136 (2005).
9) B. C. Park, *et al.*, *FEMS Microbiol Lett*, **220**, 241-246 (2003).
10) J. I. Lee, *et al.*, *Fungal Genet Biol*, **41**, 635-646 (2004).
11) O. Mizutani, *et al.*, *Eukaryot Cell*, **3**, 1036-1048 (2004).
12) L. E. Rogg, *et al.*, *Biochem Biophys Res Commun*, (2011).
13) K. Yanai, *et al.*, *Biosci Biotechnol Biochem*, **58**, 1828-1835 (1994).
14) K. Fukuda, *et al.*, *Eukaryot Cell*, **8**, 945-956 (2009).
15) M. Ichinomiya, *et al.*, *Curr Genet*, **42**, 51-58 (2002).
16) C. Müller, *et al.*, *Microbiology*, **148**, 4025-4033 (2002).
17) E. Mellado, *et al.*, *Mol Microbiol*, **20**, 667-679 (1996).
18) C. Müller, *et al.*, *Appl Environ Microbiol*, **68**, 1827-1836 (2002).
19) C. Müller, *et al.*, *Biotechnol Bioeng*, **81**, 525-534 (2003).
20) N. Takeshita, *et al.*, *Mol Microbiol*, **59**, 1380-1394 (2006).
21) M. Fujiwara, *et al.*, *Biochem Biophys Res Commun*, **236**, 75-78 (1997).
22) H. Horiuchi, *et al.*, *J Bacteriol*, **181**, 3721-3729 (1999).
23) N. Takeshita, *et al.*, *Mol Biol Cell*, **16**, 1961-1970 (2005).
24) M. Tsuizaki, *et al.*, *Biosci Biotechnol Biochem*, **73**, 1163-1167 (2009).
25) N. Takeshita, *et al.*, *Biochem Biophys Res Commun*, **298**, 103-109 (2002).
26) E. Yamada, *et al.*, *Biosci Biotechnol Biochem*, **69**, 87-97 (2005).
27) Y. Chigira, *et al.*, *Curr Genet*, **41**, 261-267 (2002).
28) M. Ichinomiya, *et al.*, *Microbiology*, **148**, 1335-1347 (2002).
29) T. Motoyama, *et al.*, *Mol Gen Genet*, **253**, 520-528 (1997).
30) E. Mellado, *et al.*, *FEMS Microbiol Lett*, **143**, 69-76 (1996).
31) V. Seidl, *Fungal Biol Rev*, **22**, 36-42 (2008).
32) A. K. Jaques, *et al.*, *Microbiology*, **149**, 2931-2939 (2003).
33) V. Seidl, *et al.*, *Febs J*, **272**, 5923-5939 (2005).
34) M. Karlsson and Stenlid J., *Evol Bioinform Online*, **4**, 47-60 (2008).
35) P. W. de Groot, *et al.*, *Fungal Genet Biol*, **46 Suppl 1**, S72-81 (2009).
36) H. Yamazaki, *et al.*, *Fungal Genet Biol*, **45**, 963-972 (2008).
37) L. Alcazar-Fuoli, *et al.*, *Fungal Genet Biol*, **48**, 418-429 (2011).
38) H. Yamazaki, *et al.*, *Curr Genet*, **51**, 89-98 (2007).
39) K. S. Shin, *et al.*, *Eukaryot Cell*, **8**, 738-746 (2009).
40) I. Pócsi, *et al.*, *J Appl Microbiol*, **107**, 514-523 (2009).
41) R. de Jonge and Thomma B. P., *Trends Microbiol*, **17**, 151-157 (2009).
42) S. Gruber, *et al.*, *Glycobiology*, **21**, 122-133 (2011).

第13章　納豆菌と枯草菌：ゲノムから眺める安全な菌の活用

板谷光泰*

1　はじめに

　現代の多くの日本人にとって納豆は健康食品である。元来は大豆の煮豆を稲藁で包み，稲藁に存在していた天然納豆菌の働きで納豆を作る苞（つと）納豆という自然任せの発酵食品であった。現代ではスターターの納豆菌を煮大豆にふりかけるだけの簡便なこともあり，自家製納豆の紹介がwebでも頻繁に見つかる。納豆に関して総合的に学ぶには，専門家達が丁寧にまとめて最近出版された2冊[1,2]を参照するとよい。また本書中の第3編，27章納豆の機能性（木村啓太郎）も参照されたい[3]。

　一方で枯草菌（*Bacillus subtilis*）は土壌や空気中に常在しており，通常の土壌だけでなく砂漠の砂からも頻繁に分離されるほど自然界に広く生息している。枯れ草からも分離されることからの命名と思われるが日本語での発音は「こそうきん」である。グラム陽性の桿菌で，菌体外にプロテアーゼに代表される様々な物質を分泌し工業用途にも広く用いられる非常に有用な菌である。枯草菌は自然からの分離法，使用目的によって多数の株が報告されているが，実験室株としての有用性では168という番号がつく枯草菌168株に由来する菌に及ぶものはない。枯草菌168株の元株は残念ながら失われているが，外部のDNAを自分の細胞内に能動的に取り込める性質のおかげで遺伝的掛け合わせによる研究に用いられ，プラスミドベクターDNAを用いる遺伝子工学が開花すると168株の取り込み能力が活用された。分子生物学分野で枯草菌と言えばまず枯草菌168株であり，人体には無害で，病原性のない極めて安全性の高いこの株の全塩基配列は1997年に決定された。(http://bacillus.genome.jp/)。一方，納豆菌については，日本人グループによってゲノム解読の成果が2010年に報告され，納豆菌研究の新たなステージへの導入が期待されている。この章ではゲノムの利用法に主眼を置きながら，枯草菌と納豆菌のゲノムの過去，現在をまとめ，未来を志向したい。

2　枯草菌ゲノムと納豆菌ゲノム解読

　枯草菌168株のゲノム解読は1991年にスタートし，最終的に日韓米と欧州，計12カ国の国際プロジェクトで達成された。今とは異なりコストも時間もかかる大変な作業で5年間を費やし

---

*　Mitsuhiro Itaya　慶應義塾大学　先端生命科学研究所　ゲノムデザイン学研究室　教授

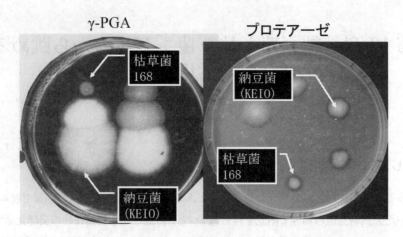

図1 納豆菌コロニー
大豆抽出液入り（左），カゼイン入り（右）。寒天プレートに拡げた枯草菌168株とゲノム解読された納豆菌KEIO株コロニーを示す。

た。枯草菌168株は解読プロジェクト開始までに詳細な遺伝地図が作製されており，さらに筆者が1991年に報告した正確なゲノム物理地図も解読作業に貢献した[4]。上述のように枯草菌168株という標準株が対象に選ばれたのは当然であり，遺伝子地図→物理地図→塩基配列決定の時間軸で達成されたこの成果はゲノム科学幕開けの時代を先取りする快挙であった。

一方で納豆菌は，誰もが認める標準株がなかったことと，またゲノム配列決定にかかる費用は一研究室で成し遂げるにはあまりにも高価であり，配列解析，ウェブへの登録もそれなりのエキスパートが必要でありなかなか進展しなかった。筆者のグループで4種類の納豆菌ゲノムの物理地図を完成させ[5]，また納豆菌プラスミドに関する情報も整理されてきた2008年頃，慶應大学理工学部の榊原康文博士と大学院生西藤ゆかり氏との共同研究をスタートさせ，両者の並々ならぬ意欲で一つの株に絞りゲノム解読にとりかかった。ゲノム解読対象の納豆菌は，筆者が古くから研究に用いてモザイクゲノム作製（後述）にも用いられた株である。本稿ではこの株を納豆菌KEIO株と称する（図1）。納豆菌KEIO株からのゲノムDNA採取，解析操作，および解読成果は2010年論文を参照されたい[6]。またホームページも開設されており（http://natto-genome.org/）遺伝子データはここからダウンロードできる。最新のハイスループットの塩基配列決定技術は時間，コストどれをとっても枯草菌168株の時代に比べれば驚異的に改良されている。しかし得られた配列データだけでひとつながりのゲノムに至るのはまだ困難で，枯草菌168株の完全配列を参照しながら，納豆菌KEIO株の物理地図の情報も加味しながら完成度の高いゲノム全体像が判明した。納豆菌ゲノムでは繰り返し配列が大変多くて枯草菌168株で参照できなかったところも含めておそらくファージ由来の部分の配列が一部未解読で残されている[6]。以下では比較を通して明らかとなった，枯草菌168株と納豆菌KEIO株の共通点と相違点を検証する。

112

第 13 章 納豆菌と枯草菌：ゲノムから眺める安全な菌の活用

表 1 枯草菌，納豆菌ゲノムの比較

	枯草菌 168 株[*1]	納豆菌（慶応株）[*2]
サイズ（bp）	4,215,606	4,091,591
G + C 含量（%）	43.51	43.73
Protein-coding gene	4,176	4,375
rRNA gene（5S-23S-16S）[*3]	10	10
tRNA gene：	86	93
環状プラスミド	0	2[*4]

* 1　http://www.ncbi.nlm.nih.gov/genome?Db=genome&Cmd=ShowDetailView&TermToSearch=27
* 2　http://www.natto-genome.org/about.html 納豆菌ゲノムには小さなギャップが 8 箇所ある
* 3　5S-23S-16S の相同性は 100%
* 4　pBEST195L（大：65 kbp），pBEST195S（小：6.6 kbp）

3　ゲノムから見えた納豆菌 KEIO 株

　両ゲノムの主な特徴を表 1 に挙げた。環状ゲノムのサイズはほぼ同じで遺伝子の総数もあまり変わらない。アミノ酸の相同性 80% 以上で検索してみると，納豆菌 4375 の遺伝子のうち 3694（84.4%）が枯草菌 168 株の遺伝子と対応がついた。一方，枯草菌 168 株の 4176 遺伝子のうち 3606（86.4%）が納豆菌にも見つかるので，お互いに 8 割以上の遺伝子を共有していることが判明した。10 個のリボソームの配列はほぼ相同で，従来から推測されていたとおり枯草菌 168 株と納豆菌 KEIO 株の近縁度はきわめて高い。納豆菌の特徴は，大豆表面で増殖しながらポリグルタミン酸を主成分としたネバネバや，栄養成分，納豆の香り，納豆キナーゼ等の有用成分を産出することである。これらの研究は異なる納豆菌株からの遺伝子を用いて行われたが，納豆菌（KEIO）でも保持されていることが確認された[6]。以下では，今回のゲノム解読から新たに見えた点と今後の研究開発，利用法に役立ちそうな点に主眼を置いて述べる。

3.1　予想以上に多かった IS

　解読以前から，納豆菌では 2 種類の IS（insertion sequence）の存在が（IS4Bsu1, Is256），故伊藤義文博士によって精力的に調べられ，実際にそれらがゲノム中を可動する分子機構も吉川博文博士らにより調べられた[7]。枯草菌 168 株は IS を全く保持していない。これに対して，納豆菌には IS が十個程度あり現在でも活性を持っていることは近縁種としては不思議な点のひとつであった。今回，納豆菌ゲノムでは既知の IS のゲノム中での位置と数が明らかにされたことに加えて，新たに Transposase と相同性の高い遺伝子座を含む 26 箇所で IS 候補が見つかった（図 2）[6]。新規に予想された IS が実際に機能をもつかどうかは今後の課題であるが，研究法には工夫が必要であろう。可動 IS が増えると，ゲノムの恒常性の面では不利に働くので，枯草菌 168 株のようなゲノム工学の宿主としては不向きであるが，ゲノム進化に活用するのには向いている。

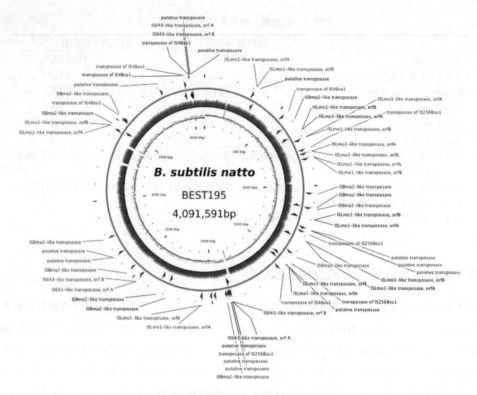

図2　納豆菌 KEIO 株の環状ゲノム
http://natto-genome.org/ で作成。ゲノム概略情報は表1参照。
環状ゲノムの外側に IS が示されている。

3.2　納豆菌 plasmids

　現在の枯草菌 168 株はプラスミドを保有しない。自然から分離される枯草菌や納豆菌は通常プラスミドを保有しているので，枯草菌 168 株の先祖株は持っていたかもしれないが確認はできない。納豆菌プラスミドについては，保存機関に寄託保存されている株から田中暉夫博士によって分離され整理された。それによると，大小2種類のプラスミドが保有されるのが納豆菌の基本型で，今回ゲノム解読された納豆菌も pBEST195L（大：65 kbp），pBEST195S（小：6.6 kbp）を保持していた（表1）。両プラスミドともに接合伝達性プラスミドであることが示唆されており，枯草菌 168 株に移植して行われた研究で枯草菌 168 株同士では接合伝達性が証明されている[8]。接合伝達プラスミドを利用すれば，DNA 取り込み能力が低い納豆菌に DNA を送り込めるのではと期待したが，予想に反して枯草菌 168 株から納豆菌への接合伝達はほとんど起きなかった（板谷：未発表）。理由は不明だが，接合伝達に関わるゲノム性の遺伝子が枯草菌 168 株と納豆菌（KEIO）とで異なる可能性がある。接合伝達は大きな DNA（＝たくさんの遺伝子）を一度に送り込める有望な分子システムなので，接合伝達の頻度が回復した納豆菌の変異株の分離と解析の結果が待たれる。

第13章　納豆菌と枯草菌：ゲノムから眺める安全な菌の活用

4　枯草菌と納豆菌の有効活用

4.1　枯草菌168株ゲノムコンパクト化

　枯草菌168株には4200個に相当する遺伝子がある（表1）。菌が増殖するためにはすべての遺伝子が必要とはされず，物質生産のためには不要な遺伝子，あるいは生育阻害する遺伝子を探してゲノムから除去してやれば，物質生産を簡便に効率よく行える汎用的な枯草菌宿主になるかもしれない。この発想で枯草菌168株ゲノムから，一定の生育条件では特に必要としない遺伝子を大量に除いた株の構築に㈱花王の研究グループがNEDOプロジェクトで取り組んだ。その結果，枯草菌168株ゲノムから約25％の遺伝子が除かれ身軽になった株が実際に得られ，枯草菌のアルカリ性セルラーゼ／ズブチリシンの生産性が約2倍になったとの報告が出された[9]。この株は，ゲノムはコンパクトになっても成長速度，細胞密度も物質生産に適するレベルであるという驚くべき性質を示した。この株は枯草菌168株由来でまだDNA取り込み能を保持しており，今後目的とする物質生産に必要な遺伝子群を付加していろいろと利用されるだろう。

4.2　枯草菌168株ゲノム活用

　枯草菌168株が取り込んだDNAは，ゲノムと相同の領域があれば相同組み換えでゲノムに組み込まれる（図3）。枯草菌168株の細胞当たりのゲノム数が1であることもあり，組み込まれた外部由来のDNAは安定に保持されることがわかっており，プラスミドでの組み込みと違って脱落することもない。この特徴を利用して，枯草菌168ゲノムが，プラスミドではとても不可能な巨大DNAのクローニングに用いられ，枯草菌ゲノムベクターと命名されている。枯草菌ゲノムベクターでクローニングできるDNAもファージDNA，ミトコンドリアDNA，葉緑体DNAからラン藻ゲノム丸ごとにいたるまで外来DNAの枯草菌ゲノムへの組み込みと安定保持に成功している[10,11]。バクテリアゲノム工学の概念を根本から変えるこの成果は，巨大DNAであるゲ

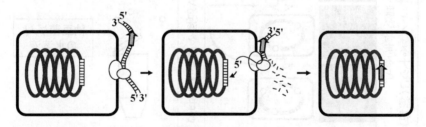

図3　枯草菌168株のDNA取り込み

　枯草菌（左）ではDNAを取り込むための巨大な蛋白質の装置が細胞表層に出現する。この装置が細胞外の裸の二本鎖DNAを認識して切断し，一方の鎖をこの取り込み装置で菌体内部に取り込む（中）。残りのDNA鎖は分解される。枯草菌細胞質に取り込まれたDNAは，recA依存する相同組み換え機構に従ってゲノムDNAとの相同領域の組み換えを引き起こして上向き矢印で示した領域が取り込まれる（右）。遺伝子工学に必要なこのDNA取り込み能力は納豆菌では格段に低い。

ノムを扱う困難さとコスト高のせいで，汎用技術になるにはまだ時間がかかりそうである。同様なことが納豆菌ゲノムで行える可能性はあるだろうか？　納豆菌は図3に示すようなDNA取り込み能力が大変低く，ゲノム中に繰り返し配列が極めて多い。これらは外来DNAを安定に効率よくクローニングする目的には向いておらず，上述のコンパクト化枯草菌ゲノムが利用可能であることからも納豆菌ゲノムをこの目的に応用できる可能性は残念ながら極めて低い。

4.3　納豆菌のゲノム活用

　枯草菌168株はDNAを取り込み，細胞内で相同組み換えを起こす。近縁種のDNAつまり相同性は高いが全く同一ではない納豆菌ゲノムを用いてこの性質の限界を調べようとした古典的な例を紹介したい。図4に示すように，枯草菌168株に納豆菌（KEIO）から取り出したゲノム溶液を与えると，枯草菌のゲノムと一部置き換わった菌が得られる（納枯1）。これにさらに同じ溶液を与えると，別の部分が納豆菌ゲノムで置き換わった菌（納枯2）が得られた。この操作を繰り返していくと，取り込まれた納豆菌ゲノムがモザイク上に枯草菌ゲノム内で蓄積していく。モザイク度が高まるにつれて菌のコロニーも次第に納豆菌に似てきた。コロニー形態だけでなく，大豆発酵も次第にできるようになった。ゲノムをモザイクにする，つまり納豆菌の遺伝子群を枯草菌へ水平伝播させることで遺伝子構成を両者のモザイクにすることが実際にできることが示されたのである[11,12]。この逆，つまり納豆菌に枯草菌ゲノムを与えることで予想されるコナツ

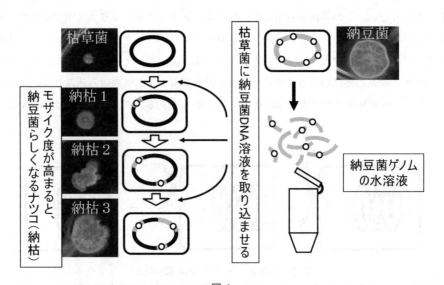

図4

　納豆菌ゲノム溶液（右）を枯草菌168株（左上）に与えると，図3で示した機構でDNAが取り込まれ塩基配列の相同性が高い領域で置き換わる。この操作を繰り返し行うと，納豆菌ゲノムで置き換わる領域が増加して，納豆作製に関わる遺伝子（〇）も蓄積して，納豆と枯草菌のモザイクゲノム，納枯（ナツコ）が分離された。モザイク度が大きいほど納豆菌に似ていた。詳細は文献12, 13を参照のこと。

第 13 章　納豆菌と枯草菌：ゲノムから眺める安全な菌の活用

（枯納）は残念ながら納豆菌の DNA 取り込み能がないために実験系は組めず実現していない。DNA の水平伝播で枯草菌→納豆菌へゲノム進化させることができることが示されたこの成果は，ゲノムのモザイク度を調節して，納豆菌本来の糸引き（ネバネバ）の程度，納豆臭の強弱の程度が微妙に異なる多数のバリエーションを作り出す方法論を喚起するだろう。モザイク度は最高で約 1 割と見積もられてはいるが，次の目標であるナツコ（納枯）菌のゲノム解読に期待がかかる。

5　おわりに

納豆は日本人の心の琴線に触れる伝統食である。保存食として重宝された納豆は，近代の学術的研究の成果によってその比重が健康食品に変化している。納豆は材料の面でも極めてシンプルな食品で，大豆と納豆菌の 2 種類だけである（図 5）。発酵で多用される塩すら使わない。近縁種とされた枯草菌 168 株ゲノムの利用は既に多方面への展開を見せており[14,15]それは *B. subtilis* 168 株という一匹の分離株に由来する。納豆菌（KEIO）のゲノム解読により納豆菌も，「この遺伝子がある，またはない」という情報から始まるゲノム時代での研究の俎上に登れるようになったのは望外の喜びである。遺伝子工学的手法が納豆菌でも日常的な操作法になれば納豆菌の利用を加速するだろう。遺伝子組み換え納豆菌が食品に利用される環境にないことと，枯草菌 168 株で用が足りる分野では近縁種だからといって同じ利用法を志向する必要はなく，水質浄化などの環境分野や化粧品などの医薬分野への応用が注目される。筆者は，枯草菌 168 株ゲノムの研究と利用に長らく携わった。納豆そのものの開発に直接携わったことはないが，煮大豆の表面で納豆菌が無塩発酵して作り出す納豆を味わえることに，日本人として生まれた喜びと幸せと誇りを感じるのは筆者だけではないだろう。

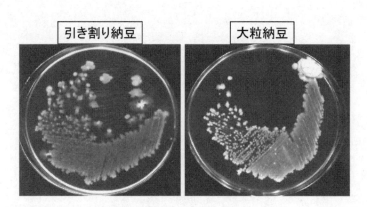

図 5　市販の納豆からの納豆菌
市販納豆の粒を寒天プレートに移し，ネバネバ部分を爪楊枝で拡げると，一晩で多数の納豆菌コロニーが出現する。

謝辞

本稿執筆に当たり，東海大学の小倉光雄，田中暉夫，琉球大学の長名保範，慶應大学の榊原康文，西藤ゆかり，東京農大の吉川博文諸氏に議論していただきました．感謝いたします．

文献

1) 木内幹ほか編著，納豆の科学 ― 最新情報による総合的考察 ―．建帛社（2008）
2) 永井利郎ほか，納豆の研究法，恒星社厚生閣（2010）
3) 木村啓太郎，発酵・醸造食品の最新技術と機能性Ⅱ，p.228，シーエムシー出版（本書）
4) 小笠原直毅ほか，蛋白質核酸酵素，**44**(8), 1447 (1999)
5) Q. Dongru *et al.*, *Appl. Environ. Microbiol.*, **70**, 6247 (2004)
6) Y. Nishito *et al.*, *BMC Genomics*, **11**, 243 (2010)
7) K. Takahashi *et al.*, *Micribiology* **153**, 2553 (2007)
8) N. Sakaya *et al.*, *J. Biochem.* **139**, 557 (2006)
9) 荒勝俊ほか，微生物機能を活用した革新的生産技術の最前線，p.32，シーエムシー出版（2007）
10) M. Itaya *et al.*, *Nat. methods*, **5**, 41 (2008)
11) 板谷光泰，現代生物科学入門 9，p.35，岩波書店（2010）
12) M. Itaya *et al.*, *Biosci. Biotech. Biochem.*, **63**, 2034 (1999)
13) 板谷光泰，岩波科学，**70**(12), (2000)
14) 板谷光泰，実験医学，**29**(7), 140 (2011)
15) 柘植謙爾ほか，微生物機能を活用した革新的生産技術の最前線，p.65，シーエムシー出版（2007）

第14章 耐熱性酢酸菌を使った酸化発酵による有用物質生産系の開発

外山博英[*1], 松下一信[*2]

1 はじめに

　発酵は物質生産と共に熱を発生させる。酵母や酢酸菌など，現在の発酵産業で利用されている一般的な有用発酵微生物は，生育には30℃付近を好む常温菌であり，発酵を効率よく行わせるためには，発生される熱で発酵槽内の温度が生育や発酵限界温度を超えないように冷却する必要がある。とりわけアルコールからの酢酸への酸化反応は非常に大きな発熱反応であり，熱に弱い酢酸菌は冷却が不十分であれば発生する熱で死滅してしまい，発酵反応は停止してしまう。酢酸菌に限らず，生育や発酵の限界温度が高い発酵微生物を開発し，利用することが可能となれば，冷却コスト削減と二酸化炭素排出量削減が可能となってくる。さらに熱帯地域や亜熱帯地域での発酵産業の育成振興にも結びつくことが期待される。

　生育にとって至適な温度で微生物を分類すると，好冷菌，常温菌，好熱菌，超好熱菌に分けられる（図1）。好熱菌や超好熱菌は，一般的な細菌（Bacteria）とは分類学上異なるアーキア（Archaea）と呼ばれる微生物で，それらの生産する熱に強い酵素は産業的に利用されてきている。一方一般的な発酵に利用されている微生物は，真核生物（Eukaryota）である酵母や麹菌を含めて常温菌である。そのため，好熱菌や超好熱菌の中から現在発酵産業で利用されている微生物のような発酵物質生産に有用な形質を持つ微生物を新たに見つけることは困難であり，また遺

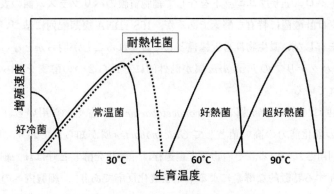

図1　生育温度による微生物の分類

[*1] Hirohide Toyama　琉球大学　農学部　教授
[*2] Kazunobu Matsushita　山口大学　農学部　教授

伝子工学的な手法で発酵生産に必要な形質の全てを導入し，高い発酵生産能力を有する微生物を新規に開発することも難しいと考えられる。加えて，発酵生産を60℃や80℃のような高温で行うことは，逆に加温するためのエネルギーを与えなければならず，コスト増につながってしまう。それよりも現在使用されている発酵微生物の近縁種の中から，少しだけ高い温度（5～10℃程度）での生育や発酵生産に適応した微生物を，自然界から分離するか，もしくは遺伝子工学的に開発する方が合理的と考えられる。

こうした考えに基づき，"熱帯魚"や"熱帯樹"のような，"熱帯酢酸菌"が存在するのではないかと考えスクリーニングしたところ，実際にタイから多くの"熱帯酢酸菌"が分離できた[1,2]。この成果を基にして，他の有用微生物について同様な性質を持つ菌株を探索する事業として，JSPS-NRCT拠点大学事業「微生物の生化学的研究」（1998～2007年度）が実施された。その成果は酢酸菌のみにとどまらず，酵母や乳酸菌など多くの発酵生産に有用な他の微生物へと発展した[3～5]。こうした，分類上常温菌の範疇でありながら，生育至適温度が同属もしくは同種の常温菌より5～10℃ほど高い微生物を「耐熱性微生物（thermotolerant microorganism）」と呼ぶ。本稿では，耐熱性酢酸菌を利用した高温発酵系の構築の試みについて述べる。

2 酢酸菌と酸化発酵

酢酸菌は一般的には，アルコールから酢酸を生産する能力があり，高い酢酸耐性能力を持つ微生物の総称である[6]。分類上はα-プロテオバクテリア綱に属する。酢酸生産を担う酵素は，他の微生物でも見られるようなNAD(P)を利用する可溶性の脱水素酵素ではなく，細胞膜結合型のNAD(P)を利用しないアルコール脱水素酵素とアルデヒド脱水素酵素である。前者はピロロキノリンキノン（PQQ），後者はモリブデン—モリブドプテリンを補欠分子族として有していて，どちらもチトクロムcサブユニットを介して細胞質膜のペリプラズム側の表面に結合している。これらの酵素は酢酸菌に特有な酵素であるが，16S rDNA塩基配列に基づいた分類では，それらの酵素活性を有しない微生物群も近縁種として含まれることが明らかとなってきている。また，γ-プロテオバクテリアの*Frateuria*属が例外的にそれら2つの酵素を持っていて酢酸生産することが知られている。

食酢醸造には主に*Acetobacter*属と*Gluconacetobacter*属が古くから用いられている。また糖や糖アルコールの酸化能力の高い菌として*Gluconobacter*属が知られており，ビタミンC生産などに工業的に利用されている。その物質生産過程は「酸化発酵」と呼ばれ，細胞質膜上のペリプラズム側に存在する特徴的な酵素による不完全酸化反応であり[7]，細胞内への出発物質の取り込み過程が不要であるため，迅速で効率のよい反応である。また酢酸菌は酸化生成物を炭素源として利用しない場合が多いため，生産物が培地中に効率よく蓄積するのも特長である。しかし現在発酵生産に利用されている酢酸菌は，35℃を超えると生育や生産性が極端に劣化するため，発酵に伴って発生する発酵熱を冷却によって取り除き，温度上昇を抑制しなければならない。

第14章　耐熱性酢酸菌を使った酸化発酵による有用物質生産系の開発

3　耐熱性酢酸菌と耐熱化の機構について

前述のように，タイから多くの耐熱性酢酸菌が分離された[1,2]。これらの菌株は，16S rDNA塩基配列は常温菌のものとほぼ一致していたが，生育限界や発酵限界温度の差は歴然としていた。例えば，*Acetobacter pasteurianus* の常温菌は40℃では生育できなくなるが，耐熱性菌は42℃でも生育が可能であり，また酢酸発酵能力も常温菌は37℃では著しく減退するが，耐熱性菌では38℃まで良好であった[8]。耐熱性菌のアルコール脱水素酵素は常温菌の酵素に比べ至的温度が5℃ほど高く，熱安定性も高いことが示された[9]。また *Gluconobcter frateurii* の常温菌は37℃では生育できないが，耐熱性菌は38.5℃でも生育可能でソルボース発酵能力も見られた。さらに面白いことは，生育限界温度近くで繰り返し培養することで，こうした高温適応能力を向上させることが可能であることである。

日本で伝統的な食酢醸造に使用されている常温菌 *A. pasteurianus* NBRC3283株は39℃では生育可能であるが，40℃での生育は不安定であった。40℃での培養を5世代（27日間）継続したところ，42℃で安定に生育できる菌株（42℃株）が得られた[8]。この適応は一過性ではなく，30℃での培養を繰り返したのちでも，42℃で安定に生育できる能力を維持していた。そこで，42℃株のゲノム配列を次世代シーケンサーで解析し，全ゲノム配列が終了していた NBRC3283株と比較したところ，3ヶ所の塩基置換と92,254塩基の欠失が起こっていることが確認された。別に得られた高温適応株では欠失のみが共通して確認され，これが42℃での生育を可能にした変異と同定された[8]。この領域には，21個の代謝に関係する遺伝子を含む72個の遺伝子を含むことが予想され，これらの遺伝子の欠失と高温耐性能力獲得との関連が解析されているところである。

また，耐熱性酢酸菌である *A. pasteurianus* SKU1108を酢酸発酵限界温度に近い39℃で9回（約2か月間）繰り返し酢酸発酵させながら培養すると，39℃ででも安定に酢酸発酵できる菌株（TI）を取得することができた。別に，38℃から段階的に温度を上げていき，最終的に39.5℃で繰り返し培養することで最終的に40℃でも酢酸発酵が可能となった高温適応株（TH-3）が得られた[5]。次世代シーケンサーを使って親株である SKU1108株のドラフトゲノム解析を行い，そのデータからゲノム配列を *de-novo* に構築してオープンリーディングフレーム（ORF）を決定した。さらに高温適応株のゲノム配列も解析し，親株のORFに対してマッピングした。その結果，アミノ酸置換や欠失を伴った変異がTI株では6ヶ所，TH-3株で11ヶ所確認された。これらのうち，3つの遺伝子に対応するORF内には，共通して変異が確認された。これらの遺伝子は，少なくとも酢酸菌の高温適応化に関与していることが示唆されるので，解析を進めているところである。

Gluconobacter 属菌においても，高温での繰り返し培養を行うことで，生育やソルボース発酵が高温でも可能な高温適応株の取得に成功している（後述）。

また耐熱性菌株を変異処理して，高い温度での生育が低下した菌株（高温感受性変異株）を取

得し，どの遺伝子が変異していたかを解析することでも，耐熱性獲得機構の解明を進めている[4,10]。ドラフトゲノム配列を決定したSKU1108株は残念ながらトランスポゾンを使った欠失変異導入には不向きな菌株であったので，別の耐熱性酢酸菌 A. tropicalis SKU1100株を使用した。4000株強のトランスポゾン変異株を取得し，その中から32株の高温感受性変異株を分離し，それらの変異遺伝子を特定することができた（表1）。これらは重複も含んでいるため，24遺伝子に収斂された。これらのいくつかの遺伝子については，その遺伝子破壊（5遺伝子）と相補（11遺伝子）によって，その耐熱性への関与が検証されている。これらの遺伝子は，「ストレス対応因子」「細胞分裂・DNA修復」「細胞表層合成・膜輸送」などに収斂しており，これらの遺伝子

表1 *A. tropicalis* SKU1100 高温感受性株遺伝子の遺伝子構成と解析状況

Mutant no.	Gene identified	*Function*	Gene organization	*Analysis**
10-14	Xanthine dehydrogenase		Operon	*Km*
43-43	Glutamine synthase	*Metabolism*	Single	*Comp*
59-33	Asparagine synthase		Operon	
58-2	Siroheme synthase		Single	*Comp*
36-32	Lysyl tRNA synthase		Operon	*Km/Comp*
34-27, 43-38, 50-17, 51-43	Serine protease		Single	*Comp*
67-16	Metalloprotease		Operon	*Comp*
37-1	Putative small heat shock, HspA		Single	
71-30	GTPase, lepA	*Stress response*	Operon	
59-15	ECF-type sigma factor		Operon	
42-52	DNA methyltransferase		Operon	
71-44	Flavodoxin/nitric oxide synthase		Single	
66-44	3-Phospho glycerate dehydrogenase		Operon	*Comp*
59-14, 63-12	Hopene-associated glycosyltransferase	*Cell surface*	Operon	*Km/Comp*
15-16, 34-47	alanine amidase		Single	
51-4	Septum inhibitor, MinC	*Cell division*	Operon	
59-34, 52-36, 30-12	Chromosome segregation		Operon	
3-45	Na$^+$/H$^+$ antiporter	*Transport system*	Single	*Km/Comp*
12-33	ABC transporter		Single	*Km/Comp*
42-35	Hypothetical protein		Single	*Comp*
12-36, 35-47	Hypothetical protein		Operon	*Comp*
70-19	Hypothetical protein	*Unknown function*	Single	
70-27	Hypothetical protein		Operon	
1-21	Hypothetical protein		Single	

**Comp*：*complementation*；*Km*：*disruption*

第14章　耐熱性酢酸菌を使った酸化発酵による有用物質生産系の開発

産物が耐熱性に重要であることが示されている。同様の解析が耐熱性酵母[4]や大腸菌[11]，耐熱性ザイモナス[4]でも進められており，高温増殖に共通して必要な遺伝子群が明らかになりつつある。特に「酸化ストレス対応因子」や「細胞表層合成」が重要な因子であると推測されている[4]。

こうした実験により，耐熱性酢酸菌の「耐熱性」に関連している遺伝子が徐々に明らかにされてきている。これらの遺伝子を高発現させるなどして増強することで，耐熱性が向上するかどうか，今後の解析結果が待たれる。

4　耐熱性酢酸菌を使った酢酸発酵

上記で得られた耐熱性酢酸菌 A. pasteurianus SKU1108 株とその高温適応株 TI 株と TH-3 株を使用し，高温での酢酸発酵能力を常温菌 A. pasteurianus NBRC3283 株と比較した（図2）。SKU1108 株は常温菌が酢酸発酵することができない 38.5℃でも酢酸発酵可能であるが，39℃ではできなかった。高温適応株は 39℃を超えても酢酸発酵が可能であり，TH-3 株は 40℃でも酢酸発酵が可能であった[5]。

さらに，温度制御をせずに 4%エタノールで酢酸発酵をさせた場合，NBRC3283 株では自らの酸化発酵で生じる熱によって温度上昇を招き，限界温度である 38.5℃を超えてしまうと急速に酢酸生産能力が失われ，発酵は停止してしまった。SKU1108 株では限界温度が常温菌よりも高いので，酢酸生産がより高い温度に達するまで可能となり，最終酢酸濃度は常温菌よりも高くなった（約2%）。さらに，高温適応株である TI 株及び TH-3 株では発酵液の温度が 44℃に達しても酢酸生産能力が失われることなく継続し，最終酢酸濃度は約 3.5%に達した。このように，耐熱性酢酸菌を使って発酵槽の冷却なしに高い温度で発酵させることが可能であることを示すことができた。

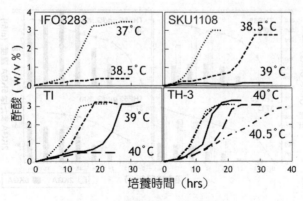

図2　耐熱性酢酸菌による酢酸発酵

5 耐熱性酢酸菌を使った有用物質生産

グルコン酸からの5-ケトグルコン酸（5KGA）発酵の例について示す。5KGAはビタミンCや酒石酸の原料となる有用物質である。タイで分離された耐熱性 *Gluconobacter* 酢酸菌の中から，5KGAに変換する能力が高い菌株を選抜した[11]。従来の5KGA高生産常温菌株 *G. oxydans* IFO12528株は37℃では生育できず5KGAの生産もできなかったが，スクリーニングで得られた菌株は37℃でも良好に生育し5KGAを生産できた（図3）。しかし副生産物である2-ケトグルコン酸（2KGA）の生産量が多かった。そこで2KGAを生産する酵素（膜結合型FAD-グルコン酸脱水素酵素）の構造遺伝子をクローニングして，相同組換えによる構造遺伝子破壊をしたところ，5KGAのみを生産させることができたが，37℃では変換効率が低かった（図4）。細胞質膜画分の酵素活性の解析から，原因は5KGAを生産する酵素の補欠分子族であるPQQが解離して酵素活性が低下していたためと判明した。そこで，PPQの解離を抑制するために培地中にカル

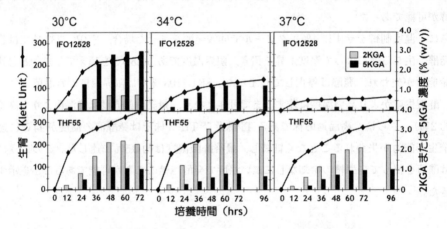

図3　耐熱性酢酸菌による5-ケトグルコン酸発酵Ⅰ

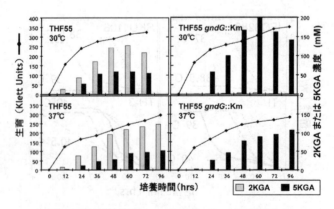

図4　耐熱性酢酸菌による5-ケトグルコン酸発酵Ⅱ

第14章 耐熱性酢酸菌を使った酸化発酵による有用物質生産系の開発

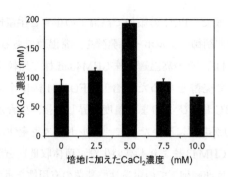

図5 耐熱性酢酸菌による5-ケトグルコン酸発酵Ⅲ

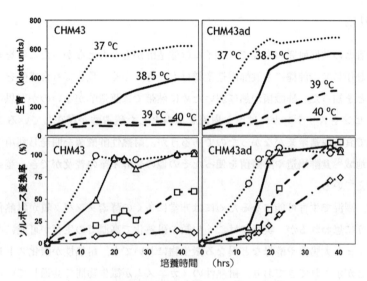

図6 耐熱性酢酸菌によるソルボース発酵

シウムイオンを添加したところ改善が見られ，変換効率は約90％にまで達した（図5）。このように高温での5KGA生産系を開発することができた[12]。生産された5KGAは酸性にして冷却すれば，容易に純度の高い結晶として回収することができる。以上の結果は2％グルコースと2％グルコン酸を含む培地での結果であるが，今後はより実用的なグルコースのみの培地での発酵系の確立が望まれている。

次にソルボース発酵について示す。タイから分離された耐熱性 *G. frateurii* CHM43 は，38.5℃までジャーファーメンターでの生育が可能で，39℃でもソルビトールからソルボースを生産する能力を失わなかった（図6）。この菌株を38.5℃での繰り返し培養することで，39℃で生育が可能となった高温適応株（CHM43ad株）が得られた。この株では，39℃ではほぼ100％のソルボース変換が可能であり，40℃ではほとんど生育できないにもかかわらず，70％の変換が観察された。さらにこの高温適応株を用いた場合，休止菌体でのソルボース発酵が42℃でも遜色なく可能で

あることが示されている。また，PQQ の添加で高温での生育と生産性がさらに改善されることが報告されている[13]。温度非制御のソルボース発酵を，常温菌である *G. frateurii* IFO3264 と，耐熱性菌 *G. frateurii* CHM43，その高温適応株 CHM43ad 株で比較すると，ファーメンターの発生する熱のため（30℃で発酵を始めた場合），IFO3264 株は全く生育せず，CHM43 株と CHM43ad 株はそれぞれ 42℃および 43℃まで温度上昇した後，生育が停止した。この条件下では，ソルビトール酸化能力が非常に高いために，ソルボース生産性には大きな違いが見られなかったが，CHM43ad 株は CHM43 株よりも高い生育（菌体収量）を示した。このように，ソルボース発酵においても，温度非制御下での耐熱性酢酸菌の有用性を示すことができた。

6 おわりに

タイの研究者との共同研究の過程で，タイには醸造酢がもともとなかったことを知った。そして琉球大学に赴任して，沖縄にも食酢醸造産業はもともとなく，現在でも合成酢を使っているところが多いことを知った。酢酸菌が熱に弱いために熱帯では醸造酢がないのかと思っていたが，その後フィリピンやスリランカにはヤシ樹液を原料とした醸造酢が存在していることがわかった。別の理由で食酢醸造産業がなかったのであろうが，耐熱性酢酸菌を開発し利用することで，熱帯や亜熱帯地域へ食酢醸造や酢酸菌を使ったその他の発酵産業の普及ができ，産業振興へ貢献ができると考えている。

一般的には，高温で生育可能になるためには非常に多くの酵素タンパク質が耐熱化されなければならないように思われるが，実際にはごく少数の耐熱化で高温での生育が可能になる場合があるようである。また大腸菌や酵母など異なる微生物においても，耐熱性が酸化ストレス耐性と関連していることが示されてきており，耐熱性のメカニズムが微生物間で共通している可能性が見いだされてきている[4]。メカニズムの一端でも解明されれば，酢酸菌のみならず，現在発酵産業で利用されている様々な発酵微生物の「耐熱化」を図ることは，意外と簡単にできるのかもしれない。

謝辞

本研究成果は，JSPS-NRCT 拠点大学事業（1998～2007 年度）を基として，また生研センター基礎研究推進事業「耐熱性発酵微生物の「耐熱性」分子機構の解明と発酵産業への利用」（2006～2010 年度）の一環として行われたものである。また，耐熱性酢酸菌の研究は，山口大学名誉教授足立収生先生とタイ・カセサート大学名誉教授 Napha Lotong 先生（故人）により始められ，その後多くの日本とタイの共同研究者とともに進められたものである。ここに感謝の意を表したい。

第 14 章　耐熱性酢酸菌を使った酸化発酵による有用物質生産系の開発

文　　献

1) A. Saeki *et al.*, *Biosci. Biotech. Biochem.* **61**(1), 138 (1997)
2) M. Duangtip *et al.*, *Biosci. Biotechnol. Biochem.* **64**(11), 2306 (2000)
3) 松下一信, バイオサイエンスとインダストリー, **66**(3), 130 (2008)
4) 松下一信ほか, 化学と生物, **46**(7), 472 (2008)
5) 松下一信ほか, 醸造協会誌, **105**(6), 730 (2010)
6) 赤田倫治, 星田尚司, バイオサイエンスとインダストリー, **67**(8), 418 (2009)
7) 薬師寿治, 松下一信, バイオサイエンスとインダストリー, **67**(7), 308 (2009)
8) Y. Azuma *et al.*, *Nucleic Acids Res.* **37**(17), 5768 (2009)
9) W. Kanchanarach *et al.*, *Appl. Microbiol. Biotechnol.* **85**, 741 (2010)
10) W. Soemphol *et al.*, *Biosci. Biotech. Biochem.* **75**(10), in press (2011)
11) M. Murata *et al.*, *PLoS One.* **6**(6), e20063 (2011)
12) I. Saichana *et al.*, *Appl. Environ. Microbiol.* **75**(13), 4240 (2009)
13) 服部浩美ほか, 日本農芸化学会 2011 年度大会要旨集, p.241 (2011)

— 第2編：醸造微生物の最新技術

第15章　清酒酵母と実験室酵母の交配による清酒醸造特性のQTL解析

下飯　仁[*]

1　はじめに

　清酒（日本酒）は黄麹菌と清酒酵母の二種類の微生物によってつくられる。黄麹菌は *Aspergillus oryzae* に属する糸状菌で，清酒の原料である米を溶解し，デンプンからブドウ糖を作り出す。清酒酵母はブドウ糖を発酵してエタノールを生産するばかりでなく，エステルや有機酸などの様々な香味成分を作り出すことで，製品の品質に重要な影響を与えている。したがって，清酒の品質設計に適した清酒酵母菌株を選定することは清酒醸造においてきわめて重要である。現在使用されている清酒酵母の多くは，優れた品質の清酒を生産した清酒醸造場から分離された酵母とそれらを元株として育種された酵母であり，代表的な菌株は財団法人日本醸造協会から頒布されている「きょうかい酵母」である。

　清酒酵母は分類学的には *Saccharomyces cerevisiae* に属している。これは，清酒酵母と他の *S. cerevisiae* 菌株がほぼ自由に交配することができること，生じた交配株は稔性をもつこと，下記に述べるようにゲノム構造が他の *S. cerevisiae* 菌株と類似しているからである。しかし，*S. cerevisiae* にも様々な菌株が含まれており，現在ではそれらの菌株の系統進化について，染色体上に分布する多数のDNAマーカーあるいはゲノム配列そのものを用いて研究が行われるようになった。その結果，清酒酵母の系統は，ワイン酵母や実験室酵母のグループとは異なるグループを形成していることが明らかになった[1,2]。したがって，清酒酵母は日本の風土の中で独自の進化を遂げてきた酵母から，さらに清酒醸造に適した菌株が選択されてきたのではないかと考えられる。

2　清酒酵母と他の酵母はどこが違うのか

　清酒醸造の大きな特徴の一つが20％以上にも上る高濃度のエタノールの生産である。高濃度のエタノール生産の原因としては，並行複発酵による高濃度仕込，麹の使用と共に，使用する酵母の違いも大きく，清酒酵母でなければこのような高濃度のエタノールは得られない[3]。また，現在使用されている清酒酵母菌株は，特に吟醸酒用の酵母でなくても生成酒の香気成分の生成が高いのが特徴である。その他，生成酒の品質への影響が不明な特性として，醪における高泡形成，

　＊　Hitoshi Shimoi　㈱酒類総合研究所　研究企画知財部門　部門長

ビオチン非要求性などが清酒酵母の特徴としてあげられる。

3　清酒酵母の特性を決定する遺伝子の解析

　1996年に初めて出芽酵母 *Saccharomyces cerevisiae* の全ゲノム配列が公開されて以来，現在までに数多くの *S. cerevisiae* 菌株のゲノムが解析され，いまや醸造微生物学も完全にゲノムの時代を迎えている。清酒酵母もその例外ではなく，産官学から構成されるゲノム解析コンソーシアムと独立行政法人製品評価技術基盤機構との共同研究により，代表的な清酒酵母であるきょうかい7号（K7）のゲノム配列が解析された[4]。その結果，実験室酵母 S288C と比較すると K7 のゲノムは第5染色体と第14染色体の一部に逆位がある他はほとんど対応しており，多くの遺伝子が99％以上の相同性を示した。したがって，高発酵性などの清酒酵母の特徴はわずかな塩基配列の違いに基づいていると考えられる。我々の研究グループでは清酒酵母の特性の遺伝子レベルでの解析を二つの方法論で進めている。一つは，ゲノム解析の結果明らかとなった清酒酵母で特徴的な構造を持つ遺伝子の解析である。これについては，第17章にその例を示したので参照されたい。もう一つは統計遺伝学的な解析方法であるが，本章ではその解析結果を述べたい。

4　質的形質と量的形質

　酵母の醸造特性は，同じ条件で実験を行えば各菌株ごとに定まっており，子孫に受け継がれる遺伝的形質である。生物の遺伝的形質は，質的形質と量的形質に分けることができる。質的形質は不連続で質的な違いとして示される形質であり，単一又は少数の遺伝子によって支配されている。環境の影響も受けにくい場合が多い。例えば，清酒酵母の高泡形成能は質的形質であり，「泡あり」か「泡なし」のどちらかに分類される。酵母では，質的形質に関与する遺伝子について変異株の機能相補による遺伝子のクローニングが可能である。高泡形成に関与する遺伝子は，泡なし変異株を泡ありに変化させる遺伝子を泡あり酵母から作製した遺伝子ライブラリからスクリーニングすることでクローニングされ，清酒酵母に特有の遺伝子であることが判明した[5]。一方，連続的な数値で示される形質が量的形質であり，複数の遺伝子によって支配されており，環境の影響も受けやすい。ヒトの身長，体重，栽培植物の収量などが典型的であり，量的形質を支配する遺伝子座は量的形質遺伝子座（QTL）と呼ばれている。産業上重要な形質の多くが量的形質であり，QTL の同定と育種への利用は栽培植物や家畜で盛んに行われている。QTL を同定する方法として一般には連鎖解析が用いられている。異なる量的形質を持った個体を交配し，その後の分離後代について，全ゲノム上に配置した DNA マーカーと表現型の連鎖を解析して，探索する遺伝子の位置を推定するのである。清酒醸造においてもエタノールや香気成分の生成量のような重要な性質が連続的な値を示し，これらの形質は複数の QTL によって支配されていると考えられる。酵母は真核生物であり減数分裂を伴う有性生殖を行うことから，連鎖解析による QTL

第15章　清酒酵母と実験室酵母の交配による清酒醸造特性のQTL解析

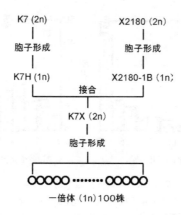

図1　清酒酵母K7と実験室酵母X2180の交配の模式図

解析が可能である。我々は，清酒酵母のためのゲノムワイドなDNAマーカーを開発し，清酒酵母の醸造特性に関与するQTLの同定を試みた。清酒酵母の優れた醸造特性に関与するQTLを同定することは今後の清酒酵母の育種に大きな意義を持つと考えられる。

5　QTL解析実験のデザイン

清酒醸造特性を支配するQTL解析を実施するためには，量的形質である醸造特性が大きく異なり，しかも多型を示すDNAマーカーをゲノムワイドに設定できる程度に系統の異なる酵母菌株を用いて交配実験を行う必要がある（図1）。我々は，交配実験の親株として，ゲノム解析株である清酒酵母K7と実験室酵母X2180を用いた。X2180はゲノム解析株S288Cのホモ二倍体株である。清酒酵母であるK7はX2180に比べて清酒醪における発酵力が高く，香気成分の生成量も多い。これらの酵母の一倍体を取得して，交雑二倍体を作製し，さらに胞子形成による減数分裂後の一倍体について表現型と遺伝子型の連鎖解析を行った。

6　K7の一倍体の取得と醸造特性の解析

酵母の交配には親株同士が接合型の異なる一倍体であることが必要である。K7を含む清酒酵母は二倍体であるので，QTL解析の第一段階として我々は胞子形成によるK7の一倍体の取得を試みた。清酒酵母は胞子形成能がきわめて低いことから，我々は以下のような手法によりK7の一倍体を取得した。まず，熱耐性を指標としたランダムスポア法により一倍体候補株1145株を取得し，一次スクリーニングとしてPCRによる接合型遺伝子の確認を行い，a型またはα型の遺伝子型を示す候補株406株を選択した。二次スクリーニングとしてフローサイトメトリーによる核型解析を行い，一倍体のDNA量を示す候補株127株を取得した。三次スクリーニングとして標準一倍体との接合試験を行い，接合可能な100株を最終的な一倍体として取得した。核型

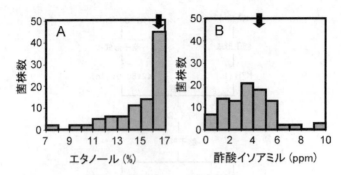

図2 K7一倍体の醸造特性の分布
A：エタノール生成量，B：酢酸イソアミル生成量
矢印は親株の値

解析のプロセスは必須であり，これを行わないとa/a型またはα/α型の株を誤って一倍体として同定してしまう可能性がある。

　K7は二倍体であるが，相同染色体の同じ遺伝子座に塩基の相違（ヘテロザイゴシティー）が存在することがわかっている。したがって，減数分裂に伴う相同染色体の組換えによって，個々の一倍体は，多数の一塩基多型（Single Nucleotide Polymorphism：SNP）の組み合わせによって様々な遺伝子型と表現型を示すことが期待される。そこで，我々は，得られた100株の一倍体について清酒小仕込試験を行い，醸造特性の比較検討を行った[6]。その結果，得られた一倍体はエタノール生産性や香気成分生成能などについて連続的な分布を示した（図2）。このことは，それぞれの醸造特性が実際に複数のヘテロザイガスな遺伝子の支配を受けていることを示している。

　一倍体の醸造特性を詳しく見ると，エタノール発酵力については親株より優れたものは得られなかったが，その他の分析項目については親株と異なる性質を持つ様々な株が得られた。また，エタノール生産性が高い株は，カプロン酸エチルを除く香気成分の生成能も高い傾向がみられた。酸度や酢酸イソアミルに関しても連続的な幅広い分布を示し，親株より有意に高濃度の酢酸イソアミルを生産する株も得られた。これは，ヘテロザイガスな遺伝子にはプラスとマイナスに働くアレルがあり，プラスに働くアレルのみの組み合わせは，プラスとマイナスの両アレルを持つ親株より高い表現型値を示すためであると考えられる。これらの一倍体は，今後の清酒酵母育種の材料としても利用可能であると考えられる。注目すべき点は，得られた一倍体はいずれも増殖が親株より遅いことである。増殖に関連する遺伝子は多数あると考えられるが，それらに劣性変異が生じても二倍体では正常遺伝子の存在によって隠されていることが考えられる。しかし，一倍体化することで劣性変異の表現型が前面に現れてきたと考えることができる。将来的には，今回得られた多数の一倍体のSNPの遺伝子型と醸造特性との間の連鎖を解析することによって，醸造特性を支配しているQTLを同定することも可能であると考えられる。

第15章 清酒酵母と実験室酵母の交配によるQTL解析

7 清酒酵母と実験室酵母の交雑によって得られた一倍体の醸造特性の解析

次に，K7 から分離した一倍体の中で親株と同程度の醸造特性を持つ株（K7H868）と実験室酵母 X2180 の一倍体株 X2180-1B との交雑株（K7X）を作製した。K7H868 は X2180-1B よりエタノールや香気成分の生成量が優れていたが，交雑株 K7X は殆どの醸造特性に関して K7H868 と X2180-1B の中間的な特性を示した（図3）。さらに，K7X を胞子形成させて四分子解析を行い，25 個の四分子から 100 株の一倍体を分離した。興味深いことに，K7 の胞子形成率は著しく低いが，K7X の胞子形成率は非常に高く，容易に胞子分離を行うことができた。これは，K7 の低胞子形成能が遺伝学的に劣性であり，X2180-1B のアレルで相補されたことを示している。これらの一倍体の接合型遺伝子座（MAT）の遺伝子型は，MATa：MATα が 2：2 に分離し，少なくとも MAT 座に関しては染色体が正常に分配されていることが示された。得られた 100 株の一倍体の醸造特性を清酒小仕込試験により解析すると，各一倍体は多様な醸造特性を示し，多くの醸造特性が複数の遺伝子によって支配される量的形質であることが明らかになった（図3）。K7 の一倍体の結果と同様に，エタノール生成量は一峰性の連続的な分布を示したが，今回解析した

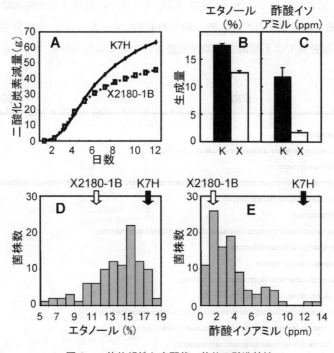

図3　一倍体親株と交配後一倍体の醸造特性
A：親株一倍体の発酵力，B：親株一倍体のエタノール生成量
C：親株一倍体の酢酸イソアミル生成量，
D：交配後一倍体のエタノール生成量，
E：交配後一倍体の酢酸イソアミル生成量，矢印は親株の値

100株の中からは親株であるK7H868より有意に発酵力の高い株は取得することはできなかった。一方，重要な香気成分である酢酸イソアミルに関しても一峰性の連続的な分布を示したが，K7H868より生成量の多い株あるいはX2180-1Bよりも生成量の少ない株など様々な株を取得することができた。解析した醸造特性の遺伝率を計算すると0.8以上となり，これらの醸造特性は主に遺伝的要因により支配されることが示唆された。

8 醸造特性のQTL解析

　清酒酵母と実験室酵母の交雑株後に得られた一倍体については，各染色体が清酒酵母に由来する部分と実験室酵母に由来する部分とのモザイク状になっている。したがって，各一倍体の染色体の各部分についてどちらの親株に由来するのかを決定できれば，それらのデータと醸造特性との連鎖解析が可能となる。筆者らは月桂冠株式会社との共同研究で，清酒酵母に由来する部分と実験室酵母に由来する部分を分別できる142種類のゲノムワイドなDNAマーカーを設計した（図4）。これらのDNAマーカーは主にマイクロサテライトDNAなどの繰返し配列を利用しており，PCR反応によって清酒酵母に由来するのか実験室酵母に由来するのかを決定できる。実際に，100株の一倍体について各々142個のDNAマーカーの遺伝子型が清酒酵母型かあるいは実験室酵母型であるかを決定したところ，殆どのDNAマーカーは2：2に分離したが，第7番染色体と第10番染色体では不規則な分離が観察されたので以後の解析ではこれらの染色体は除

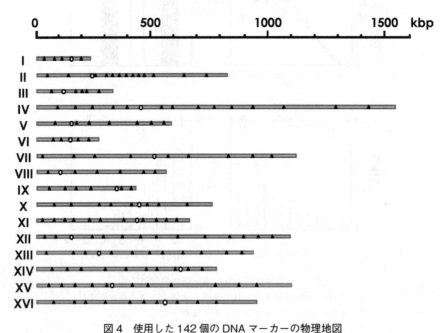

図4　使用した142個のDNAマーカーの物理地図
三角印はS288C染色体におけるDNAマーカーの位置を示す。白丸はセントロメアを示す。

第15章　清酒酵母と実験室酵母の交配による清酒醸造特性のQTL解析

外した。この原因としては，K7H868 の第 7 番染色体と第 10 番染色体に異数性があることが考えられた。

　100株の一倍体のDNAマーカーの遺伝子型と清酒小仕込試験の結果えられた醸造特性値をQTL解析ソフトウエア（Win QTL Cartographer Ver.2.5）に入力して，連鎖解析を行った[7]。その結果，エタノール発酵力や酢酸イソアミルの生産性に関与するものを含め統計的に有意なQTLを25個同定することができた。たとえば，発酵日数 6 日目のエタノール発酵力のQTLは第12番染色体と第13番染色体に存在し，10日目の発酵力のQTLは第 2 番染色体に存在した（図5）。発酵の進行に伴い発酵力に関与するQTLが変化しているわけである。これは，発酵の進行により清酒醪中のエタノール濃度が徐々に高くなり，それに伴い発酵力に関与する遺伝子も変化するためと予想された。興味深いことに，発酵日数10日目の第 2 番染色体のQTLでは清

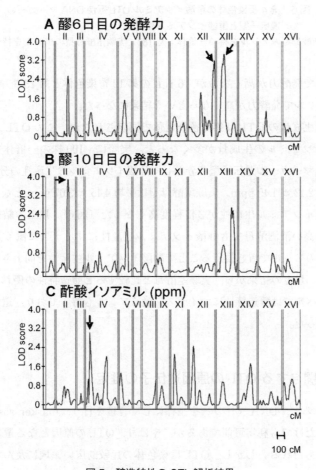

図5　醸造特性のQTL解析結果
A，B：エタノール発酵力のQTL，C：酢酸イソアミル生成量のQTL
矢印は統計的に有意なQTLを示す。
横軸は染色体上の位置，縦軸はLODスコアを示す。

発酵・醸造食品の最新技術と機能性Ⅱ

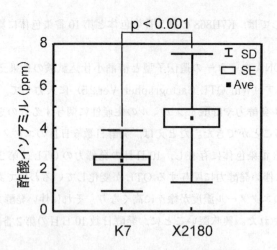

図6 第4番染色体の酢酸イソアミルQTL近傍DNAマーカーの
遺伝子型と酢酸イソアミル生成量
K7：清酒酵母型のアレルを持つ一倍体，X2180：実験室酵母型のアレルを持つ一倍体

酒酵母型のアレルで発酵力が高くなるが，6日目の第12番染色体と第13番染色体のQTLでは実験室酵母型のアレルで発酵力が高くなるという結果になった。

酢酸イソアミル生成量のQTLは第4番染色体で同定されたが，このQTLでも実験室酵母型のアレルで酢酸イソアミルの生成量が多くなった。実際に，100株の一倍体を第4番染色体のQTL近傍のDNAマーカーの遺伝子型で分類して酢酸イソアミルの生産性の分布を解析すると，清酒酵母型は平均 2.42 ± 1.45 ppm，実験室酵母型は平均 4.45 ± 3.07 ppm となり，実験室酵母型アレルの方が酢酸イソアミル生産性が2倍程度高くなった（図6）。以上の結果は，本来酢酸イソアミル生産性の高い清酒酵母でも酢酸イソアミル生産性にマイナスに働く遺伝子をもっており，実験室酵母型のアレルで置き換えることで酢酸イソアミル生産性を向上させることができることを示している。以上の結果から，実験室酵母と比較すると醸造特性の優れている清酒酵母であるが，遺伝子レベルでは醸造特性にマイナスに働くアレルも持っており，遺伝的に改良の余地があることがわかった。

9　発酵力に関与するQTLの原因遺伝子の推定

QTLが同定されると，DNAマーカーを指標にして育種を行う，marker assisted selection が可能となり，これだけでも利用可能であるが，やはり，QTLの原因となる遺伝子と具体的な変異アレルに興味がもたれる。しかし，QTLは染色体の比較的広い領域に及んでいるため，原因遺伝子や原因変異を同定することはそれほど簡単ではない。そこで，ゲノム情報を利用してQTLに存在する各遺伝子の機能から，原因遺伝子の候補を推定することが一般的である。

清酒発酵の後期では，醪中のエタノール濃度が20%近くにもなることが知られている。今回

第15章　清酒酵母と実験室酵母の交配による清酒醸造特性のQTL解析

の連鎖解析でエタノール発酵力に関するQTLが複数同定されたが，このうち発酵中期から後期に同定されたものは，酵母のエタノール耐性に関与することが予想される。そこで，発酵日数6日目と10日目に同定されたQTL領域に関して，エタノール耐性との関連性が報告されている遺伝子を探索した。その結果，6日目の第12番染色体のQTL領域には*TSR2*（プレ-rRNAのプロセシングに関与）と*VPS36*（ESCRT-II複合体の構成因子）が，第13番染色体には*MSN2*（エタノールストレスを含む多くのストレスによって誘導される遺伝子群の転写誘導に関与する転写因子）が候補遺伝子として含まれることがわかった。*MSN2*の遺伝子破壊株については発酵力が向上することも知られている[8]。また，10日目の第2番染色体のQTL領域には*VPS15*（タンパク質の液胞輸送に関与するタンパク質キナーゼ）が含まれていた。今後は，これらの遺伝子がエタノール耐性や発酵力に影響を与えているのかを遺伝子置換などの方法によって検討する予定である。

10　細胞増殖速度のQTL解析

清酒発酵の初期には酵母細胞の増殖が伴うため，酵母の増殖と発酵力には関連があることが予

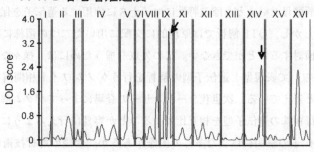

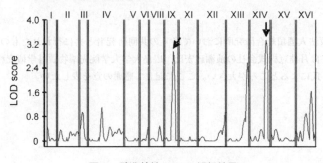

図7　醸造特性のQTL解析結果
A：YPD培地増殖速度（μ_{max}）のQTL
B：醪2日目の発酵力のQTL

想される。そこで，先ほどと同じ交雑後一倍体100株を用いて様々な条件での増殖速度を測定してQTLを同定し，発酵力のQTLと比較した。まず，一倍体100株についてYPD液体培地で増殖試験を行い，最大比増殖速度（μmax）を測定した。増殖試験の結果，100株の中の17株は増殖中に凝集性を示したのでデータから除外した。μmaxは正規分布に近い連続的な分布を示し，やはり複数の遺伝子によって支配されている量的形質であることが明らかとなった。83株のμmaxの値と以前取得した遺伝子型を用いてQTLの解析を行った結果，9番染色体と14番染色体に高いLODスコアのピークが認められた（図7A）。これを，発酵力のQTLと比較すると，増殖速度のQTLは醪2日目の発酵力のQTLと染色体上の位置が非常に近いことが明らかとなった（図7B）。9番染色体については，増殖速度と醪2日目の発酵力のどちらのQTLも実験室酵母型のアレルでプラスの相加効果を示した。14番染色体については，増殖速度と醪2日目の発酵力のどちらのQTLも清酒酵母型アレルでプラスの相加効果を示した。これらの結果から，仕込初期においては酵母の増殖が発酵力にも大きな影響を与えることが再確認された。現在，ストレス条件下での増殖速度についても検討を加えている。

11 おわりに

　清酒醸造特性のQTL解析の結果，発酵力や香気成分の生成には複数の遺伝子が関与していること，そして，清酒酵母といえども醸造特性にマイナスに作用する遺伝子を保持していることが明らかになった。しかし，QTL解析では原理的に交配に用いた二つの菌株に存在している遺伝子多型の影響しか検討することができない。この欠点を補うためには，様々な系統に由来する多様な実用菌株をもちいて表現型と遺伝子型の解析を行うゲノムワイド相関解析（GWAS）が有効なのではないかと考えている。次世代シーケンサーの登場によってゲノム解析の費用が劇的に低下し，多数の酵母菌株の遺伝子型を相互比較することが容易に行えるようになってきた。醸造特性を支配する遺伝子の解明にはまだ多くの困難があるが，今後の解析技術の発展に期待したい。

謝辞
　本研究は独立行政法人酒類総合研究所において多くの共同研究者と共に行われたものである。特にQTL解析の実施については月桂冠株式会社の浪瀬政宏氏，広島大学大学院先端物質科学研究科大学院生の加藤拓および大石智恵の各氏によるところが大きい。ここに記して感謝の意を表したい。

第 15 章　清酒酵母と実験室酵母の交配による清酒醸造特性の QTL 解析

文　　献

1) 後藤奈美, 醸協, **103**, 418 (2008)
2) G. Liti *et al.*, *Nature*, **458**, 337 (2009)
3) 穂坂賢ほか, 醸協, **93**, 833 (1998)
4) T. Akao *et al.*, *DNA Res.*, in press
5) 下飯仁, 醸協, **97**, 474 (2002)
6) T. Katou *et al.*, *Yeast*, **25**, 799 (2008)
7) T. Katou *et al.*, *J. Biosci. Bioeng.*, **107**, 383 (2009)
8) D. Watanabe *et al.*, *Appl. Environ. Microbiol.*, **77**, 934 (2011)

第16章 ガス発生量計測システムを用いた清酒発酵プロファイルの定量的解析

渡辺大輔*

1 はじめに

　清酒醸造の本質は，並行複発酵をベースにした複雑系にある。したがって，清酒の原料となる酒米や酒造用水の性質はもちろんのこと，麹菌により生産される酵素の活性，清酒酵母菌株の特性，温度経過などの醸造条件が互いに複雑に絡み合うことによって，発酵の進行パターンひいては最終的な清酒の品質が決定づけられる。このため，清酒醸造において発酵をコントロールすることは容易ではなく，杜氏の熟練した技術と鋭い勘に頼らざるを得ない部分が伝統的に大きかった。本稿では，この清酒醸造というブラックボックスに科学的なメスを入れるための第一歩として，ガス発生量計測システムを用いた清酒発酵プロファイルの解析法を紹介したい。

2 清酒醸造における発酵モニタリング

　発酵の健全な進行は，良質な清酒を製造するための必要条件である。そのため，清酒醸造の現場においても日々のサンプリングと分析によって，清酒もろみの状態をたえずモニタリングしている。特に，比重（ボーメ，日本酒度）とアルコール度数は，発酵状態を把握する上で重要な分析項目である。エタノール発酵とは，比重の大きいグルコースから比重の小さいエタノールを生成する化学反応に他ならないから，比重を測定することによって糖化と発酵の進行のバランスを確認し，さらにアルコール度数の分析によって発酵産物の生成量を知ることができれば，発酵の進行状況を正確に把握することができる。
　一方，実験室レベルでは，より小規模な清酒小仕込試験を行い，簡便な方法で発酵をモニタリングすることが多い。それは，発酵に伴い生じる炭酸ガスの量を測定する，という方法である。エタノール発酵では，1分子のグルコースから2分子のエタノールと2分子の二酸化炭素が生成されるから，炭酸ガスの発生量を測定することは比重やアルコール度数を分析するのとほぼ同等の意味をもつと考えられる。一般的に清酒もろみはグルコースが豊富でかつ嫌気的な環境であるため，エタノール発酵以外の反応（クエン酸回路など）により生じる炭酸ガスは多くないと考えられる点も好都合である。
　炭酸ガス発生量の実際の分析では，清酒もろみの入った容器ごと電子天秤で重さを量り，前回

---

* Daisuke Watanabe （独）酒類総合研究所 醸造技術基盤研究部門 研究員

第16章　ガス発生量計測システムを用いた清酒発酵プロファイルの定量的解析

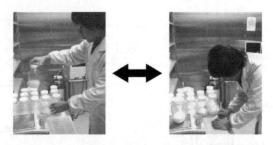

図1　手動法による炭酸ガス発生量測定
容器ごと電子天秤で重さを量りデータを記録するという単純作業であるが，分析点数に比例して時間と労力を要する。

の測定と比べてどれだけ軽くなったかを計算するという方法が一般的である（図1）。つまり，発酵中に二酸化炭素はガスとして系外に出ていくから，軽くなった分が炭酸ガス発生量に相当するということになる。このきわめて単純な方法には2つのメリットが挙げられる。まず何と言っても，本方法は天秤で重さを量るだけなので，分析器具・装置等を使って比重やエタノールを分析するのに比べて圧倒的に簡便である。実際に清酒もろみの発酵過程において，電子天秤で測定した炭酸ガス発生量はアルコール度数とほぼ類似した上昇傾向を示すことがこれまでにわかっており，発酵モニタリングに問題なく用いることができる。もう一つの利点として，本方法はサンプリングを必要としないので，発酵に対するサンプリング自体の影響が全くない点も挙げられる。特に清酒小仕込試験では，均一なサンプルを得ようとして半固形状の清酒もろみをよく混ぜ合わせると，嫌気的な環境が乱されることにより，発酵経過が変化してしまうことがある。また，実験規模が小さい場合はサンプリングできる回数も限られるが，本方法であれば発酵の途中で何度でも測定し，詳細な解析を行うことが可能である。

3　ガス発生量計測システムを用いた清酒発酵モニタリング[1]

筆者らは，この炭酸ガス発生量測定を自動化・簡便化すると同時により精密で正確なデータを得るために，従来パン生地の発酵解析に用いられていたアトー株式会社製のガス発生量計測システム（ファーモグラフ）に着目した（図2）。本システムは，密閉瓶内に入れたサンプルから発生するガス量を，マノメータと呼ばれる圧力計を介して自動的に連続測定する装置であり[2]，パン生地における酵母のストレス耐性の評価などに用いられてきた[3〜7]。この装置のソフトウェアを改良して最長60日間の測定を可能にしたことで，本システムは数週間を要する清酒小仕込試験にも適用できるようになった（現在はこの新しいバージョンの装置が「ファーモグラフⅡ」として販売されている）。40gのアルファ化米，10gの乾燥麹，90mlの仕込水と清酒酵母きょうかい7号（K7）を一段仕込で加え，発酵温度を15℃で一定として清酒小仕込試験を行うと，発酵中に炭酸ガスによって清酒もろみが膨張してもサンプル瓶（内容量約200ml）からあふれる

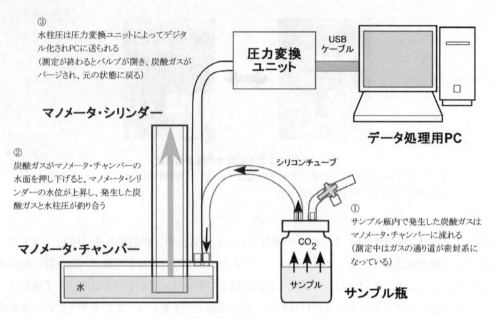

図2 ガス発生量計測システムの概要

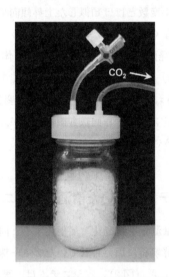

図3 サンプル瓶内での清酒小仕込試験
発酵開始から2日経過後の様子を示す。炭酸ガスによって清酒もろみが膨張しているのがわかる。発生した炭酸ガスはシリコンチューブを通ってマノメータへと流れる（矢印）。

ことなく試験を継続させることができた（図3）。

　この条件における発酵経過について，従来の電子天秤による測定法（手動法）とガス発生量計測システムを用いた測定法（自動法）による分析結果を比較した。その結果，図4A, Bに示すように両者は良く似た発酵プロファイルを示したが，明らかに異なるのはデータの解像度であ

第16章　ガス発生量計測システムを用いた清酒発酵プロファイルの定量的解析

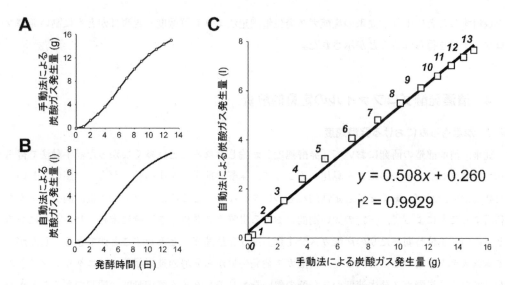

図4　手動法と自動法による発酵プロファイルの比較
(A)手動法による発酵プロファイル。24時間毎の分析値（白丸印）をつないだ折れ線グラフを示す。(B)自動法による発酵プロファイル。短い測定間隔（ここでは30分毎）のため，滑らかな曲線が描ける。(C)手動法と自動法による分析値の相関。各データ（四角印）の横の数字は，発酵開始後の日数を示す。

表1　手動法と自動法による炭酸ガス発生量測定結果の比較 (n = 3)

発酵時間 (日)	手動法 平均値 (g)	手動法 標準偏差 (g)	手動法 変動係数 (%)	自動法 平均値 (l)	自動法 標準偏差 (l)	自動法 変動係数 (%)
1	0.31	0.02	5.59	0.12	0.004	3.41
5	5.14	0.03	0.60	3.23	0.02	0.52
9	11.44	0.22	1.94	6.11	0.02	0.35
13	15.01	0.84	5.59	7.67	0.03	0.45

る。手動法では1日に数回の測定頻度が限度であるのに対し，自動法では1日あたり24回（60分間隔）〜96回（15分間隔）もの測定が可能であり，得られる発酵プロファイルは滑らかな曲線を描く。このような解像度の高いデータを得られることが本システムを用いる最大の利点であり，その結果，後述するように発酵プロファイルの定量的な解析が可能になった。また，手動法と自動法による炭酸ガス発生量のデータが高い相関を示したことから（図4C），発酵期間を通じてガス発生量計測システムによる分析が正確に行われていることを確認することができた（ただし，手動法と自動法による測定単位が異なる点に注意が必要である）。さらに，各方法による3回の測定の変動係数を求めたところ，発酵期間を通じて自動法の方が変動係数が小さいこともわかった（表1）。総米50 g程度のごく小規模の清酒小仕込試験でこれほど再現性の高いデータが得られるというのは特筆に値する。以上の結果から，清酒小仕込試験にガス発生量計測システム

を適用することにより，従来の炭酸ガス発生量測定法よりも解像度，再現性がともに高い発酵プロファイルを得られることが示された。

4 清酒発酵プロファイルの定量的解析[1]

4.1 清酒もろみにおける発酵速度

従来，清酒醸造の研究において「発酵速度」が論じられることは多くなかった。手動法で得られた発酵プロファイルの傾きを見比べることで「発酵の前半／後半の勢いが良い／悪い」といった議論は可能だが，あくまでも定性的なものにすぎない。ところが，ガス発生量計測システムを利用することによって，一定の短い期間における炭酸ガス発生量を正確に求められるようになると，この「単位時間あたりの炭酸ガス発生量」を「発酵速度」とみなすことができる。したがって本システムを用いることにより，炭酸ガス総発生量から発酵の進行状況をモニタリングできるだけでなく，炭酸ガス発生速度から発酵の勢いをもリアルタイムで定量的に観測できることがわかる。

このことを実際のデータに基づいて確認していきたい。図5Aは，清酒醸造に適した清酒酵母K7とあまり適さない実験室酵母X2180を用いて全く同一の条件で清酒小仕込試験を行った時の炭酸ガス総発生量の経時変化をガス発生量計測システムにより計測した結果である。発酵開始後2～3日の間はほとんど差が見られないが，K7がその後も順調に発酵し続けていくのに対し，X2180ではどんどん発酵の勢いが弱まっていく，という傾向が定性的に理解される。一方，図5Bは，同じ実験における炭酸ガス発生速度の経時変化を示す。発酵開始から約2日間は両者ともにほぼ同様の炭酸ガス発生速度を示すが，K7はその後も高い炭酸ガス発生速度を維持し続け，3.7日後にピーク（18.7 ml/30 min）に達するのに対し，X2180は2.2日後にK7よりも低いピーク（16.3 ml/30 min）に達した後急激に減速していることがわかる。このように，炭酸ガス発生速度を計測することにより，清酒もろみにおける発酵状態をより精密かつ定量的に記述できるようになる。

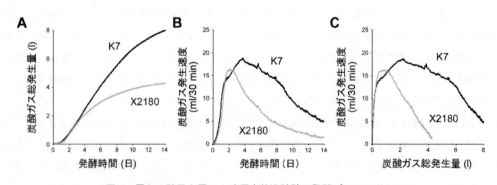

図5　異なる酵母を用いた清酒小仕込試験の発酵プロファイル

第16章 ガス発生量計測システムを用いた清酒発酵プロファイルの定量的解析

また，この例に見られるように発酵の進行の仕方が大きく異なる場合，横軸を時間軸ではなく炭酸ガス総発生量とした方が生物学的に有意義な場合もある。図5Cのグラフを見ると，例えば4lの炭酸ガスを発生した時点（アルコール度数が約8％に達した時点に該当する）において，K7はまだ高い発酵力を維持しているが（16.5 ml/30 min），X2180はすでに発酵活性が著しく低下している（2.3 ml/30 min）ことがわかる。このような比較により，発酵のほとんどのステージにおいて，X2180よりK7の方がエタノール生産性が高いことが明確に示される。発酵時間，炭酸ガス総発生量，炭酸ガス発生速度という3つの軸を自在に組み合わせることによって，目的に応じた発酵プロファイル解析を行うことが可能になる。

4.2 発酵速度のピークに関する定量的解析

本システムを用いた発酵プロファイル解析の威力をさらに示すために，別の条件下での清酒小仕込試験のデータを紹介する。図6Aと図7Aはそれぞれ，麹歩合と酵母植菌量を変化させたときの発酵プロファイルを示す。炭酸ガス総発生量の経時的変化を見ると，麹の添加量や酵母の初

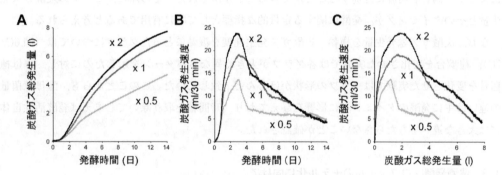

図6 麹歩合の異なる清酒小仕込試験の発酵プロファイル
黒色，濃灰色，薄灰色のグラフはそれぞれ麹添加量を標準量のそれぞれ2倍，1倍，0.5倍とした場合の発酵プロファイルを示す。

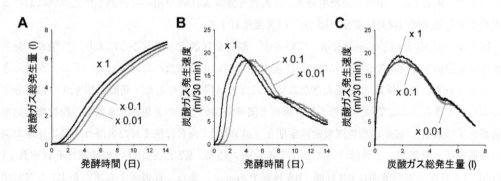

図7 酵母植菌量の異なる清酒小仕込試験の発酵プロファイル
黒色，濃灰色，薄灰色のグラフはそれぞれ酵母植菌量を標準量のそれぞれ1倍，0.1倍，0.01倍とした場合の発酵プロファイルを示す。

期濃度を高めるほど,どちらもグラフが上方にシフトし発酵性が改善することが定性的に理解される。

ところが,炭酸ガス発生速度の経時的変化を調べてみると,実は両者の発酵改善は全く異なるタイプのものであることがわかる(図6B, 7B)。まず,麹歩合を高めた場合には,ピークの炭酸ガス発生速度が著しく向上するが(麹歩合の低い順に,13.8, 19.3, 23.9 ml/30 min),ピークを示すタイミングに大きな差はない(同,3.0, 3.1, 2.7日後)。このことから,麹菌の生産する酵素量の差による糖化状態の違いが,発酵活性の強弱にダイナミックな影響を及ぼすことがわかる。一方,酵母植菌量を高めた場合には,ピークの炭酸ガス発生速度はほぼ一定であるが(酵母植菌量の低い順に,18.5, 18.7, 19.7 ml/30 min),ピークを示すタイミングが前倒しになっていく(同,4.7, 3.9, 3.1日後)。つまり,酵母植菌量が増えると酵母の増殖に要する時間が短縮されるため発酵プロファイルは前倒しになるが,ピークの発酵速度の値やピーク以後の減速のパターンにはあまり影響がないと言える。これらの結果から,発酵改善には少なくとも「発酵速度の向上」と「発酵タイミングの前倒し」という2種類のタイプがあり,炭酸ガス発生速度の解析によって,両者を明確に区別することができることが示された。その際に,ピークの炭酸ガス発生量とそのタイミングが,発酵に関する定量的な指標として特に有用であると考えられる。

なお,炭酸ガス総発生量を横軸,炭酸ガス発生速度を縦軸にとったグラフについては(図6C, 7C),麹歩合を変化させた実験では各グラフが大きく異なるパターンを示したのに対し,酵母植菌量を変化させた実験ではグラフの形状がほとんど一致していた。このことからも,酵母植菌量の違いは主に発酵のタイミングに影響を与えており,時間軸を取り除いてしまえば発酵活性自体には大きな違いをもたらさないことが確認された。

4.3 清酒発酵プロファイルのモデル化に向けて

以上のように,ガス発生量計測システムを用いることによって発酵という生命現象をより精密に解析できるようになれば,これまで未知であった新しい情報が得られるようになるかもしれない。その一例として,上述の清酒酵母K7と実験室酵母X2180を用いた清酒小仕込試験における炭酸ガス発生速度の経時的変化(図5B)に再度注目する。

図8は,図5Bと同じデータを示しているが,縦軸を対数表示することにより,炭酸ガス発生速度が発酵前半では指数関数的に増加し,発酵後半では指数関数的に減少していくことがはっきりと示された。決定係数r^2が最大となるように近似区間を定めると,発酵期間を3つに区分することができる。ここでは,酵母の対数増殖と関連が深いことが予想される前半の指数関数的増加期を「増殖期」,後半の指数関数的減少期を「減衰期」,両者に挟まれた炭酸ガス発生速度の高い時期を「主発酵期」と名付けることにする。その結果,K7とX2180の増殖期はそれぞれ1.1日間,1.4日間,主発酵期は6.3日間,0.5日間であった。また,近似式から求めたK7とX2180の比増殖速度はそれぞれ3.00日$^{-1}$,2.55日$^{-1}$,比減衰速度は0.18日$^{-1}$,0.21日$^{-1}$であった。これらの結果から,K7はX2180と比べて,清酒もろみにおける増殖が速く,主発酵期が長く継続し,

第16章　ガス発生量計測システムを用いた清酒発酵プロファイルの定量的解析

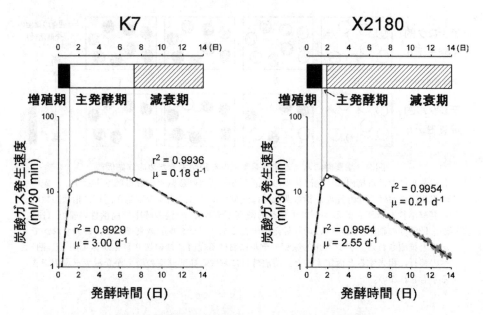

図8　発酵速度の定量的解析からわかる酵母の生理状態
灰色の曲線は炭酸ガス発生速度の時間経過を，黒い点線は発酵前半と後半における指数関数近似の結果を示す（決定係数 r^2，比増殖／減衰速度 μ の値も併せて示す）。各グラフにおいて r^2 値が最大となるように近似区間を設定することにより，増殖期（黒），主発酵期（白），減衰期（斜線）を区分できるようになった。

発酵の減衰速度が遅いことが定量的に示された。従来であれば「清酒もろみにおいて清酒酵母は実験室酵母よりも良好な発酵を示す」としか記述できなかったが，ガス発生量計測システムを用いることによって清酒もろみにおける発酵の特徴をここまで精密に説明できるようになったのである。

また，上述の減衰期における発酵速度の指数関数的減少は，今回の研究で明らかになった新規の知見である。発酵反応の基質であるグルコースは麹の働きによってたえず供給されるにも関わらず，炭酸ガス発生速度はあたかも一次の化学反応速度論に従うかのように減少していくのである。ここで酵母の発酵活性に着目してみると，この時期には，酵母は対数増殖を終えているがまだ死滅は始まっておらず，生細胞数はあまり大きく変動しないと思われるため，以下の2つの仮説が考えられる（図9）。まず，発酵後期には個々の酵母細胞の発酵活性が指数関数的に減少していく可能性がある。この場合，酵母の生理状態は，発酵活性の高い状態から低い状態へ数日間をかけてゆっくりと変化していくことになる（アナログ的減衰モデル）。もう一つの仮説は，発酵後期に，酵母の集団がある一定の確率で発酵活性の低い状態に切り替えを行うというものである（デジタル的減衰モデル）。この場合，スイッチオフの頻度が低い集団ほど発酵速度の減少もゆっくりと起こる。近年，筆者らの研究グループにより「清酒酵母は，実験室酵母と比較して，代謝活性の低い休止期（G_0期）への移行に欠損を示す」というデータが得られた[8]。もし，休止

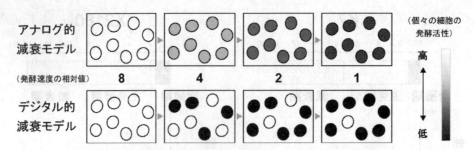

図9 減衰期における発酵速度減少を説明するための作業仮説
各パネルにおける楕円は，発酵後半の清酒もろみにおける個々の酵母細胞を示す。一定の酵母集団における発酵速度が指数関数的に減少するには，個々の細胞が同様に指数関数的に発酵活性を低下させるか（アナログ的減衰モデル），一定の確率で高活性の細胞（白）から低活性の細胞（黒）への切り替えが起こるか（デジタル的減衰モデル）のいずれかであると推測される。デジタル的減衰モデルにおける発酵活性の切り替えが休止期（G_0期）への移行に相当すると仮定すると，清酒酵母における発酵速度の緩やかな減少を説明できるかもしれない。

期への移行が発酵活性のスイッチオフに該当すると仮定すれば，デジタル的減衰モデルの方がより強く支持されることになるだろう。どちらのモデルがより真実に近いのかについては今後のさらなる検証実験が待たれるところである。

　以上はほんの一例にすぎないが，ガス発生量計測システムによって得られた精密なデータを蓄積していけば，将来的には清酒発酵プロファイルをモデル化することが可能になるだろう。さらにそのモデルを実験的に証明していくことによって，清酒醸造における発酵のコントロールに有用な新規メカニズムの解明につながることが期待される。

5　おわりに

　分子生物学のモデル生物として用いられてきた酵母のおかげで，様々な生命現象の分子メカニズムが現在までに明らかにされてきたが，古くから人類に利用され，現象としては広く知られている「発酵」の調節メカニズムについては意外にも未知な領域が多く残されている。その一因として，発酵を科学的に解析するためのメソッドがこれまであまり多くなかったことが挙げられるかもしれない。本研究では，パン生地の発酵モニタリングに用いられていたガス発生量計測システムを清酒醸造に適用することにより，清酒もろみの発酵に関して，これまでになく精密でかつ定量的なデータを取得することができた。清酒醸造に関する様々な特性をパラメータ化し，様々な条件の違いによる発酵プロファイルの微細な変化を解析できるようになったことは非常に有意義であると考える。

　本稿では，単純化された醸造条件における実験結果を示したが，実際の清酒醸造では，原料処理，麹や酒母の製造方法，清酒もろみの温度経過などにおけるわずかな違いが，最終的な清酒の

第16章　ガス発生量計測システムを用いた清酒発酵プロファイルの定量的解析

品質に大きな影響を及ぼす。将来的には，このような醸造条件が発酵プロファイルに与える効果を一つずつ明らかにし，さらにそれらの相互作用についても解析を進めることにより，「発酵」というブラックボックスに秘められたネットワークモデルを構築していくことになるだろう。その結果として，より洗練された並行複発酵のコントロールが可能になると考えられる。今後このような研究を遂行する上で，ガス発生量計測システムが不可欠なツールとなっていくことが期待される。

謝辞

　本研究を行うにあたり，共同研究を実施していただきましたアトー株式会社・太田和憲様，新田房二郎様，木村宏樹様に厚く御礼申し上げます。

文　献

1) D. Watanabe *et al.*, *J. Biosci. Bioeng.*, **112**, 54 (2011)
2) 日野明寛ほか，日本食品工業学会誌，**35**, 344 (1988)
3) A. Hino *et al.*, *Appl. Environ. Microbiol.*, **56**, 1386 (1990)
4) J. Shima *et al.*, *Appl. Environ. Microbiol.*, **69**, 715 (2003)
5) S. Izawa *et al.*, *Appl. Microbiol. Biotechnol.*, **66**, 108 (2004)
6) F. Tanaka *et al.*, *Food Microbiol.*, **23**, 717 (2006)
7) T. Kaino *et al.*, *Appl. Environ. Microbiol.*, **74**, 5845 (2008)
8) H. Urbanczyk *et al.*, *J. Biosci. Bioeng.*, **112**, 44 (2011)

第17章　清酒酵母のストレス応答欠損と高エタノール発酵性

渡辺大輔[*1], 下飯　仁[*2]

1　はじめに

　我々の生活になじみの深い清酒の特長の一つとして，原酒の時点でしばしば20%を超すほどの高いアルコール度数が挙げられる。他の醸造酒であるビールやワインと比べて清酒のアルコール度数が高い原因としては，精巧な醸造技術を要する並行複発酵によりデンプンの糖化とエタノール発酵が効率良く進行する点はもちろんのこと，清酒醸造に用いられる清酒酵母自体がすぐれたエタノール生産能を有する点も忘れてはならない。例えば，様々な種類の酵母を用いて，酵母以外は全く同じ条件で清酒を醸造してみると，清酒酵母で仕込んだ場合にのみ顕著に高いアルコール度数に達することから，この事実を容易に確認することができる。

　このようにすぐれた醸造特性を示す清酒酵母であるが，分類学上はパン酵母などと同じく出芽酵母 *Saccharomyces cerevisiae* に属する。最も代表的な清酒酵母の一つであるきょうかい7号酵母（K7，以下同様に「きょうかい〇〇号酵母」を「K〇〇」と表記する）の全ゲノム解読の結果，実験室酵母S288C（1996年に真核生物として初めて全ゲノム配列が決定された出芽酵母株）との相同性は非常に高いことが明らかになった[1]。したがって，この実験室酵母とのわずかなゲノム配列の差異の中に，清酒酵母の高エタノール発酵性の原因が潜んでいることが予想される。本稿では，清酒酵母のストレス応答に関する研究を通して清酒酵母ゲノム中に新たに見出された，高エタノール発酵性の原因となる変異遺伝子について紹介する。

2　実はストレスに弱い清酒酵母[2]

　「酵母のエタノール生産性を改善するためには酵母のストレス耐性を高めなければならない」という考え方が一般的に広く知られている。実際に，発酵中の酵母は様々なストレス要因（温度，pH，浸透圧，エタノールなど）にたえずさらされるため，ストレス耐性を人為的に高めた酵母の方が発酵環境により適応し，高い発酵性を示す事例も報告されている[3,4]。では，高エタノール発酵性を有することが知られている清酒酵母も，他の酵母と比べて高いストレス耐性を示すのだろうか。筆者らは，この一見自明とも思える課題に着目し，清酒酵母のストレス耐性について

---

*1　Daisuke Watanabe　㈱酒類総合研究所　醸造技術基盤研究部門　研究員
*2　Hitoshi Shimoi　㈱酒類総合研究所　研究企画知財部門　部門長

第17章　清酒酵母のストレス応答欠損と高エタノール発酵性

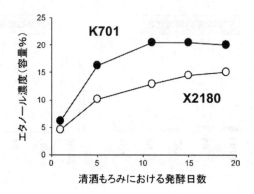

図1　清酒酵母 K701 と実験室酵母 X2180 におけるエタノール発酵性の比較
清酒小仕込試験を行い，各時点における清酒もろみのエタノール濃度を測定した。黒印が清酒酵母 K701，白印が実験室酵母 X2180 のデータを示す。

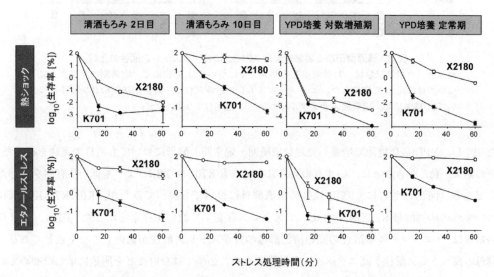

図2　清酒酵母 K701 と実験室酵母 X2180 におけるストレス耐性の比較
熱ショック耐性試験は，清酒もろみの2日目，10日目，YPD培養の対数増殖期のサンプルについては50℃にて，YPD培養の定常期のサンプルについては54℃にて実施した。エタノールストレス耐性試験は，清酒もろみの2日目，YPD培養の対数増殖期のサンプルについては18％にて，清酒もろみの10日目，YPD培養の定常期のサンプルについては22％にて実施した。黒印が清酒酵母 K701，白印が実験室酵母 X2180 のデータを示す。

解析を行った。

　清酒酵母 K701（K7由来の泡なし変異株）を用いて清酒小仕込試験を実施し，発酵開始から2日目および10日目の清酒もろみから酵母を単離し，急性の熱ショックまたはエタノールストレスを与えた時の生存率を測定した。対照実験には，清酒もろみにおけるエタノール発酵性が清酒酵母よりもはるかに低い実験室酵母 X2180（S288C と遺伝的に同一とされる二倍体株）を使用し

発酵・醸造食品の最新技術と機能性Ⅱ

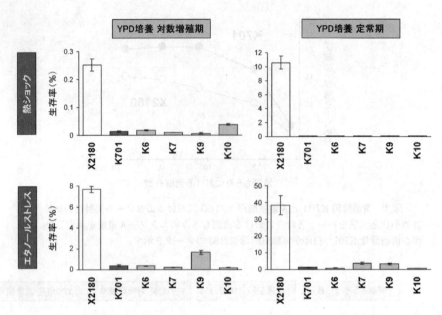

図3　清酒酵母群と実験室酵母 X2180 におけるストレス耐性の比較
熱ショック耐性試験は，対数増殖期のサンプルについては 50℃にて，定常期のサンプルについては 54℃にて実施した。エタノールストレス耐性試験は，対数増殖期のサンプルについては 18%にて，定常期のサンプルについては 22%にて実施した。

た（図1）。YPD 液体培地で培養した対数増殖期・定常期の酵母についても同様の実験を行った。その結果，驚くべきことに，いずれの条件においても K701 は X2180 よりも低い生存率を示したのである（図2）。さらに，K701 以外の清酒酵母についても調べてみたが，K6，K7，K9，K10 のいずれの清酒酵母も，X2180 と比べてストレス存在下で低い生存率を示した（図3）。これらの結果は，「エタノール発酵性の高い清酒酵母の方がストレス耐性が低い」ことを表しており，酵母の高ストレス耐性が高エタノール発酵性のために必須ではないことを明確に示した初めての例となった。

3　清酒酵母におけるストレス応答欠損の分子メカニズム

3.1　清酒酵母のストレス応答欠損

次に，このように清酒酵母のストレス耐性が低い原因について詳細な解析を行った。酵母がストレス耐性を獲得するためには，細胞の保護や修復のためのダイナミックな遺伝子発現の変化を必要とする。酵母細胞内では多数の転写因子が機能しており，その中にはストレスに応答して遺伝子の発現を調節するものが知られている。清酒酵母のストレス耐性が低い原因として，このようなストレス応答において中心的な役割を果たす転写因子に何らかの異常が生じている可能性が考えられる。

第 17 章 清酒酵母のストレス応答欠損と高エタノール発酵性

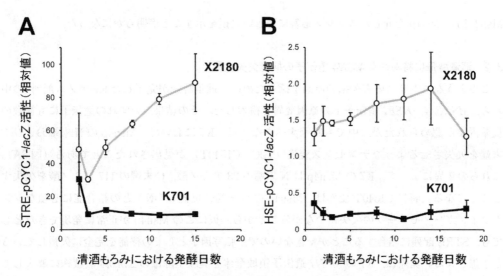

図 4 清酒酵母 K701 と実験室酵母 X2180 におけるストレス応答性の比較
(A)清酒もろみにおける Msn2/4p と STRE を介した遺伝子発現誘導活性。(B)清酒もろみにおける Hsf1p と HSE を介した遺伝子発現誘導活性。いずれも，黒印が清酒酵母 K701，白印が実験室酵母 X2180 のデータを示す。

本稿では 2 種類の転写因子に関する解析結果を紹介する。まず，互いに相同な Msn2p, Msn4p (Msn2/4p) は，出芽酵母の代表的なストレス応答転写因子として知られており，熱ショック，酸化ストレス，浸透圧ストレス，エタノールストレスなど様々な種類のストレスに対する応答に重要な役割を果たしている[5,6]。酵母がストレスを受けると，Msn2/4p はターゲット遺伝子の上流に位置する stress response element (STRE) 配列に結合することで数百もの遺伝子の発現を誘導する。また，本稿で紹介するもう 1 種類の転写因子である Hsf1p は，元々熱ショック応答に必須な真核生物に共通の転写因子として同定されたが[7]，これも Msn2/4p と同様に，エタノールストレスや酸化ストレスなどを含む多様なストレスへの応答にも関与することが報告されている[8〜10]。ターゲット遺伝子上流の heat shock element (HSE) 配列に結合した Hsf1p がストレスによって活性化を受けることで遺伝子発現の誘導が促進される。出芽酵母におけるストレス応答ターゲット遺伝子の中には，STRE 配列と HSE 配列の両方を有するものも多く存在しており，Msn2/4p と Hsf1p は協調的に広範囲なストレス応答に貢献すると考えられている[11]。

これらの転写因子を介したストレス応答を比較するために，K701 と X2180 に STRE-pCYC1-*lacZ* または HSE-pCYC1-*lacZ* レポーター遺伝子を導入した株を用いて清酒小仕込試験を行い，発酵中の清酒もろみから酵母を単離してレポーター活性を測定した。その結果，いずれも，X2180 においては発酵中に活性が上昇し，ストレスに応答した遺伝子発現の誘導が確認できたのに対し，K701 では発酵期間を通じて有意な活性上昇は見られなかった (図 4)[12,13]。これらの結果は，清酒酵母のストレス耐性が低いという観察結果を支持するものであり，清酒酵母は

Msn2/4pとHsf1pを介したストレス応答に著しい欠損を示すことが明らかになった。

3.2 清酒酵母に特異的な *MSN4* 遺伝子の機能欠失変異[12]

このようなストレス応答欠損の原因を探るために，近年解読が完了したK7ゲノム配列[1]の中から，*MSN2/4*，*HSF1* 遺伝子上の原因変異を検索した。その結果，いずれの遺伝子にも複数の塩基置換が認められたが，中でも特筆すべきなのは，K7において，Msn4pのN末端およびC末端を欠失させるようなナンセンス変異（T2C, C1540T）が見出されたことである（図5A）。これらの変異によって，K7のMsn4pはN末端の23アミノ酸，C末端の117アミノ酸を欠失することになる。特にC1540T変異は，Msn4pのC末端に位置しDNAとの結合能に必須なジンクフィンガー・モチーフの欠失につながることから，仮にこのMsn4pが正常に発現できたとしても，STRE配列に結合することができないので，転写因子としての機能を完全に欠損していると予想される。実際に，K7の *MSN4* 遺伝子領域全体を実験室酵母のΔ*msn4* 破壊株に導入しても，ストレス応答機能を全く回復できないことが確認された（図5B）。以上の結果から，清酒酵母におけるMsn2/4pを介したストレス応答欠損の一因をゲノム解析の結果から突き止めることができた。なお，前述のとおり，清酒酵母ではMsn4pだけでなくMsn2pも同時に不活性化されていることから（図4A），Msn2pの機能不全の原因については今後のさらなる解析を待たな

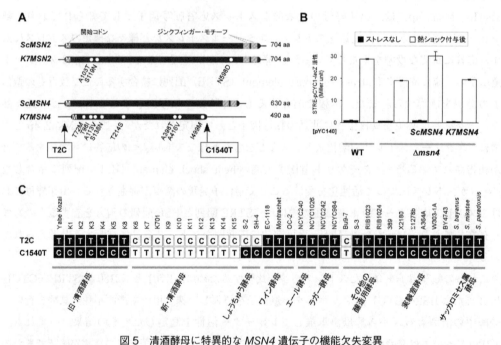

図5 清酒酵母に特異的な *MSN4* 遺伝子の機能欠失変異
(A) S288CとK7のMsn2/4pアミノ酸配列の比較。(B) S288CとK7由来の *MSN4* 遺伝子によるΔ*msn4* 破壊株の相補試験。(C) K7において見出された *MSN4* 遺伝子のナンセンス変異の分布。黒いパネルはS288Cと同じ塩基を，白いパネルはK7と同じ塩基を有することを示す。

第17章 清酒酵母のストレス応答欠損と高エタノール発酵性

ければならない。

さらに，MSN4遺伝子におけるナンセンス変異がK7以外の酵母にも分布するかどうかを調べたところ，ワイン酵母やビール酵母，実験室酵母には全く認められなかった。清酒酵母については，大正期以前に分離されたK1～K5株などには存在しないのに対し，それより後に単離または育種されたK6，K7，K701，K9～K15といった「新・清酒酵母グループ」は両方の変異を有していた（図5C）。この結果から，より清酒醸造に望ましい性質をもつ清酒酵母の選択の過程で，何らかの理由でMsn4pの機能欠損が有利に働いたのではないかと推測される。

3.3 清酒酵母に特異的なHsf1pの恒常的高リン酸化[13]

一方，Msn2/4pと同様に清酒酵母において機能が著しく欠損しているストレス応答転写因子Hsf1pについては，遺伝子構造を大きく変化させるようなナンセンス変異等は見当たらず，また，K7とX2180のHSF1遺伝子アレルを交換した実験も行ったが，ストレス応答に対する影響はほとんどなかった。このため，清酒酵母のHsf1p自体には問題ないが，Hsf1pを制御する何らかのメカニズムに異常があるのではないかと考えられた。

Hsf1pは，リン酸化による活性調節を受けていることが様々な生物種において報告されている[14]。そこで，清酒もろみにおけるHsf1pのリン酸化状態を解析してみたところ（図6），X2180のHsf1pは低リン酸化型から高リン酸化型へのシフトを示し，発酵の進行に応じたHsf1pの活性化（図4B）と合致した結果が得られた。一方，K701のHsf1pは，発酵期間を通じてX2180における高リン酸化型よりも分子量が大きい状態（超高リン酸化状態）を示した。このようなHsf1pの恒常的な高リン酸化は現在までに報告がなく，清酒酵母において初めて見出された現象である。超高リン酸化されたHsf1pは発酵の過程でさらに高度にリン酸化され，その後シグナルが消失していくことから，Hsf1pの超高リン酸化は，Hsf1pのタンパク質構造を不安定化することによって，転写因子活性を失わせるのではないかと示唆される。

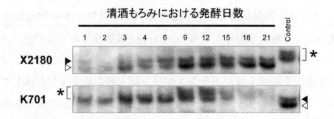

図6 清酒酵母K701と実験室酵母X2180におけるHsf1pリン酸化状態の比較
発酵中の清酒もろみから単離した酵母からタンパク質を抽出し，抗Hsf1p抗体を用いたウェスタンブロットによりHsf1pリン酸化状態を調べた。右端のレーンには比較のためにK701の9日目のサンプル（上）とX2180の21日目のサンプル（下）の結果を併せて示す。白印がX2180における低リン酸化型Hsf1p，黒印がX2180における高リン酸化型Hsf1p，星印がK701における超高リン酸化型Hsf1pの位置を示す。

発酵・醸造食品の最新技術と機能性Ⅱ

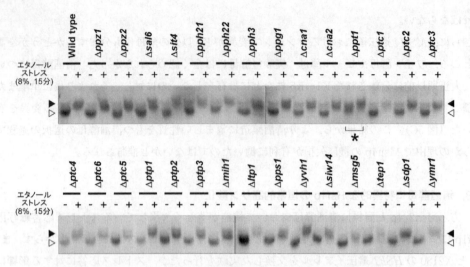

図7　フォスファターゼ遺伝子破壊株における Hsf1p リン酸化状態の比較
エタノールストレス非存在下・存在下の酵母からタンパク質を抽出し，抗 Hsf1p 抗体を用いたウェスタンブロットにより Hsf1p リン酸化状態を調べた。白印が低リン酸化型 Hsf1p，黒印が高リン酸化型 Hsf1p の位置を示す。星印で示す Δppt1 破壊株だけがストレス非依存的な高リン酸化を示した。

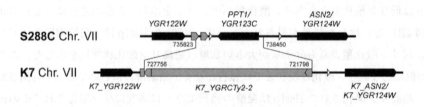

図8　清酒酵母 K7 において見出された PPT1 遺伝子領域の欠失

　それでは，清酒酵母においてこのような Hsf1p の超高リン酸化を引き起こす原因は一体何だろうか。出芽酵母においては，Hsf1p のリン酸化・脱リン酸化を制御する因子がほとんど明らかにされていない。そこで，実験室酵母 BY4743 由来のフォスファターゼ遺伝子破壊株を用いて Hsf1p のリン酸化について解析を行ったところ，Δppt1 破壊株においてのみ，ストレス非存在下でも Hsf1p が高リン酸化されていることを見出した（図7）。さらに，K7 のゲノム解析の結果から，K7 では PPT1 遺伝子領域全体がトランスポゾン挿入のため完全に欠失していることも明らかになった（図8）[1]。以上の結果を考え合わせると，K7 では Hsf1p の脱リン酸化に関与すると予想されるフォスファターゼをコードする PPT1 遺伝子の欠失が原因で Hsf1p が恒常的に超高リン酸化しており，そのことが Hsf1p の不活性化と関連しているのだろうと結論づけられた。また現在までに調べたところ，PPT1 遺伝子の欠失も，MSN4 遺伝子の機能欠失変異と同様に「新・清酒酵母グループ」に特異的に見られる現象であることがわかっている。したがって，「新・清酒酵母グループ」の祖先株においてこれらの遺伝子機能の欠損を介したストレス応答経

第17章 清酒酵母のストレス応答欠損と高エタノール発酵性

路の不活性化が引き起こされ，K6, K7, K9, K10といった各株に受け継がれていったのだろう。

4 ストレス応答とエタノール発酵との新たな関係性

これまでのデータから，清酒酵母はストレス応答に欠損を示すこと，また，その原因変異が清酒酵母特異的に分布することを証明してきた。では，一体なぜこのようなストレスに弱い酵母が，清酒醸造の歴史の中で優良な清酒酵母として用いられ続けてきたのだろうか。その理由を明らかにするために，今回の研究で明らかにされた清酒酵母特異的なストレス応答欠損変異が醸造特性に及ぼす影響を解析した。

実験室酵母の遺伝子破壊株を用いて清酒小仕込試験を行い，発酵経過を観察したところ，$\Delta msn2/4$，$\Delta ppt1$ 破壊株のいずれも，野生株と比べて発酵に伴う炭酸ガス発生量が増大しており，これらの遺伝子の機能を欠損することで発酵が促進されることが明らかになった（図9）[12, 13]。したがって，これらの清酒酵母特異的なストレス応答欠損変異が，清酒酵母の高エタノール発酵性の原因変異であることが確認された。筆者らの成果は，酵母のストレス応答がエタノール発酵を抑制することを示す初めての知見である。

では，酵母のストレス応答はどのようにしてエタノール発酵を阻害するのだろうか。その可能性の一つとして，ストレス応答によるグルコースの利用効率への影響が挙げられる。ストレスのない環境では，酵母はもっぱらグルコースを分解してエタノールを生成し，増殖のためのエネルギーを得る。一方，酵母がストレスを感知して増殖を停止すると，グルコースは，トレハロースやグリコーゲンといった貯蔵性糖質の合成によって栄養を蓄えたり，細胞壁のβ-グルカンを肥厚させることで細胞を保護したりするために用いられるようになる。つまりストレス応答とは，エタノール発酵に用いられるはずのグルコースを減少させて他の細胞成分の生合成に仕向ける役

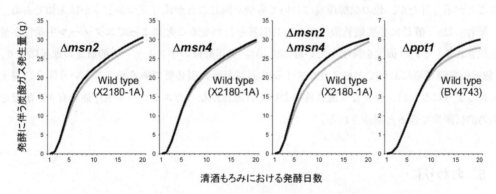

図9 ストレス応答関連遺伝子破壊株の発酵経過
灰色のグラフは野生株の発酵経過，黒色のグラフは清酒酵母において機能欠損していることが明らかになったストレス応答関連遺伝子の破壊株の発酵経過を示す。$\Delta msn2/4$破壊株では総米200 g，$\Delta ppt1$破壊株では総米50 gのスケールで清酒小仕込試験を実施した。

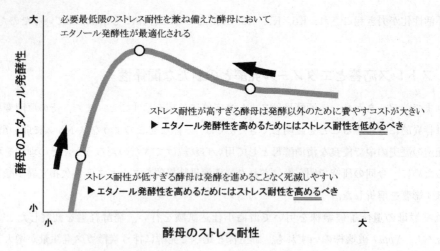

図10 ストレス応答とエタノール発酵との関係に関する作業仮説

割を持っているのかもしれない。実際に，Msn2/4pやHsf1pによって発現誘導されるターゲット遺伝子の中には，解糖系・エタノール発酵以外のグルコース代謝経路に関連するものが多数存在している[15]。このため，Msn2/4pやHsf1pを介したストレス応答を不活性化することにより，グルコースからのエタノール生産効率を高めることが可能なのかもしれない。

ただし，どんな条件でも常に「酵母のストレス応答を抑制すればするほどエタノールの生産性が改善する」というわけではないので注意が必要である。酵母のストレス応答とは酵母自身の生存のために必須なメカニズムであるから，いくら発酵活性が高い酵母であっても生き延びることができなければ意味がない。清酒もろみよりもストレスの強い発酵環境においては，当然それなりにストレス耐性の高い酵母でないと健全な発酵を進めることはできないだろう。図9で示したとおり，清酒もろみの発酵ではMsn2/4pやHsf1pの不活性化によってエタノール発酵が改善することが示されたが，他の発酵環境においても全く同じことが成り立つかどうかは未知である。

筆者らは，「酵母に必要最低限のストレス応答を行わせることによってエタノール生産性が最適化される」という仮説を提唱している（図10）。実用酵母のポストゲノム的研究の進展により，「個々の発酵環境においてどのようなストレス応答が最低限必要であるか？」という問いに答えられるようになれば，様々な発酵条件において目的にかなったエタノール生産能を有する酵母を人為的に創出できると期待される。

5 おわりに

本研究により，清酒酵母に特徴的な高エタノール発酵性の原因変異を初めて特定することができた。それらは意外なことに酵母のストレス応答機能を欠損させる変異であったことから，ストレス応答とエタノール発酵との関係性についての新たなモデルを構築することができた。酵母の

第17章　清酒酵母のストレス応答欠損と高エタノール発酵性

ストレス応答とは酵母自身の生命を守るためのメカニズムであることを考えると，清酒酵母はまさに「自らの身を削ってエタノール生産能を高めた酵母」であり，清酒醸造を行う人間にとって都合の良いように育種されてきたことが憶測される。

このような清酒酵母の性質を理解した上で清酒醸造過程全体を見直してみると，高エタノール生産性のおかげで高い酒化率（原料の白米に対するエタノールの生成割合）を達成することができるし，他の望ましくない微生物のコンタミネーションのリスクを減らすこともできる。つまり，昭和期以降に「新・清酒酵母グループ」の酵母を用い始めたことで，より経済性の高い清酒をより安全に醸造できるようになったと言えるだろう。清酒もろみの終盤にアルコール度数が高くなるとエタノールストレス等を受けて酵母は徐々に死滅し始めるが，清酒醸造では発酵終了とともに速やかに上槽（清酒もろみを搾って清酒と酒粕に分離する作業）を行うことが一般的であるため，酵母の自己消化等に伴う品質への悪影響は回避することができる。また，ビール醸造などとは異なり酵母を繰り返し使用することもないので，発酵終了時の酵母の生存率が低くても特に問題にならない。このように，ストレス耐性が低いがエタノール発酵性が高い清酒酵母の特性は，清酒醸造のニーズに良く合致しているのである。

一方で，「新・清酒酵母グループ」の各種酵母はストレスに弱いという共通点を有しており，使用にあたって次のような注意点も考えられる。まず，熱ショックに弱いため，酒母の製造過程で行われる暖気入れや温み取りといった昇温作業には注意が必要である。また，エタノール濃度の急激な上昇に対する耐性も低いので，清酒もろみに醸造用アルコールの添加を行う場合には，添加する量とタイミングを慎重に決定すべきである。もし，現在の清酒酵母を改良することによって，「ストレスに強く，エタノール発酵力もすぐれた清酒酵母」を作出することができれば，これらの課題も乗り越えられるかもしれない。長年の経験と先人たちのすぐれた知恵によって育まれた清酒醸造技術をさらに進歩させるための礎として，本研究の成果が大きく貢献することが期待される。

文　　献

1) T. Akao *et al., DNA Res.,* in press
2) H. Urbanczyk *et al., J. Biosci., Bioeng.,* **112**, 44 (2011)
3) M. Watanabe *et al., J. Biosci., Bioeng.,* **107**, 516 (2009)
4) X. Q. Zhao *et al., J. Biotechnol.,* **144**, 23 (2009)
5) M. T. Martínez-Pastor *et al., EMBO J.,* **15**, 2227 (1996)
6) A. P. Schmitt *et al., Proc. Natl. Acad. Sci. USA,* **93**, 5777 (1996)
7) P. K. Sorger *et al., Cell,* **54**, 855 (1988)
8) X. -D. Liu *et al., Genes Dev.,* **10**, 592 (1996)

9) Y. Haitani *et al.*, *FEBS Lett.*, **580**, 3433 (2006)
10) Y. Takemori *et al.*, *Mol. Gen. Genomics*, **275**, 89 (2006)
11) M. Ma *et al.*, *Appl. Microbiol. Biotechnol.*, **87**, 829 (2010)
12) D. Watanabe *et al.*, *Appl. Environ. Microbiol.*, **77**, 934 (2011)
13) 下飯仁ほか, 日本農芸化学会大会講演要旨集, p.104 (2009)
14) C. I. Holmberg *et al.*, *Trends Biochem. Sci.*, **27**, 619 (2002)
15) 渡辺大輔ほか, バイオインダストリー, **28**(6), 42 (2011)

第18章 次世代シーケンサ SOLiD を用いた実用泡盛黒麹菌株の比較ゲノム解析

塚原正俊[*1], 鼠尾まい子[*2]

1 泡盛と黒麹菌株

「泡盛」は600年以上の歴史を有する日本最古の蒸留酒で，琉球王朝時代から受け継がれている沖縄県の代表的な地域特産品であり，現在300-400銘柄が販売されている（図1）。「泡盛」という呼び名の由来については，①以前原料として用いられていた「粟」から，②醸造での発酵過程でもろみ上にできる泡から，③かつてアルコール度数を見るために高く上げた器から注ぎ，形

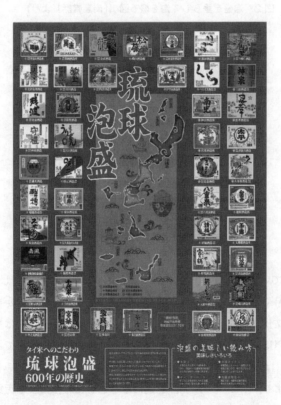

図1 沖縄県酒造組合連合会の泡盛銘柄の紹介ポスター

[*1] Masatoshi Tsukahara ㈱バイオジェット 代表取締役，研究統括
[*2] Maiko Nezuo ㈱バイオジェット 先端研究部 研究員

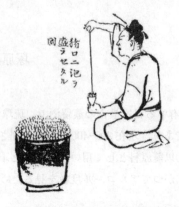

図2　泡盛を垂らして泡を盛る図（「南島雑話」より）

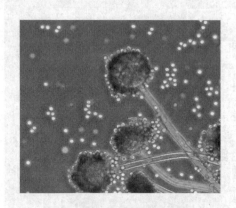

図3　泡盛黒麹菌の顕微鏡写真

成される泡から判断していたことから（図2）など諸説があり、はっきりしていない[1]。いずれにしても、泡盛は、原料や醸造過程、熟成方法、酒器、作法などそれぞれが歴史的背景との関連が深く、沖縄県の一大文化の形成に大きく貢献していると言っても過言ではない。

　醸造への黒麹菌の利用は、近隣アジア諸国では見られず沖縄独自の技術である。泡盛醸造に用いられる黒麹菌（図3）は、アミラーゼ及びクエン酸生成能が高く、仕込み後のもろみのpHは低下する。この作用により、アルコール発酵を進めるとともに雑菌による汚染を防いでおり、温暖な沖縄で安定的な醸造を確立するために必須の技術である。このことから、「黒麹菌の利用が泡盛の醸造に極めて有効である」という沖縄県の先人による大発見は、「お酒が飲みたい」あるいは「お酒を奉納したい」という醸造にかけた強い執念の結果であり、高く敬意を表するものである。

第18章 次世代シーケンサ SOLiD を用いた実用泡盛黒麹菌株の比較ゲノム解析

表1 黒麹菌の菌株による形質の違い

	A. awamori	A. awamori, A. saitoi	A. saitoi
コロニー外観		ISH-1 ISH-2	
酸度	3.21	4.32	5.95
α-アミラーゼ活性（U/wet-g）	4.09	3.02	2.89
糖化力（U/wet-g）	6.65	8.18	9.44
酸性カルボキシペプチダーゼ活性	5.74	5.85	6.34

　本章では，泡盛における特徴的な醸造技術の一つである「黒麹菌の利用」に焦点を当て，最新の研究成果と今後の可能性について述べる。

　泡盛黒麹菌は，黒アスペルギルス属（Black Aspergilli）に属する。泡盛醸造には，A. awamori と A. saitoi の2種類の黒麹菌が用いられており，実際の醸造にはこれら2菌株を混合して製麹に用いている。この麹は「複菌麹」と呼ばれ，伝統的に用いられている手法である。A. awamori と A. saitoi は，麹酸度，α-アミラーゼ活性，糖化力などの形質の違いがあることがわかっていた（表1），しかしながら，これまでに，「複菌麹」の泡盛品質への影響に関する解析はほとんどなされていなかった。そこで，我々は，A. awamori と A. saitoi の混合割合を変化させた試験醸造を行い，複菌の麹をそれぞれ用いて小仕込み試験を行い，泡盛の古酒香成分の一つ「バニリン」に注目した詳細な解析を行った。その結果，バニリン前駆体であるもろみ 4-VG 濃度は，各菌株を単独で用いた場合に比べ複菌麹を用いた場合に高まることがわかった。したがって，複菌麹を用いることで泡盛の香味成分が増大することが示され，伝統的泡盛醸造方法の有用性が明らかとなった。一方，他の香気成分についても詳細な解析を行った結果，A. awamori の使用で増加する成分，A. saitoi の使用で増加する成分，4-VG と同様に混合時に増加する成分が存在することを明らかにした。

2　実用泡盛黒麹菌株における比較ゲノム解析の意義

　上記結果より，複数の泡盛黒麹菌株の利用が，泡盛の風味に直接影響を与えていることがわかった。したがって，複数の黒麹菌株がもたらす泡盛風味への影響を遺伝子レベルで解析することで，育種に関する情報など泡盛産業に有用な情報が得られることが期待できる。また，Black Aspergilli に属する微生物として，欧州でクエン酸発酵や酵素生産に広く使われている黒カビ（Aspergillus niger）が存在しており[2]，両種は非常に近縁で，胞子の色や有機酸の生産性などの性質もよく似ていることから，海外からは同種ではないかとの異論も根強く残っている。最近に

なって，いくつかの遺伝子解析による比較から，黒カビと泡盛黒麹菌との違いが明らかとなっている。しかしながら従来の 18S rRNA や ITS などの特定の領域の塩基配列を比較する従来の方法では，黒麹菌を含む Black Aspergilli の系統分類を進めるためには，保存された遺伝子を近縁な種同士で比較するという手法のため差異を明確にすることは困難であった。そのため，全ゲノム配列を対象とした比較ゲノム解析を進めることにより，これらの性質の違いとその原因となる遺伝子（変異を含む）との全体像の効果的な解明を試みている。これらの成果からは，産業応用への重要な知見や，黒麹菌が分離されてきた過程を知る重要な手がかりが得られることが期待できる。

3　次世代シーケンサ SOLiD による黒麹菌の解析

次世代シーケンサの出現により遺伝子解析の速度およびコストが飛躍的に改善され，ゲノム全体を対象として解析することが可能となるとともに，解析コストの低減から地域の産業微生物のゲノム比較を目的とした複数の菌株を解析するということが現実となった。中でも，ライフテクノロジーズ社の SOLiD システムは，1 回の解析で約 800 億（80G）塩基もの配列情報を得ることができる。この膨大な情報をもとに，遺伝子の差異について詳細に検証し，有用情報を引き出すことが可能である。我々は本次世代シーケンサ SOLiD を用いて黒カビ及び複数の泡盛黒麹菌の全ゲノム配列の比較解析を行い有用情報の取得を試みた。

A. awamori 及び A. saitoi を試料としてゲノム DNA を抽出し，SOLiD システムによる解析に供した。その結果，得られたデータは 40 億〜70 億（4-7G）塩基であった。A. awamori の予想されるゲノムサイズ約 35Mb から考えると冗長度は 100〜200 であり，ゲノム全体を比較するのに十分量のデータであると共に品質についても問題のないことを確認した。

ところで，SOLiD システムにより得られる各黒麹菌のタグ情報は前述したように膨大で，様々な工夫を行ったものの，既存商用ソフトではゲノム全体での状況を把握することが困難であった。そこで我々は，リファレンス配列に対するタグのマッチング情報について，試料となる 2 種の比較状況を可視化するためのビューアソフト「GejiGeji」を開発した（本ソフトは，SOLiD Software Development Community より公開している）。「GejiGeji」は，SOLiD のマッチング解析結果である gff ファイルより生成される fwd_rev_coverage.txt（リファレンスのポジションにおける foward と reverse のタグの depth を表したファイル）をリファレンス配列に対して集計したデータを読み込ませることで，解析対象となる 2 菌株の coverage および depth の状況を表示することが可能である。すなわち，リファレンスおよび試料 1，試料 2 の 3 種のゲノム全体の類似性を可視化することができる（図 4）。図 5 は，A. niger をリファレンスデータとして，その ORF ごとに A. awamori および A. saitoi の SOLiD データのマッチング頻度を左右に表示した一例である。これにより，リファレンスに対するそれぞれの違い，および 2 菌株同士の違いを視覚的に読みとることができる。これまで，比較ゲノム解析結果から，A. niger および A.

第 18 章　次世代シーケンサ SOLiD を用いた実用泡盛黒麹菌株の比較ゲノム解析

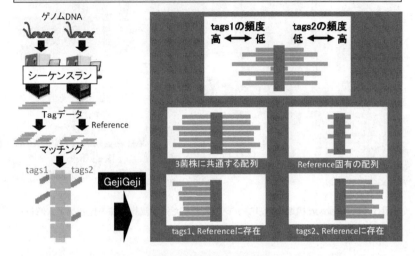

図 4 「GejiGeji」の概要

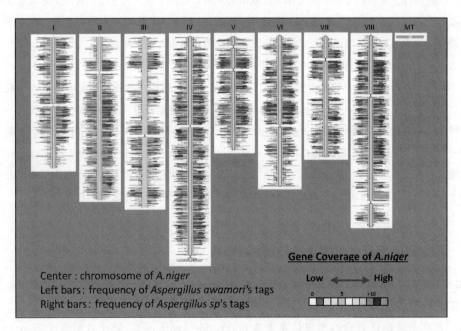

図 5　A. niger をリファレンスとした「GejiGeji」を用いた泡盛黒麹菌株の解析例

発酵・醸造食品の最新技術と機能性 II

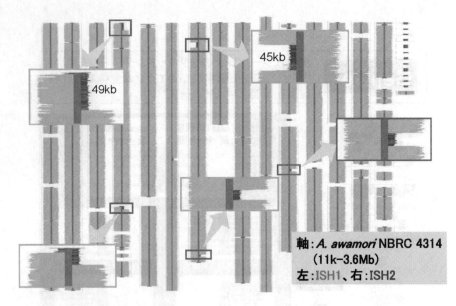

図6 *A. awamori* 標準株をリファレンスとした泡盛黒麹菌株の比較ゲノム解析

awamori では，代表的な個々の遺伝子レベルでの相同性は高いことが知られていた。しかしながら，「GejiGeji」を用いてゲノム全体を比較解析することにより，大きな差異があることが明らかになった（図5）。また，*A. awamori* と *A. saitoi* はゲノム全体でも差異が非常に小さかったことから，泡盛黒麹菌は黒カビとは異なる系統的位置にあることが明らかとなった。

一方，現在，㈱製品評価技術基盤機構（NITE）を中心とした黒麹菌ゲノム解析コンソーシアムにおいて *A. awamori* の基準菌株 NBRC4314 の全ゲノム解析が進められている。当該成果のドラフト解析データを用いて *A. awamori* NBRC4314，泡盛黒麹菌 *A. awamori* および *A. saitoi* を比較すると，複数の箇所で数10kbにわたる大きな変異が観察されるなど詳細な違いが明らかとなった（図6）。さらに 4314株のアノテーション情報を用いて，*A. awamori* と *A. saitoi* の変異領域に存在する遺伝子の探索を行ったところ，多くの二次代謝関連遺伝子が存在することが明らかとなった。これらの遺伝子の差異が泡盛風味に大きく影響することが示唆された。

4 黒麹菌遺伝子と泡盛風味の関係

4314株のアノテーション情報を用いて，*A. awamori* と *A. saitoi* の変異領域に存在する遺伝子の探索を行ったところ，多くの二次代謝関連遺伝子が存在することが明らかとなった。この中でも，香味や機能性成分の生成に重要な polyketide synthases，糖化に関与する glycoside hydrolase，クエン酸生産に関与する aconitase などが含まれていたことから，これらの遺伝子配列の差異が結果としての泡盛香味に影響していることが強く示唆された。

第18章 次世代シーケンサ SOLiD を用いた実用泡盛黒麹菌株の比較ゲノム解析

一方,我々は *A. awamori* と *A. saitoi* を混合した伝統的泡盛麹「複菌麹」を用いることで単菌の場合と比較して増加する香気成分が複数存在することを確認していることから,歴史的に用いられてきた「複菌麹」は,結果としてそれぞれの泡盛黒麹菌株の遺伝的有用性を十分に引き出す卓越した醸造技術であることがわかった。

5 今後の展望

黒麹菌株の割合を変え同一条件で醸造したそれぞれの泡盛の風味を比較すると,一般の方でも明確に感じることができるほど大きな差異を持つ。したがって,黒麹菌株における比較ゲノム解析の結果は,風味の異なる商品製造への応用が可能である。さらにこの技術を応用し,各酒造所向けに黒麹菌株の配合割合を変化させたセミオーダー種麹「特混 AS」(石川種麹店) を商品化した。現在,実用黒麹菌株の比較ゲノム解析の結果から得られる遺伝子情報と最終商品である泡盛の成分分析結果を比較検討し,黒麹菌株の特性がどのように泡盛に影響しているのか詳細な検討を進めている。

ところで,最近になって,山田氏らの系統樹解析により,Black *Aspergilli* は3つのタイプに分類されることが明らかになった[3]。黒麹菌は,*A. kawachii* NBRC 4308 を含むタイプLに分類され,タイプNに分類される黒カビとは異なる系統であり,オクラトキシンAの生合成に必要な An15g07920 を持たないことから,泡盛黒麹菌と黒カビは分類上明確に異なることが証明された。この結果は,今後の黒麹菌の産業利用において非常に有用な情報である。泡盛黒麹菌株の全ゲノム解析の結果を合わせて考えると,Black *Aspergilli* は新たに分類体系を整理する必要があると考えられる。この点においては,㈱酒類総合研究所の山田修氏が提唱する「*Aspergillus luchuensis*」の名称復活に我々も強く賛同する。

文　献

1) 山入端艸以,琉球の宝,p34-49,㈲シーエーピーinc. (2005)
2) 村上英也ほか,麹学,p.48,日本醸造協会 (1986)
3) O. Yamada *et al.*, *J Biosci Bioeng.*, Article in press (2011)

第19章　麹菌における染色体工学と転写因子の網羅的解析

小山泰二[*1]，小川真弘[*2]

1　はじめに

　麹菌（*Aspergillus oryzae*, *Aspergillus sojae*）は日本酒，しょうゆ，みそなどわが国の伝統的食品の製造に古くから使われてきた。最近では産業用酵素の生産に宿主として使用されるなど，バイオテクノロジー産業での利用も注目されている。麹菌はこのように有用かつ身近な存在でありながら，遺伝子の機能解析は非常に遅れていた。その理由として，麹菌は多核であること，有性生殖を行わないこと，相同組換えの頻度が低いことなどが挙げられる。2005年末に麹菌（*A. oryzae*）のゲノム解読結果が発表され[1]，DNAマイクロアレイによるトランスクリプトーム解析やプロテオーム解析などのポストゲノム技術を用いた研究が可能となったが[2]，機能がわからない遺伝子が多数存在し，実用化に向けた技術開発の妨げとなっていた。

　機能未知遺伝子の機能を明らかにしていくためには，対象となる遺伝子を破壊したときの表現型の変化を観察することが有効である。しかし，希望する遺伝子を破壊するにはマーカー遺伝子を保持するベクターをその遺伝子内部に挿入または置換する遺伝子ターゲティングの技術が必要であるが，当時麹菌にはその技術は存在しなかった。

　DNAを細胞内に導入したとき，2通りの経路で染色体に組み込まれることが知られている。導入されたDNAと相同な領域が染色体上に存在するときには，相同性を利用した組換えにより染色体に挿入される相同組換えと，染色体のランダムな位置に挿入される非相同組換えである。*E. coli*や*Saccharomyces cerevisiae*では相同組換えが優勢であるため，遺伝子ターゲティングが容易であり，生育に必須でない全遺伝子の破壊株がすでに作製されている[3,4]。これに対し，麹菌を初めとする糸状菌では非相同組換えが優勢であるため遺伝子破壊株の取得は困難であった。しかし，非相同組換えに関与するKu70，Ku80，Lig4などのタンパク質をコードする遺伝子を欠損すると相同組換えが高頻度で起こることが*Kluyveromyces*酵母[5]や赤パンカビ[6]で見出された。麹菌においても2006年にTakahashiらにより*Ku*遺伝子破壊株を宿主とした遺伝子ターゲティングシステムが開発され，遺伝子破壊による未知遺伝子の機能解析が可能となった[7]。

---

*1　Yasuji Koyama　（公財）野田産業科学研究所　所長
*2　Masahiro Ogawa　（公財）野田産業科学研究所　研究員

2 遺伝子破壊株の作製

我々が開発した麹菌の遺伝子ターゲティングシステムを用いて，遺伝子破壊による機能未知遺伝子の解析を行うことにした。麹菌の全遺伝子の破壊株を作製することが望ましいが，それには相当の期間と資源が必要であることが予想された。そこで今回のターゲットとして，複数の遺伝子を同時に制御していて遺伝子破壊による影響が出やすいことが期待できる，転写制御因子をコードする遺伝子を対象とすることにした。ゲノム解析から麹菌には約12,000個の遺伝子があると予想されているが，そのうちの5～600個が転写因子など転写制御に関連した遺伝子だと推測されている。転写因子の解析は，学術的な貢献だけでなく産業上の利点もある。転写因子は関連する複数の遺伝子群や特定の物質の合成系または分解系の一連の酵素をコードする遺伝子の発現制御を一括して行うことが多い。たとえば，セルロースの分解にはセルラーゼのほかにも多数の酵素が必要であるため[8]，セルロース高分解性菌を育種するためには多数の遺伝子をクローニングして，ひとつの菌の中で全ての遺伝子を高発現させなければならないが，それぞれの遺伝子により発現効率が異なるなど非効率的である。これに対し，必要な遺伝子を包括して制御する転写因子が同定されれば，その転写因子をコードする遺伝子の発現を増幅させることにより，セルロース分解に必要な複数の酵素を効率的かつバランス良く高発現させることが可能となり，産業上有益である。

遺伝子破壊方法の模式図を図1に示す。対象とした菌株はゲノム解析に使われた *Aspergillus oryzae* RIB40 の *pyrG* と *ku70* の欠損株とした。破壊標的遺伝子（ターゲット）に隣接する領域約1.2～1.5 kbの配列をPCRで増幅後，マーカー遺伝子の両端に連結して破壊ベクターを作製し，これを麹菌に導入する[7]。本実験ではマーカー遺伝子として麹菌由来の *pyrG* 遺伝子を使用した。*pyrG* はオロチジン-5'-リン酸デカルボキシラーゼをコードしており，欠損株はウリジン要求性を示すほか，5-フルオロオロチン酸（5FOA）耐性を示すので，欠損株の選択が容易である。逆に *pyrG* 回復株は最少培地で生育するので選択が可能になる。このように *pyrG* は欠損株，野生株のどちらも選択が容易な上に，抗生物質を使用しないので麹菌等の遺伝子組換え実験では

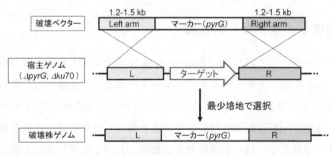

図1 遺伝子破壊の概念図
染色体上の破壊ターゲット遺伝子に隣接する1.2～1.5 kbの領域をPCRで増幅後，マーカー遺伝子をはさむ形で連結して破壊ベクターを作製した後，細胞に導入し，形質転換株を選択する。

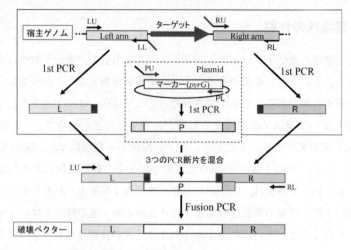

図2　破壊ベクター作製のハイスループット化

大量の破壊ベクターを効率的に作製するために必要なDNA断片をプラスミドにクローニングせずPCRのみで行う方法を開発した。まず、LとRの断片はRIB40のゲノムDNAを鋳型とし、マーカーである *pyrG* は *pyrG* プラスミドを鋳型としてPCRを行い、L, R, Pの各断片を得る。このとき、LLプライマーにはマーカーの5'領域と、RUプライマーにはマーカー3'領域と相補的な配列を付加しておく。また、PUプライマーにはLの3'領域、PLプライマーではRの5'領域と相補的な配列を付加する。増幅した3断片を混合した後、LU, RUプライマーでPCRを行い、破壊ベクターを得る。

よく使用されるマーカーである。実験を開始すると、数百個の遺伝子を破壊するために破壊ベクターを作製することが、非常に手間と時間がかかる作業であるという大きな障害にぶつかった。ゲノムDNAからそれぞれに必要なDNA断片をPCRで増幅させるための最適な条件がそれぞれに異なる上に、増幅されたPCR断片をクローニングしていては時間がかかることである。そこで、効率よく破壊ベクターを作製するためにハイスループット化の検討を行った。fusion PCR法を基本にPCRの各種条件で詳細に検討し、ほぼ画一な条件で破壊ベクターを作製することに成功した（図2）。

3　遺伝子破壊ライブラリーの作製

遺伝子破壊ターゲットとしては、Zinc Finger ProteinなどのDNA結合型の転写因子だけでなく、MED6などのRNAポリメラーゼのメディエーター類なども候補として含めた。さらに、ヒストンアセチルトランスフェラーゼ、ヒストンデアセチラーゼなどのクロマチンリモデリングファクターも広い意味での転写制御に関与していると考えられたので、これら遺伝子についても対象とした。モチーフ検索や、他の糸状菌および酵母における転写制御因子遺伝子の麹菌におけるホモログの解析などの結果をもとに遺伝子破壊のターゲットとするべき転写制御関連遺伝子を抽出し、さらにマニュアルアノテーションで対象を絞り込んだ結果、TF001〜TF520と命名した

第19章　麹菌における染色体工学と転写因子の網羅的解析

表1　麹菌の転写因子破壊株ライブラリーの作製

カテゴリー	遺伝子数
破壊を試みた転写因子遺伝子の総数	486
破壊株が取得できた遺伝子の数	402
破壊株がホモカリオンであった	382
破壊株がヘテロカリオンであった	20
破壊株が取得できなかった遺伝子の数	84

520個の遺伝子を破壊することにした。これまでに486遺伝子の破壊を試みた結果，382遺伝子の核純化された破壊株（ホモカリオン）を得ることに成功した（表1）。一方，約100個の転写制御関連遺伝子についてはヘテロカリオンとしてしか得られなかったか，あるいは全く破壊株を得ることができなかった。破壊することができなかった遺伝子は，麹菌にとって必須であり破壊が本菌にとって致死的であったことが予想されるほか，今回採用した破壊システムでは形質転換体の選択培地としてバックグランドの少ないCzapek-Dox最少培地でのウリジン要求性回復によるポジティブ選択を実施しているため，対象遺伝子の破壊により形質転換体が栄養要求性となり，最少培地で生育が不能となった可能性も考えられる。そのため，抗生物質耐性などのマーカー遺伝子を使用し，栄養がより豊富な培地で形質転換体を選択すれば，取得可能な株が増加するものと考えられる。

4　遺伝子破壊株の解析

遺伝子破壊株の解析は，まず分生子形成，多糖類分解，二次代謝産物生産などの表現型に変化が見られた破壊株に対し，DNAマイクロアレイを用いたトランスクリプトーム解析やLC/MSを用いたメタボローム解析などの網羅的な解析を行い，それぞれの表現型に関与する転写因子の機能を予測することにした（図3）。

麹菌 *Aspergillus oryzae* は有性世代を持たないので増殖は分生子形成に依存している。また，分生子は「種麹」と呼ばれ，我が国の伝統的な発酵産業において麹作りのスターターとして重要な役割を果たしており，その形成を制御することは発酵産業における生産性向上に貢献することが期待できる。しかし，*A. oryzae* における分生子形成制御系の解析は近縁種で分子生物学的モデル生物である *A. nidulans* と比べ進んでいないのが現状であった。そこで我々は，麹菌の転写制御因子遺伝子破壊株ライブラリーより得た分生子形成制御因子破壊株のオミクス解析を実施し，本菌の分生子形成制御系を明らかにすることを試みた。

作製した転写因子破壊株をマルツ寒天培地上で生育させ，その分生子形成能を調べたところ，分生子形成に異常が生じた株を15株見出した。このうち *A. nidulans* の分生子形成制御系遺伝子のオーソログは8株であり，それ以外の7株は新規の分生子形成制御因子遺伝子であった。図4は *A. nidulans* の分生子形成制御系遺伝子の麹菌でのオーソログを破壊した株の表現型を示し

発酵・醸造食品の最新技術と機能性 II

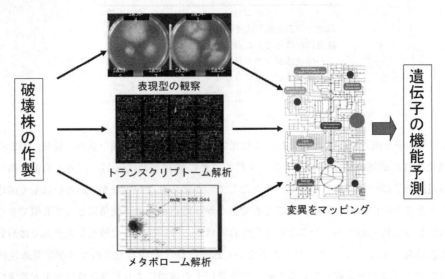

図3 オミクス手法による遺伝子の機能解析
得られた遺伝子破壊株のうち，表現型に変化が見られた株は，DNA マイクロアレイや LC/MS を用いた解析により機能を明らかにする。

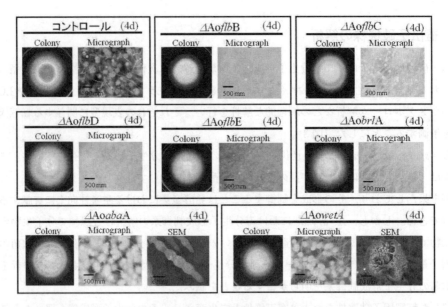

図4 分生子形成異常株の表現型
分生子形成に異常が見られた破壊株のうち，*A. nidulans* のホモログであるものについて，マルツ寒天培地上で 30℃ 4 日間培養後のコロニーを顕微鏡観察した。

第19章　麹菌における染色体工学と転写因子の網羅的解析

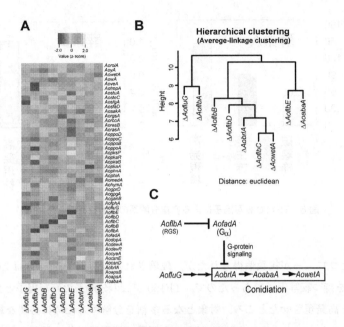

図5　分生子形成異常株の解析
(A)マイクロアレイデータを z-score 化したものを並べたヒートマップ。(B)ヒートマップをもとに変異株をクラスタリング。(C)麹菌における分生子形成制御機構の予想図。

た。いずれの遺伝子破壊株においても A. nidulans にて報告されているものとほぼ同様の表現型を示した。これらの破壊株について麹菌フルゲノムアレイを用いたトランスクリプトーム解析を行った。図5には，麹菌の分生子形成異常株のマイクロアレイデータの中から，Aspergillus 属において分生子形成制御に関与すると考えられている48種類の遺伝子の Log$_2$ Ratio データをz-score 化したものを並べたヒートマップ（図5A）と，このヒートマップのデータをもとに行ったクラスタリング（図5B）の結果を示した。これらの結果に他の遺伝子での解析結果を加えると，A. oryzae における分生子形成制御機構は同時期にゲノム解読が行われた Aspergillus 属の類縁菌である A. nidulans[9] や A. fumigates[10] の分生子形成制御機構と比較すると A. nidulans の方に非常に近いことが判明した[11]（図5C）。A. nidulans のホモログとは別に，今回破壊株ライブラリーのスクリーニングで新たに見出した7株の分生子形成異常株についても同様の解析を行ったところ，それぞれの破壊株はホモログ破壊株と同様に，分生子形成制御機構のキー遺伝子である brlA の発現に影響を及ぼすが，トランスクリプトームやメタボロームの解析ではホモログ破壊株と異なるグループを形成した（データ未発表）。このことは，A. oryzae には A. nidulans などで知られている分生子制御機構とは異なる，新たな制御機構の存在を示唆している。

さらに，多糖分解系や二次代謝に関係する転写因子も遺伝子破壊株ライブラリーからスクリーニングすることでいくつかの転写因子遺伝子の取得に成功している。まず，木質バイオマスに多く含まれる多糖を分解する酵素の転写因子破壊株を探索した。破壊株ライブラリーから多糖を分

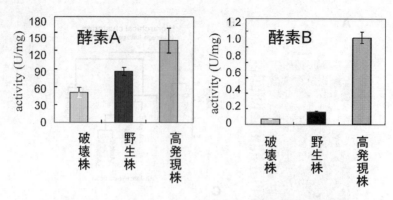

図6　TF150転写因子による多糖分解系の複数酵素の発現制御

解しなくなったコロニーが複数個得られたが，破壊された転写因子TF150はZn(II)$_2$Cys$_6$型のDNA結合部位を持つ転写因子であったので，TF150がこの分解系の転写因子と推測された。そこで，TF150を高発現させたところ，対象となる多糖を分解するために必要な複数の酵素の発現量が同時に増大したことから，TF150がこの分解系の酵素群全体の発現を制御する転写因子であると結論した（図6）（論文投稿中）。

二次代謝産物の生産の制御に関連する転写因子を探索するためのスクリーニングでは，分生子の色や培養後期の色素生産性が変化した破壊株が得られているほか，LC/MSによるメタボローム解析で代謝物のパターンが異なる破壊株が既知の転写因子以外にも多数得られている。

5　染色体工学を用いた転写因子遺伝子の解析

我々は，遺伝子ターゲティング技術を応用して，染色体の数kbから数百kbにわたって一度に欠失させることが出来る，染色体大領域欠失技術を開発し[12]，遺伝子ターゲティングによる転写因子遺伝子の網羅的破壊と並行して，機能未知遺伝子の機能解析に利用している。当初この技術は麹菌にとって染色体上の生育に必須な（遺伝子）領域と不要な領域（単に生育上の不要という意味だけでなく，産業利用上で不要という意味も含む）を明らかにし，不要な領域を除去して染色体を縮小することにより，産業に利用する上で有用な宿主を創生するために開発したものであった[13]。しかしながら，染色体7番の様々な領域を欠失させた変異株を作製している過程で，分生子の生成が顕著に増加する株が得られた[14]。この表現型の変化の原因となる遺伝子を同定したところHelix-Loop-Helix型の転写因子であり，それまでに作製していた転写因子破壊株ライブラリーのリストからもれていたことがわかり，*sclR*と命名した。*sclR*は欠失株では分生子を大量に形成する（図7B）が，高発現株ではほとんど分生子を形成せずに菌核を形成する（図7C）という，興味深い性質を示す遺伝子であったので，現在も研究を継続している[15]。麹菌だけでなく真核生物では単一遺伝子の変異だけでは表現型に変化が現れないことが多いので，この

174

第19章　麹菌における染色体工学と転写因子の網羅的解析

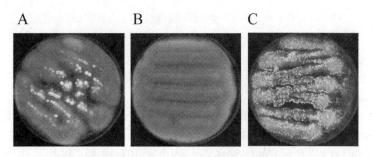

図7　*sclR* は分生子形成と菌核形成を制御する
(A)野生株　(B) *sclR* 破壊株　(C) *sclR* 高発現株

ような染色体大領域欠失技術は機能未知遺伝子の機能解析のための新しいアプローチ法として有効であると考える。

6　まとめ

ゲノム解析後も有効な遺伝子解析や育種のための手法が無かった麹菌 *Aspergillus oryzae* において、相同組換え効率を向上させた変異株を宿主として、遺伝子ターゲティング技術、染色体大領域欠失技術を開発した。さらに、これらの技術を応用すれば、長い領域の外来遺伝子（群）を染色体上の任意の位置に挿入することも可能である。本研究の成果である麹菌の染色体工学は、遺伝子の機能解析だけでなく、有用遺伝子の探索、産業用の機能性を付与した麹菌の育種に有用である。

また、本研究で作製した転写因子破壊株ライブラリーを用いたスクリーニングはまだ十分に実施されていないが、それでも短期間の内に麹菌の生育や分化・形態形成に関わる因子、有用酵素の生産性に関わる因子、二次代謝に関わる因子をいくつか同定することに成功した。このようなライブラリーは他の糸状菌にも例は無く、従来にはない強力な研究ツールとなり得ると考えている。

謝辞
　本研究の大部分は生研センター基礎研究推進事業の支援を受けて実施された。遺伝子破壊ライブラリーの作製は㈱産業技術総合研究所の町田雅之博士らと共同で行った。共同研究者の高橋理、金鋒杰、徳岡昌文博士に感謝する。

文　　献

1) M. Machida *et al.*, *Nature*, **438**, 1157 (2005).
2) 町田雅之, BRAIN テクノニュース, **118**, 1 (2006).
3) T. Baba *et al.*, *Mol. Syst. Biol.*, **2**, 2006 0008 (2006).
4) E. A. Winzeler *et al.*, *Science*, **285**, 901 (1999).
5) R. Kooistra *et al.*, *Yeast*, **21**, 781 (2004).
6) Y. Ninomiya *et al.*, *Proc. Natl. Acad. Sci. U. S. A.* **101**, 12248 (2004).
7) T. Takahashi *et al.*, *Mol. Genet. Genomics*, **275**, 460 (2006).
8) R. P. de Vries *et al.*, *Microbiol Mol Biol Rev.*, **65**, 497 (2001).
9) T. H. Adams *et al.*, *Microbiol. Mol. Biol. Rev.*, **62**, 35 (1998).
10) J. H. Mah *et al.*, *Eukaryot. Cell*, **5**, 1585 (2006).
11) M. Ogawa *et al.*, *Fungal Genet. Biol.*, **47**, 10 (2010).
12) T. Takahashi *et al.*, *Fungal Genet, Biol.*, **46**, 815 (2009).
13) F. J. Jin *et al.*, *Mol. Genet. Genomics*, **283**, 1 (2010).
14) F. J. Jin *et al.*, *Appl. Environ. Microbiol.*, **75**, 5943 (2009).
15) F. J. Jin *et al.*, *Eukaryot. Cell*, **10**, 945 (2011).

第20章　コウジ酸の生合成遺伝子，麹菌培養条件に応答した遺伝子発現機構

小池英明[*1]，町田雅之[*2]，大島栄治[*3]，比嘉良喬[*4]

1　コウジ酸の産業利用

コウジ酸が麹菌（*Aspergillus oryzae*）の麹培養から単離されたのは，100年以上も前になる。コウジ酸（5-hydroxy-2-(hydroxymethyl)-γ-pyrone；以後KAと省略）は，抗生物作用，抗酸化作用などの有用性を有することが知られており，古くから研究が進められてきた。しかし，エビ，カニ等の褐変防止剤として一部利用されたことはあるものの，特段の産業利用は行われてこなかった。しかし，美白作用が認められた後，KAの研究により強い関心が寄せられることとなった。

ヒトの皮膚の色は，主に皮膚中の色素細胞（メラノサイト）が産生するメラニン色素の量により決定される。肝斑や老人性色素斑（しみ），および雀卵斑（そばかす）など，美容上の問題として挙げられるこれらの疾患は，メラノサイトの活性亢進によるメラニン色素の過剰産生によるものである。メラノサイトは，チロシンを基質とした多段階の反応によりメラニン色素を合成しているが，この反応の律速段階を触媒する酵素がチロシナーゼである。チロシナーゼの活性を阻害する物質には，過剰なメラニン色素の産生を抑え，しみ・そばかすを防ぐ効果が期待できる。

チロシナーゼの活性を阻害する物質の探索を進める中で，麹菌の培養液にこの作用があることを見出し，さらに，その活性本体がKAであることを見出した。KAは前述の通り，麹菌の代謝物として既に知られており，化学的には各種金属イオンとのキレート作用が知られていた。KAのチロシナーゼ活性阻害様式を調べると，非拮抗阻害であることが分かった。チロシナーゼは活性部位に2価銅イオンを2個有しており，この銅とのキレート作用により，チロシナーゼを阻害していると考えられる。

日本国内において，「日焼けによるしみ・そばかすを防ぐ」などの効能効果を示した化粧品は医薬部外品に分類され，これを製造販売するには厚生労働省の承認を受ける必要がある。そこで各種安全性試験により，KAの化粧品原料としての安全性を確認し，さらにその配合製剤の高い

[*1]　Hideaki Koike　㈱産業技術総合研究所　生物プロセス研究部門　主任研究員
[*2]　Masayuki Machida　㈱産業技術総合研究所　生物プロセス研究部門　主幹研究員,
　　　　　グループリーダー
[*3]　Eiji Ohshima　三省製薬㈱　開発本部　素材開発グループ　研究員
[*4]　Yoshitaka Higa　三省製薬㈱　開発本部長

有効性を実証し，1988年に医薬部外品の有効成分（美白剤）として初めての承認を取得した。その後，KAは国内外の化粧品に美白剤として広く使用され，その有効性が認められている。また，現在でも美白剤研究の際のポジティブコントロールとして使用されるなど，その地位は確固たるものとなっている。

2　条件特異的な生合成

麹菌によるKAの生合成は，特定の栄養条件下，生育の定常期以後になって生産されるなど，典型的な二次代謝の性質を示す。そこで，この条件特異的な生産性を利用して，KAの生合成に必須の遺伝子同定を計画した。

麹菌は，合成培地（10％グルコース，0.25％酵母抽出物，0.1％ K_2HPO_4，0.05％ $MgSO_4$-$7H_2O$）での培養で，液体中でもプレート上でもKAを生産する。液体培養での典型例では，胞子接種後，3日目にかけて菌糸が培養液中に増殖する。この増殖が止まった後，4日目からKAを生産し，炭素源であるグルコースを使いきるまで，約1週間にわたってほぼ同一の生産速度が維持される。また，炭素源を追加することで，数週間にわたって生産を継続させることも可能である[1]。

培地の窒素源に関して，種々の窒素源・濃度で検討した結果，いずれの窒素源においても，低濃度では濃度の増加とともに菌体量と単位培地量当たりのKA生産量のいずれも増加するが，窒素源濃度が1％程度を超えるとKAの生産性が落ちることが報告されていた。私たちは，さらに，硝酸体の無機窒素源の添加がKAの生産に負の影響を及ぼすことを見出した。即ち，生産培地にあらかじめ0.1％の硝酸ナトリウムを加えておくとKAは生産されず，生産培地中でKAを生産している状態に硝酸体を加えた場合，約1日後に生産が止まることが分かった。また，この硝酸体の添加による生産の阻害は可逆的であった。KAの生産性は，株によっても異なる。ゲノム塩基配列が決定され，遺伝子工学の宿主として頻用されるRIB40株はKA生産に優れているが，醸造に使われる多くの菌株はKAを生産しないことが知られている。

KAの生産実験に用いたRIB40株は，ペニシリンの生産に関連する遺伝子群も有しており，私たちは実際にペニシリンを生産することを示した[2]。ペニシリンは，アミノ酸を前駆体として生産されることを反映して，アミノ酸を多く含む培地条件で生産されるが，KAはその条件では生産されない。一般的に，二次代謝物の生産は培養条件に強く左右されるが，KAもその例外ではない。

3　DNAマイクロアレイによる発現解析

一般的に，二次代謝能は，糸状菌を研究室内で継代培養する間に失われることが多く，いったん生産系を確立しても，時間の経過とともに生産性が失われることもしばしば起こる。従って，有用な二次代謝物を，再現性良く高生産するためには，生産に必須の遺伝子を獲得することが有

第20章 コウジ酸の生合成遺伝子，麹菌培養条件に応答した遺伝子発現機構

効である．KA の場合には，生産する菌株のゲノム解析が幸運にも既に行われており，ゲノム情報を利用することで，生産に必須の遺伝子を迅速に特定することができた．

麹菌のゲノム解析は，日本国内のコンソーシアムと製品評価技術研究機構の連携で行われ，Sanger 法で決定された 37.6 Mb の全ゲノム塩基配列から 12,074 個の遺伝子が同定された[3]．私たちは，この全ての遺伝子に対するプローブを搭載した DNA マイクロアレイを作製し，麹菌のトランスクリプトーム（全遺伝子の発現プロファイル）の解析が可能になっていた．そこで，この DNA マイクロアレイを用いて，KA の生産条件特異的に発現している遺伝子の同定を試みた．その指針は，「KA を生産している状態での発現プロファイルと，生産条件と近い条件でありながらも KA を生産してない状態での発現プロファイルとを比較」する簡潔なものである．KA の生産に直接かかわる遺伝子の発現が変化していれば，生産に必須の遺伝子群が，両プロファイルの差として浮き彫りになるはずである．

使用した DNA マイクロアレイは，合成オリゴヌクレオチドをプローブとして用いるもので，2 つの条件で得られた mRNA を同時にハイブリダイゼーションしてその比をみる二色法のプロトコールに適したものである．生産条件・非生産条件の菌糸から mRNA を抽出して解析した．前節で述べたように，KA の生産は，麹菌の増殖が止まった後に開始され，培地中の硝酸イオンの存在で阻害される．そこで，【生産条件／非生産条件の組】として，経時的な遺伝子発現（4 日目／2 日目，7 日目／4 日目）の変化，および，硝酸イオンの有無（－／＋）での遺伝子発現プロファイルを比較した．この解析では，設定した 3 つの組のいずれにおいても，KA の生産に関連する遺伝子は発現が誘導されていると考えられる．よって，DNA マイクロアレイを用いて，この 3 組で共通に発現が上昇している遺伝子群を解析すれば，KA の生産に必須な遺伝子が得られると期待された．

実際の解析では，2 つの条件下で生育させた菌体から mRNA を調製し，2 条件の各遺伝子の mRNA の相対量比である「誘導比」（M 値）と，mRNA の絶対量に相関する「発現量」（A 値）の値を用いた．単純に考えれば，KA 生産に必須の遺伝子は KA 生産のときのみ発現するはずなので，上記の誘導比が高い遺伝子群として得られるはずである．そこで，3 組の比較で全て 2 倍以上に誘導される遺伝子を探したが，積集合に属する遺伝子数は 0（ゼロ）であった．

そこで，3 条件で共通に誘導される遺伝子の取得をあきらめ，単独の条件のそれぞれから有意な遺伝子候補を選択することにした．しかし，この場合には，KA の生合成とは関連性のない各条件単独で発現が誘導される遺伝子が候補として選択されることになる．そこで，KA の生産性が高いことを考慮して，「誘導比」と「発現量」を掛け合わせた値（M × A）を計算することにより，KA の生産により深く関係していると考えられる遺伝子の抽出を試みた．詳細は引用論文(1)に記載された通りであるが，両者を規格化してから乗算することにより，両者の影響がともに強いものを抽出することを目的としている．この値の大きなものを，KA の生産に関連する度合いが大きい遺伝子として，各条件でリスティングした．

4 得られた遺伝子クラスターの特徴

DNA マイクロアレイによる発現解析の結果から，3組の各条件において，上記の M × A の値の高い遺伝子から順に破壊してその表現型を調べた。KA は鉄イオンとキレートを生成して赤く着色することから，培地中に鉄イオンを加えることで KA の生産性を簡便に調べることができる。約20個の破壊株を調べたところで，KA の生産が失われた2つの株が得られた。これら2つの遺伝子は，通常の相同性検索からは機能が推定できない，いわゆる"predicted protein"をコードしていたが，モチーフの解析から，FAD 依存型の酸化還元酵素（AO090113000136），および膜輸送体（AO090113000138）であることが推定された。これら2つの遺伝子の破壊株の表現型は異なり，酵素遺伝子の破壊株では培地の着色が全く見られないのに対して，膜輸送体遺伝子の破壊株では薄く着色していた。このことは，酵素遺伝子が欠失した場合，KA が全く生産されないのに対し，膜輸送体遺伝子の欠失の場合には，他の輸送体か拡散によって微量の KA が培地中に漏出したと解釈できる。

注目すべきことは，この2つの遺伝子は染色体上に近接して存在していることである（図1）。また，この2つの遺伝子に挟まれた遺伝子，*AO090113000137* は，真菌に特有の Zn_2Cys_6 型のモチーフを持つ転写制御因子であった。このクラスターの両側にも遺伝子は存在するが，クラスター内の3つの遺伝子と発現プロファイルが異なり，破壊しても KA の生産性が落ちることはない。現在までのところ，これらの3遺伝子以外に，KA の生産に明確に関係する遺伝子は他に見つかっていない。

近年，真菌などの二次代謝を中心として，真核生物でも機能上関連する遺伝子群（転写制御因子，酵素，輸送体など）が，染色体上で近接に位置する例が数多く発見されている。*Penicillium* 属のペニシリン合成遺伝子や *A. flavus* のアフラトキシンなどがその典型的な例である。バクテリアではオペロンとして知られるように，関連する遺伝子が近くに位置し，同時に転写されることが有名であるが，真核生物ではこのような機能と染色体上の位置の関連はないとされ，なぜ二次代謝の遺伝子がクラスターを作ることが多いのかに興味が持たれている。

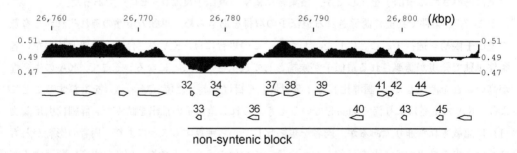

図1 KA の生産に必須な遺伝子クラスターとその近傍の遺伝子
図を単純化するため遺伝子 ID のうち下2桁のみ示した。上のグラフに100塩基毎の GC 含有比を棒グラフで示した。

第 20 章　コウジ酸の生合成遺伝子，麹菌培養条件に応答した遺伝子発現機構

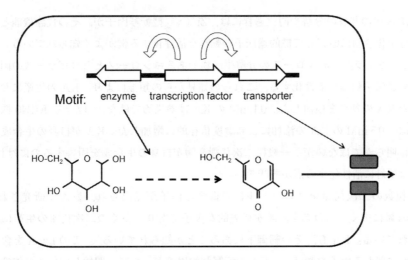

図2　KA の生産に必須な遺伝子クラスターの模式図

　グルコースから KA への変換には数段階の変換が必要と考えられるが，同定されたクラスター内には酵素遺伝子は1つしか存在しない．この遺伝子の翻訳産物が単独で全ての反応を触媒しているとは考えにくいことから，他の化合物の生合成と共通の代謝があり，KA の生合成はそこから分岐して合成されている可能性が考えられる．

5　KA 生産に関連した転写制御

　KA の生合成遺伝子の発現には，上記クラスター中の転写制御因子（AO090113000137）が必須であることが判明した．この転写制御因子は真菌に特有の Zn_2Cys_6 型であり，同じモチーフを持つ様々な転写制御因子の研究の成果から，特定の代謝経路の制御に関与することが予想された．この転写制御因子遺伝子を欠失した変異株は，予想通りに，KA の生産性が失われていた．この変異株と野生株では，KA の生産に関連する酵素および輸送体遺伝子の発現が明確に異なっており，この転写制御因子はクラスターを構成する遺伝子の発現に関わっていることが明らかとなった．

　しかし，この転写制御因子は，自身の転写は制御していない[4]．この転写因子は，発現量は低いものの，KA の生産が始まる 24 時間前の時点で既に転写されており，その後，KA 生産とは無関係に一定量の転写産物が存在し続けていた．即ち，KA の生産の「開始」を決める因子は，クラスター内の転写制御因子の転写レベルではなく，「タンパク質のレベル」での何らかの変化である可能性が高い．転写制御因子は，タンパク質レベルで会合・多量体形成や核への移行などの変化が起こることがよく知られているが，KA の転写制御因子の場合も，そのようなメカニズムで活性の制御が行われているのかもしれない．

Aspergillus 属の基質の分解や同化過程には，Zn_2Cys_6 型転写因子が，その代謝機能と密接に関連する低分子化合物に応答して標的遺伝子の転写を活性化する例がよく知られている。例えば，AoXlnR は，キシラン，セルロースの分解生成物であるキシロースとセロビオースの両方に応答して関連の遺伝子転写を活性化する。これらの知見からの類推により，KA の生産における外から添加した KA の効果を検討した。0.1 mM の KA は効果的ではなかったが，RIB40 株の KA の生産は，0.3～0.5 mM の KA の添加により濃度依存的に増加した。KA が自身の生合成を活性化する機構は明らかではないが，一般に二次代謝産物が自身の生合成を阻害するのに対して，KA の場合には反対に活性化する点が興味深い。

　近年，複数の二次代謝をグローバルに制御する因子が見出され，盛んに研究されている。*Aspergillus* 属に広くみられる LaeA が代表的な因子であり，多くの二次代謝の生産に関わることが知られている。KA も，その制御下にあることが知られている[5]。この LaeA を含め，二次代謝の生産に関わる因子を受けて，KA の転写制御因子が，生産を開始している可能性が考えられる。

6　まとめ

　様々な醸造産業に利用され，国菌とも称される麹菌 *Aspergillus oryzae* が有用な化合物であるコウジ酸（KA）を生産することは，100 年以上前に知られていた。KA が，強い美白作用を持つことが発見されてからは化粧品として応用され，多くの関心が寄せられてきた。その関心の高さは，多くの関連する論文が出版されていることからも窺われる。それにも関わらず，KA の生合成にかかわる遺伝子は長い間不明のままであった。KA は，典型的な二次代謝産物の特徴を有するにも関わらず，生産量は 70 g/L に達することから，生産に関わるタンパク質も多量に発現していると考えられる。それでも関連の遺伝子が同定されてこなかった原因の一つには，生化学的，分子生物学的な研究の難しさがあるものと推定される。

　KA を旺盛に生産している状態であっても，菌体を破砕すると KA の生合成活性が失われてしまう。したがって，古典的な生化学的手法によって，KA の生合成活性を指標として関連するタンパク質を精製することは困難である。試験管内で KA の合成を再現できない理由は明らかではないが，生合成の過程に，生細胞の構造維持が必要なステップが存在するのであろう。麹菌のゲノムが解読され，DNA マイクロアレイによる発現解析を用いた逆遺伝学を利用できたことが，短期間で生合成遺伝子を同定できた大きな要因である。また，条件特異的な生産であることを利用して，遺伝子同定を効率化することができた。二次代謝は，一般的に限られた培養条件でしか生産されず，培養時間にも大きく影響されるため，【生産条件／非生産条件の組】を見つけることは比較的容易である。DNA マイクロアレイによる発現解析から直ちに遺伝子を同定できる訳ではないが，生産性が大きく異なる培養条件を設定できたこと，生産性が高く，関連する遺伝子の発現量が比較的高かったこと，これらの性質を利用した解析方法を考案したことにより，KA

第20章 コウジ酸の生合成遺伝子，麹菌培養条件に応答した遺伝子発現機構

の生産に関わる遺伝子の同定に比較的短時間で成功した。二次代謝の遺伝子は多様性が高く，発現条件が限られていることから，生合成遺伝子の同定などの研究は容易ではなかった。次世代シークエンサーの普及によって，糸状菌レベルのゲノムサイズであれば，全塩基配列を決定することも容易となったことから，今後，多くの遺伝子の発見がなされると期待される。

謝辞

コウジ酸の研究について共同で進めてきた，金沢工業大学の佐野元昭博士，大箸信一博士に感謝いたします。

文　献

1) Y. Terabayashi *et al.*, *Fungal Genet. Biol.* **47**, 953 (2010)
2) J. Marui *et al.*, *J. Biosci. Bioeng.* **110**, 8 (2010)
3) M. Machida *et al.*, *Nature*, **438**, 1157 (2005)
4) J. Marui *et al.*, *J. Biosci. Bioeng.* **112**, 40 (2011)
5) K. Oda *et al.*, *Biosci., Biotechnol., Biochem.*, In press (2011)

第21章 イオンビーム，ガンマ線照射が誘発する麹菌ゲノム変異の解析と麹菌育種への展開

豊島快幸[*1]，茂木喜信[*2]，岩下和裕[*3]，鳴海一成[*4]

1 はじめに

麹菌（*Aspergillus oryzae*）は日本の産業にとって非常に重要な微生物であり，古くから醤油，味噌，清酒などの様々な日本の伝統的な食品に利用されている他，化成品・医療向けの酵素および代謝産物が国際的に流通している。

このように，様々な産業応用の事例がある一方で，麹菌は有性生活環を持たないことや，多核であることなどから，古典的遺伝解析が適用できず，遺伝学的な育種や改良が酵母やイネなどの植物に比べ遅れていた。そのような中で麹菌ゲノム解析の結果は，麹菌育種の遺伝子レベルからのアプローチを可能とした。またこの結果によって，DNAマイクロアレイによるゲノムアレイ解析などにより，変異処理を行った場合，どの領域にどのような変異が蓄積したのかをゲノムレベルで調べることが可能となった。

本章では，近年，植物の育種などで注目を浴びているイオンビームおよびガンマ線に着目し，麹菌への変異効率を比較した。また，ゲノムデータベースを用いてこれらの変異原が麹菌の遺伝子やゲノム全体にどのような影響を与えるのかを解析したのでご紹介する。

2 イオンビームおよびガンマ線照射について

イオンビーム育種のために利用できる国内の照射施設は，日本原子力研究開発機構のイオン照射研究施設（TIARA）や理化学研究所の加速器研究施設（RARF），放射線医学研究所の重粒子線がん治療装置（HIMAC），若狭湾エネルギー研究センターの多目的シンクロトロン・タンデム加速器（W-MAST）などがある。

イオンビームの大きな特徴は，①飛跡に沿って与えるエネルギー（Linear Energy Transfer；LET）が高いため，同じ線量ではガンマ線に比べて細胞あたりのヒット数が少ない，②飛来イ

[*1] Yoshiyuki Toyoshima　ヤマサ醤油㈱　製造本部　醤油研究室　室員
[*2] Yoshinobu Mogi　ヤマサ醤油㈱　製造本部　醤油研究室　室長
[*3] Kazuhiro Iwashita　㈱酒類総合研究所　醸造技術基盤研究部門　主任研究員
[*4] Issay Narumi　㈱日本原子力研究開発機構　量子ビーム応用研究部門　イオンビーム変異誘発研究グループ　リーダー

第21章 イオンビーム,ガンマ線照射が誘発する麹菌ゲノム変異の解析と麹菌育種への展開

オンが直接に DNA 二本鎖を切断し,局所的に遺伝子の損傷を引き起こすため,DNA 欠失型変異が多く生じる,③変異の規模が大きいため,バックミューテーションが低く照射当代での変異の固定ができる,などの特徴が挙げられる[1]。

一方ガンマ線はイオンビームに比べて LET が低く,同じ線量を細胞に照射する場合,ビームのヒット数はイオンビームの 500 倍であり,付随変異を生じさせる可能性が示唆されている[1]。しかし,ガンマ線ではイオンビームに比べて照射の容易さがあり,照射施設もイオンビームに比べ多数ある。また,農業生物資源研究所の野外照射施設ガンマーフィールドでは緩照射などの手法による植物を中心とした生物の突然変異の誘発や,放射線生物効果の研究が行われている[2]。

ガンマ線やイオンビームを用いた育種は,植物では花や観葉植物などとともに,農作物などの育種にも用いられており,その効果が認められている[3]。イオンビームはガンマ線に比べ変異効果が高く,様々な変異株の取得が報告されている一方で,形質によってはガンマ線とイオンビームで同等の効果を示す場合もあり,目的に応じた変異原の選択が必要と思われる。

そのような効果をもたらす要因については未解明な点も多いが,Tanaka らはモデル植物のシロイヌナズナについて,イオンビーム照射とガンマ線の影響について遺伝子の変異パターンを詳しく報告している[1]。その中で,イオンビーム照射とガンマ線照射の変異スペクトルの違いを挙げ,イオンビーム照射で様々な変異株が取得されやすい理由を考察している。

一方,酵母ではイオンビームとガンマ線において,変異導入部位が異なり,ガンマ線は遺伝子にランダムに変異が導入される一方で,イオンビームはヌクレオソームのリンカー領域に集中して変異が生じることが報告されている[4]。このようにイオンビームやガンマ線の効果は対象となる生物や領域によって大きく異なっている。

3 麹菌へのイオンビームおよびガンマ線照射について

麹菌を含む糸状菌へのイオンビーム照射は,植物の育種に比べまだ照射例が少なく,さまざまな変異原の効果を比較したものや遺伝子やゲノム全体への影響を調べた例も少ない。そこで筆者らは,麹菌を対照としてこれらの変異処理方法が麹菌ゲノムおよび遺伝子へどのような影響を与え,どのような育種が可能なのかをゲノム情報を基に検討した。

表1 照射に使用した各変異原の LET

	変異原	LET
ガンマ線	^{60}Co	0.2 keV/μm
イオンビーム	^{4}He^{2+} (50 MeV)	19 keV/μm
	^{12}C^{6+} (320 MeV)	86 keV/μm
	^{12}C^{5+} (220 MeV)	121 keV/μm
	^{20}Ne^{8+} (350 MeV)	433 keV/μm
	^{40}Ar^{13+} (460 MeV)	1610 keV/μm

*LET (Linear Energy Transfer)

照射は㈱日本原子力研究開発機構・高崎量子応用研究所との共同研究により，同施設内の照射設備を用いて行った。イオンビーム照射はAVFサイクロトロンを用いて表1に示すイオンを50〜700 Gy照射し，ガンマ線照射は^{60}Coを用いて100〜1,500 Gy照射し，それぞれ比較を行った。

照射の前処理方法として，サンプルは麹菌の分生子を10^6〜10^7個程度となるように孔径0.2μmのメンブレンフィルターに吸着させ，凍結乾燥処理を行い，水分を除いたものを用いた。この理由は，放射線が水へ照射されると，照射エネルギーが減衰してしまい，かつ水分子から生じるラジカルの影響による間接的なDNA損傷が生じる可能性があることから，この影響を低減するためである。

4　生存率の比較

照射したサンプルを麹エキス培地（完全培地）に播種し，生菌数を測定，未照射区の生菌数から生存率を算出した結果，いずれの放射線源においても照射線量の増加とともに，生存率が低下した（図1）。

生存率が10％となるガンマ線線量を基準放射線量として，それぞれのイオンにおいて，同等の効果を与える基準放射線量を割って逆数にしたものを生物学的効果比（Relative Biological Effectiveness；RBE）として求めると，図2のようにLETが121 keV/μmの時にRBEのピークが認められた。これよりもLETが高い場合は，細胞内のDNAへのイオンの到達数が減少し，一定のDNA損傷を与えるのに無駄に大きなエネルギーが使われるといった理由でRBEが減少する。従って，麹菌では，細胞内のDNAへ最も効率的にイオンを照射するには$^{12}C^{5+}$が最適であることがわかる。

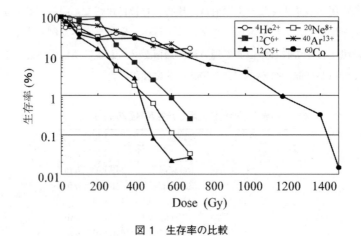

図1　生存率の比較

第21章　イオンビーム，ガンマ線照射が誘発する麹菌ゲノム変異の解析と麹菌育種への展開

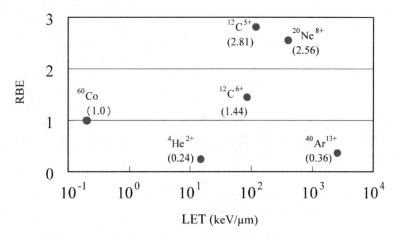

図2　各照射源のLETとRBEの関係

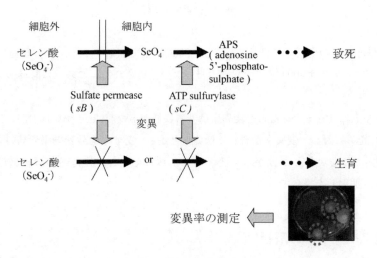

図3　変異率の測定方法

5　変異率の比較

変異率はセレン酸（SeO_4^-）耐性を指標にした（図3）。Seは硫黄のアナログであり，麹菌体内に取り込まれると硫酸資化経路を経てアミノ酸に取り込まれる。そのため，麹菌は異常なタンパク質を合成することとなり，致死となるため，セレン酸を含む培地では生育できない。しかし，メチオニン合成経路内の遺伝子（sulfate permeaseをコードする sB，および ATP sulfurylase をコードする sC など）が変異すると，セレン酸耐性となり，このような株をポジティブスクリーニングする事ができる[5]。

各イオン照射による変異率を比較すると，$^{12}C^{6+}$が最も高い変異率を示した（図4）。また，ガ

187

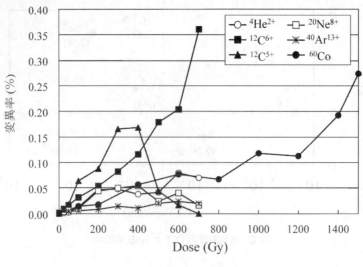

図4 変異率の比較

ンマ線も線量あたりの変異率は低いものの，1,500 Gy まで照射すると，$^{12}C^{6+}$ に近い変異率まで上昇した。一方，$^{12}C^{5+}$ は 400 Gy で変異率のピークが認められた。この点は酵母の結果と同等であった[4]。

また，Ne や Ar，He イオンなどの変異率は非常に低かった。Ne イオンは RBE では $^{12}C^{5+}$ とほぼ同等であったのに対し，変異率が著しく低いことから，必ずしも致死効果の高い条件が変異効果の高い条件ではないことが分かる。変異効果から考えると，麹菌への育種に最適な条件は $^{12}C^{6+}$ で 700 Gy 照射した場合であった。

6 変異スペクトルの解析

得られた変異株において，セレン酸耐性の原因遺伝子である sB および sC 遺伝子の解析を行った。両遺伝子の PCR 解析を行い，増幅断片が得られたものはシークエンス解析を行い，得られなかったものは，ゲノム情報から周辺の配列を基にサザン解析やゲノムウォーキングなどで変異箇所を探索した。

6.1 点変異

酵母では，ガンマ線とイオンビーム（$^{12}C^{5+}$）で点変異が生じる位置が異なっていることから[4]，麹菌においてもこれらの変異原で違いがあるのかを調べたところ，麹菌においては sB，sC 両遺伝子とも，イオンビームとガンマ線での違いは認められず，その変異箇所は一致した。さらに，変異箇所は両遺伝子とも領域に偏りがあり，遺伝子の配列保存領域付近に多く認められた。この原因については明らかではないが，本解析では，Se 耐性株を単離するという選択圧をかけてい

第21章 イオンビーム,ガンマ線照射が誘発する麹菌ゲノム変異の解析と麹菌育種への展開

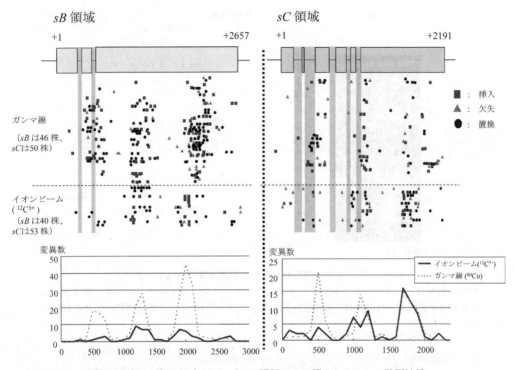

図5 ガンマ線およびイオンビーム照射により得られたセレン酸耐性株における sB, sC 領域の変異の種類および箇所

るため,遺伝子の機能に重要な部位に変異が入ったものが優先的に得られたと考えられる。

また,これらの点変異のパターンにおいてガンマ線と $^{12}C^{5+}$ で大きな違いは認められなかったが,ガンマ線の方が sB 領域で5倍,sC 領域で2倍程度も変異の数が多かった。このことから,ガンマ線はイオンビームに比べて複数変異を誘発しやすい変異原であることが推察される。

6.2 染色体間組換え

sB, sC について PCR で増幅できない株について,一部をサザン解析すると,親株に比べてバンドパターンが大きく異なっており,遺伝子に大規模な変異が生じていると考えられた。そこで,パルスフィールドゲル電気泳動(PFGE)により,これらの株の染色体長を調べたところ,親株に比べて染色体の長さが大きく異なる株が認められた(図6)。

このような染色体サイズの異なる菌株は,ガンマ線変異によっても得られることから,ガンマ線,イオンビーム共に,大規模な染色体構造の変化を誘発することが分かった。さらに,sB 領域にプローブを作製し,サザン解析を行うと,様々な位置にバンドが確認されることから,染色体間の組換えが起きていることが予想された(図6)。実際に,図6のレーン3のセレン酸耐性株について,sB 領域の周辺配列を基にゲノムウォーキングによるシークエンス解析を行うと,図7に示すように染色体間の組換えが生じていることが分かった。このことから,イオンビーム,

発酵・醸造食品の最新技術と機能性II

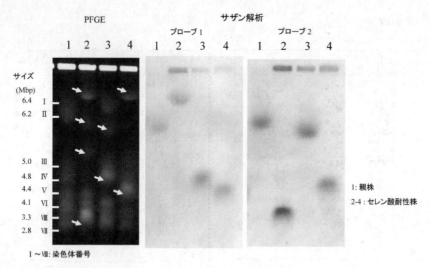

図6　$^{12}C^{5+}$により得られたセレン酸耐性株の染色体パターン
サザン解析は，PFGEのゲルをナイロンメンブレンにブロッティングし，プローブはゲノムウォーキングにより同定された変異点の5'上流をプローブ1とし，下流をプローブ2とした。

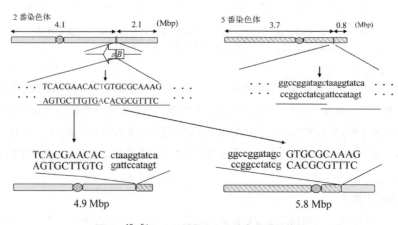

図7　$^{12}C^{5+}$により誘発された染色体間組換え

ガンマ線共に，染色体の各部位で遺伝子の二本鎖切断を引き起こすことが推察される。

6.3　大規模遺伝子欠損

また，$^{12}C^{5+}$で得られた別のセレン酸耐性株について，麹菌の全遺伝子を搭載したDNAチップを用いてComparative Genomic Hybridization解析を行った（図8）。その結果，セレン酸耐性株にのみ，シグナル値が著しく低く検出される遺伝子群が認められた。これらの遺伝子群の位置をRIB40株の染色体上にプロットしなおすと，8番染色体に142遺伝子を含む340 kbpもの大規

第21章 イオンビーム，ガンマ線照射が誘発する麹菌ゲノム変異の解析と麹菌育種への展開

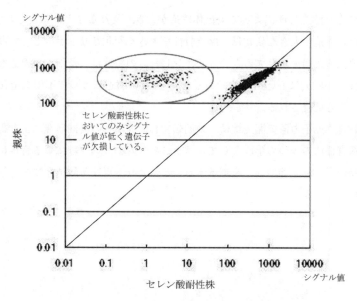

図8 $^{12}C^{5+}$により誘発された大規模な遺伝子欠損

模な DNA 領域が欠損していることが分かった。実際に PFGE を行ったところ，8番染色体のサイズが短くなっており，欠失領域をプローブとしたサザン解析でもバンドが確認されないことから，8番染色体中の DNA の大規模な欠損が確認された。このように，PFGE の染色体泳動パターンが異なる他のセレン酸耐性株についても，大規模な DNA 欠損が生じている可能性も高いと予想される。

7 おわりに

本研究では，麹菌の育種を目的として，イオンビーム照射やガンマ線照射による麹菌への致死効果や変異効果を調べ，遺伝子やゲノムへ及ぼす影響についてゲノム情報を基に調べることができた。これらの結果は植物などで報告されている例と似ており，従来の紫外線などの変異原に比べて，イオンビームやガンマ線などの放射線が DNA の2本鎖を切断して変異を誘発しやすいことが分かった。

sB 遺伝子の点変異についてみると，ガンマ線はイオンビームに比べて複数の変異を誘発していた。これはガンマ線の方が，細胞核への広範囲・ランダムな影響が大きいためと考えられた。一方，LET の大小にかかわらず，ガンマ線，イオンビーム共に，大規模な染色体の構造変化が観察されたことから，付随変異を少なくし，特定の遺伝子欠損などを誘発したい場合には，できるだけ照射線量を減らしつつ，効果的な照射効果をもたらす様な照射サンプル調製法を吟味することが必要であると思われる。

近年，様々な醸造（清酒，味噌，醤油）に用いられる麹菌の比較ゲノミクスにおいて，同じ A.

oryzae であっても，醸造特性によって染色体構造が大きく異なることが報告されている[6]。このことから，染色体構造の大きな変化は，醸造特性を大きく変化させる手段として期待される。また，大規模な遺伝子欠損を誘発するというイオンビームの特性は，遺伝子組換えなどに用いられるマーカー遺伝子の除去にも応用可能であった[7]。今後は醸造にとって不要な遺伝子を取り除く手段の一つとしても期待される。

本研究は，㈶日本原子力研究開発機構，㈶酒類総合研究所との共同研究により得られた研究成果である。麹菌育種法の一つの手段として，イオンビームやガンマ線による育種によって，多種多様な醸造産物が得られ，その違いを理解することにより，更なる醸造産物の理解へつながっていくことを期待している。

文　献

1) A. Tanaka *et al.*, *J.Radiat.Res.*, **51**, 223-233 (2010)
2) 永冨成紀, 放影協ニュース, **51**, 10-12 (2007)
3) 田中淳ほか, 放射線と産業, **119**, 2-32 (2008)
4) Y. Matuo *et al.*, *Mutat. Res.*, **602**, 7-13 (2006)
5) O. Yamada *et al.*, *Biosci. Biotechnol. Biochem.*, **61**, 1367-1369 (1997)
6) 小田健太ほか, 日本醸造協会誌, **103**, 805 (2008)
7) 豊島快幸ほか, 放射線と産業, **119**, 22-26 (2008)

―― 第3編：醸造食品の機能性 ――

第22章　酒粕由来機能性ペプチド

大浦　新*

1　はじめに

　清酒やその副産物の様々な効能については，日本古来より注目されており，数々の民間療法が行われてきた。とくに酒粕に関しては，食用での疲労回復や健康維持のほか，肌荒れや火傷，神経痛や腰痛の患部に塗布したなどの記録がある[1]。

　前著では清酒の機能性として，PEP阻害ペプチドの抗健忘症効果[2]，チロゾールエステルによる炎症系酵素の阻害活性[3]について紹介した。酒粕成分では，食物繊維によるコレステロール低下作用[4]や酒粕ペプチドによる血圧降下作用[5]について述べた。米麹成分では，エポキシコハク酸の疾患プロテアーゼ阻害活性[6]やフェリクリシンの貧血改善作用[7]について触れた。酒粕と米麹を原料とする甘酒についても，様々な効能をマウス試験で明らかにし，健康食品としての可能性を示した[8]。今回も酒粕由来ペプチドをはじめ，清酒と副産物に関する新たな機能性研究を紹介する。

2　前回からの続報

　前回紹介した酒粕中の食物繊維に関しては，難消化性タンパク質3種類について分子量とN末端のアミノ酸配列を特定できた[9]。麹菌の産生するデフェリフェリクリシンに関しては，抗酸化活性を測定したうえで，デキストラン硫酸ナトリウム誘発型の大腸炎に対する抑制効果をマウス試験で確認した[10]。さらに酒粕ペプチドに関しては，肝機能保護効果を培養細胞系およびマウス試験で検討した。現在，成分ペプチドの同定を進めているので，これについては別途項目で後述する。

3　「機能性データベース～清酒編」の更新

　スローフード微生物工学研究部会（会長：北本勝ひこ教授）では，原著論文・公開特許・学会要旨などを中心に文献検索を進め，醸造食品の機能性研究に関するデータベースを作成している[11]。

　最新の改訂版では，清酒分野の機能性研究は201件を数えている（ただし同一内容の研究が別

---

*　Shin Oura　月桂冠㈱　総合研究所　副主任研究員

タイトルで発表された場合など，重複カウントしているケースもある）。

3.1 サンプル素材

清酒編をサンプル素材別にみると，重複もあるが酒粕（分解物や発酵物を含む）が93件，清酒（濃縮物を含む）が60件と多く，以下は米糠，米麹，清酒酵母などと続く。とくに近年では酒粕を酵素処理や微生物発酵技術で加工することによって，新規食品素材を開発する試みがなされている。

3.2 アッセイ系

機能性研究の黎明期である1990年代の初頭には，試験管モデルでの簡便な系から始まった。脂質過酸化抑制，DPPHラジカル消去，測定キットによるSOD様活性など，現在でも一次スクリーニングに用いられているものである。その後，多様な細胞株の普及や病態モデル動物の開発に伴い，より実際の疾患に近い系で効果を確認できるようになった。また美肌試験や保湿・保温試験のように，ヒトモニター試験によって直接効果を確認している例も増えている。

3.3 効果・効能

現代の生活慣習病に対しては，酒粕および酒粕加工品の肥満，血中脂質，血圧抑制効果が注目される。また高齢化社会では健忘症抑制効果，ストレス社会では抗不安作用[12]のように，実社会のニーズに対応した機能性が注目されている。

3.4 同定成分

具体的な物質名まで同定できているものは100件と少なく，データベース全体の5割弱である。糖質30件，ペプチド23件，フェノール類15件とこれらの合計で同定数の7割を占める。しかも多機能的な生理活性物質については，繰り返し研究される傾向があるので，実質的な物質同定数はさらに少なくなる。まず機能性糖質では，清酒中の美容成分としてα-D-グルコシルグリセロール[13]，α-D-グルコピラノシルグリセロール[14]，エチル-α-D-グルコシド[15]が単離同定され，これらのダイエットあるいは美肌効果が確認された。フェノール類では，フェルラ酸[16]やテルペン類[17]を中心に，古典的な試験管モデル系での活性が知られている。表題のペプチドに関しては，主に原料米タンパク質由来のものであるが[18,19]，アミノ酸配列が決定しているものは意外と少ない。このように成分同定が困難な理由としては，微量の化合物が無数に混在していること，食品成分ゆえにマイルドに作用すること，特定のフラクションに活性が集中しないこと，さらに複数の成分が組み合わせで作用している可能性などが考えられる。

第22章　酒粕由来機能性ペプチド

4　乳酸発酵液化粕

　液化仕込みの醸造法で得られる酒粕（液化粕）は，通常酒粕にくらべてタンパク質の含量が高いという特徴をもつ。これをプロテアーゼ処理によってペプチドを増強させたものが，当社素材の酒粕ペプチドである[20]。これとは別に，乳酸菌発酵によってペプチド量を増強させた素材が，乳酸発酵酒粕である。漬物から分離した乳酸菌を用いて最適条件で発酵を行ったところ，発酵前に比べてペプチド量，遊離アミノ酸量とも増強させることができた。そこで本素材について動物試験で各種機能性を検討した。

4.1　抗健忘症作用

　乳酸発酵酒粕の抗健忘症効果を調べるために，マウス学習記憶試験を行った。すなわちマウスにスコポラミンを皮下投与して健忘症を誘発したのち，プラットホーム式水迷路を遊泳させたところ，ゴールまでの到達時間が大幅に遅延した[21]。ところがスコポラミン投与の30分前に，乳酸発酵酒粕 3000 mg/kg を単回経口投与しておいた群では，ゴール到達時間の遅延が有意に抑制された（図1）。これまでに紹介したように，清酒濃縮物から単離されたSTNPWHSPRが，電撃痙攣誘発型健忘症に対して予防効果を示すことを，ステップスルー式明暗箱を用いたマウス学習記憶試験で確認している[2]。また吉川らは，VPDPRをはじめとするオリゴペプチドが，スコポラミン誘発型健忘症に対して予防効果を示すことを，同装置でのマウス学習記憶試験で確認している[22]。乳酸発酵酒粕の場合も，同様の機構で抗健忘症効果を生じている可能性が考えられるので，今後オリゴペプチドを中心に成分の分析を行う方針である。

4.2　血圧降下作用

　液化粕にグルタミン酸ナトリウムを添加して乳酸発酵を行ったところ，GABA含量は乳酸発

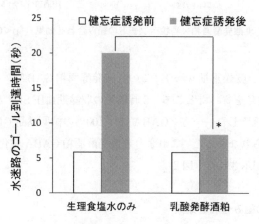

図1　乳酸発酵酒粕のマウス健忘症抑制効果

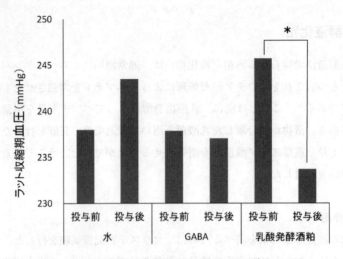

図2　GABAと乳酸発酵酒粕の血圧降下作用（*p＜0.05）

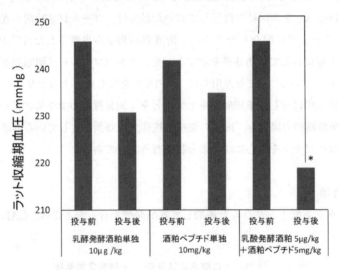

図3　乳酸発酵酒粕×酒粕ペプチドの組み合わせ効果（*p＜0.05）

酵酒粕の20％となった（乾燥重量w/w）。この乳酸発酵酒粕GABAタイプを，ラットSHRに20μg/kg体重で単回投与を行ったところ，6時間後の収縮期血圧SBPと中間値血圧MBPは，投与前に比べて有意に低下した。一方，GABA純度100％の試薬標品では，同じ20μg/kgでも投与前後の有意差は見られなかった。これより乳酸発酵酒粕GABA強化タイプは，GABA単独での効果を上回ることが示された（図2）。

4.3　酒粕ペプチドとの組み合わせ効果

さらに本素材の投与量を減らしたところ10μg/kgで有意差が消失することが判明した。同様

第22章 酒粕由来機能性ペプチド

に酒粕ペプチドは10 mg/kgで効果が消失した。ところが本素材5μg/kg＋酒粕ペプチド5 mg/kgのように各半分量を混合投与したところ，SBPとMBPで投与前後の有意差が回復した（図3）。これによって乳酸発酵酒粕GABA強化タイプは，ACE阻害ペプチドとの組み合わせ摂取によって，相乗的な効果を生じる可能性が示唆された。このように乳酸発酵酒粕の血圧降下作用については，GABA以外の有効成分と作用メカニズムの解明が課題である。

5 酒粕ペプチドの肝細胞保護効果

酒粕ペプチドのACE阻害活性と血圧降下作用については，前述したとおりである。今回は，酒粕ペプチドの多機能性を検索する目的で，抗酸化試験を行った。まずSOD様活性とリノール酸自動酸化抑制活性を測定したところ，抗酸化アミノ酸といわれているトリプトファンやヒスチジン[23]を上回る活性を示した。一般的に抗酸化物質には，α-トコフェロールやグルタチオンのように肝機能保護作用を示すものが知られている[24]。そこで今回は酒粕ペプチドの肝機能保護効果に注目して研究を進めた。

5.1 in vitro 細胞試験

培養肝細胞に対する酒粕ペプチドの保護効果を検討した。まずHepG2細胞の培養液に，イソアミルアルコールを最終濃度1.0％で添加したところ，120分後の細胞生存率が100％から25％に低下したので，これをコントロール群とした。またテスト群では，アルコール添加の30分前に酒粕ペプチド200 ppmを添加しておいた。その結果，細胞生存率は41％を維持しており，細胞死の抑制効果が確認された。

5.2 マウス肝機能保護試験

肝障害モデルマウスに対する酒粕ペプチドの保護効果を検討した。まずICRマウスにガラクトサミンを1200 mg/kg/週で腹腔内投与して，24時間後の血清GOT，GPT値を隔週で測定した。その結果，両数値ともガラクトサミン未投与のブランク群に比べて上昇したので，これをコントロール群とした。またテスト群では，酒粕ペプチドを基本飼料CE-2中に10％配合して，ガラクトサミン投与の1週間前から継続的に自由摂取させた。その結果，血清GOTとGPT値の上昇は抑えられ，摂取6週間後ではコントロール群に対して，有意な抑制効果を示した。このとき未処理の酒粕（プロテアーゼ処理によるペプチド増強を行っていない液化粕）についても同時に検討した。しかし抑制傾向はみられたものの，酒粕ペプチドの効果には及ばず，コントロールとの有意差も見られなかった（図4）。したがってマウス肝機能保護効果は，成分ペプチドに起因する作用であると考えた。

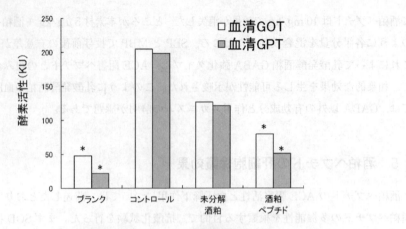

図4 酒粕ペプチドのマウス肝機能保護効果
(*p＜0.05；GOT，GPT とも各コントロール群との比較)

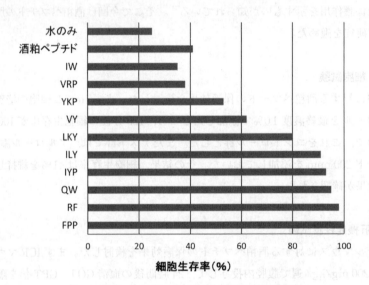

図5 酒粕ペプチドと主な成分の肝細胞保護効果

5.3 酒粕ペプチドの成分同定

抗酸化活性を指標に酒粕ペプチドの成分同定を進めた。ペプチドの抗酸化活性を迅速かつ簡便に検出できるアッセイ法として，β-カロテン退色法によるリノール酸自動酸化抑制試験を行った[25]。

活性ピークを液クロで精製し，質量分析あるいはペプチドシーケンサーに供した結果，これまでにジペプチドおよびトリペプチドを20種類以上同定できた。これらについて培養肝細胞の死滅抑制試験を行ったところ，FPP，IYP，QW，RF などで90％以上の細胞生存率を示した。したがって，これらの配列が酒粕ペプチドの主成分である可能性が示唆された（図5）。

第 22 章　酒粕由来機能性ペプチド

6　今後の展望

　清酒や酒粕には，無数の有用成分が含まれており，アッセイ系の数だけ活性があると言っても良い。しかし清酒の機能性研究は歴史が浅く，原著論文として成立しているものはまだまだ少ない。健康食品や化粧品分野で期待通りに有効活用されているともいえない。よって今後の課題として，関与成分の物質名と作用メカニズムを明らかにする必要がある。例えば病態マーカー遺伝子の mRNA 発現をみるような，分子レベルの研究に期待したい。これにより微量サンプルでの効能判別が短時間で可能となろう。このように酒を科学していくことが，今後の課題であり目標である。

文　　献

1) 滝澤行雄, 酒粕の凄い特効, 118-126, 宙出版 (1998)
2) 大浦　新ら, 生工講演要旨, 235 (1998)
3) 大浦　新ら, 特開 2003-026636
4) 芦田優子ら, 農化誌, **71**, 137-143 (1997)
5) 入江元子ら, 醸協誌, **101**, 464-469 (2006)
6) Yamada, T. *et al., Biosci.Biotech. Biochem.*, **62**, 907-914 (1998)
7) 鈴木佐知子ら, 特開 2005-225874
8) 大浦　新ら, 醸協誌, **102**, 781-788 (2007)
9) 鈴木佐知子ら, 特開 2008-266289
10) 入江元子ら, 特開 2008-201677
11) スローフード微生物工学研究部会, http://www.sbj.or.jp/division/division_slowfood.html
12) 伊豆英恵ら, 醸協誌, **103**, 807 (2008)
13) 竹中史人ら, 醸協誌, **98**, 466-473 (2003)
14) 山村達郎ら, 特開 2004-331575〜331580
15) Hirotsune, M. *et al., J Agric Food Chem.*, **53** (4), 948-952 (2005)
16) 北垣浩志ら, 醸協誌, **98**, 589-593 (2003)
17) 松永恒司ら, 醸協誌, **103**, 779-785 (2008)
18) Saito, Y. *et al., Biosci.Biotech. Biochem.*, **58**, 1767-1771 (1994)
19) Saito, Y. *et al., J. Agric. Food Chem.*, **45**, 720-724 (1997)
20) 入江元子ら, 特開 2008-308445
21) 山田健二ら, 薬学雑誌, **112**, 824-831 (1992)
22) 吉川正明ら, 特開 2002-080393
23) 鈴木文昭, 食品機能性の科学, **408**, 株式会社産業技術サービスセンター (2008)
24) 戸田　隆ら, アルコール研究と薬物依存, **23** (3), 234-242 (1988)
25) 津志田藤二郎ら, 日食工誌, **41** (9), 611-618 (1994)

第23章　酒粕レジスタントプロテイン

渡辺敏郎[*1]，広常正人[*2]

1　はじめに

　清酒は，酒米を原料として麹菌と酵母によって醸し出される日本の伝統的な醸造酒である。酒米は高度に精米されることで品質の高い清酒となるが，その反面，歩留まりが低く酒粕として多量に排出されている。酒かすには，米由来の成分と麹菌や酵母の菌体成分，またこれらの菌が生産した代謝産物が含まれており，栄養学的にもたいへん優れたものといえる。酒粕は，これまで甘酒，粕漬け，粕汁などの原料資材として利用されてきたが，食生活の変化に伴い，その利用範囲は確実に低減している。近年，酒粕中に豊富に残存している栄養素を再度，酵母で発酵させることで酒粕の難消化性成分含量を高め，そして，この酒粕発酵物こそが体にとって有益な働きをもたらすことが明らかになった。酒粕に含まれる難消化成分は，米由来の不溶性食物繊維や酵母由来のβ-グルカンが存在するが，それ以外にタンパク質でありながら体の中で消化酵素により分解されにくいレジスタントプロテインという難消化性のタンパク質が存在することがわかった。ここでは，酒粕に含まれるレジスタントプロテインについて解説するとともにレジスタントプロテインを高含有する酒粕発酵物について紹介する。

2　レジスタントプロテイン

　食物繊維を多く摂取する人々ほど，心臓疾患，動脈硬化症，高血圧，高脂血症，糖尿病，腸疾患等にかかりにくいことは，多くの統計調査で疫学的に確認されている。食物繊維の定義[1]として狭義的には「植物由来でヒトの消化酵素で分解されない多糖類およびリグニン」が挙げられるが，日本では「ヒトの消化酵素で消化されない食物中の難消化成分の総体」とされ，この定義は，動物起源のものも含むなど広範な意味を含んでいる。日本食物繊維学会では，1998年に「ヒトの小腸内で消化・吸収されにくく，消化管を介して健康の維持に役立つ生理作用を発現する食品成分」を何らかの生理作用を持つ物質の総称として「ルメナコイド」と定義し，図1のように分類している[2]。これらルメナコイドに分類される食品成分には，難消化性オリゴ糖，糖アルコール，レジスタントスターチ，難消化性デキストリン等があり，これらを有効成分とする生理機能が数多く報告されている。このうち，食物繊維様の生理機能を示す食品成分で，唯一，タンパク

　[*1]　Toshiro Watanabe　ヤヱガキ醗酵技研㈱　食品機能研究室　室長
　[*2]　Masato Hirotsune　大関㈱　総合研究所　参与

第23章 酒粕レジスタントプロテイン

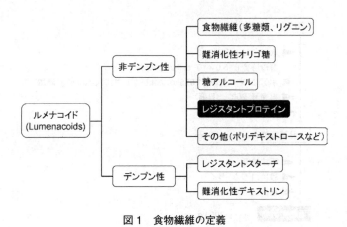

図1 食物繊維の定義

質成分のものがレジスタントプロテインである。タンパク質は，消化されて必須アミノ酸や窒素源として利用されるので，栄養学的にたいへん有用であることがいえる。しかし，近年，適度に消化性が低いタンパク質，つまりレジスタントプロテインは健康維持に対して有効であることが報告されている。このようにレジスタントプロテインが，むしろ健康維持につながるという新しい概念を広島大学大学院生物圏科学研究科，加藤範久教授らのグループが世界で最初に発表した[3]。レジスタントプロテインを含む食品には，酒粕[4]，そば[5,6]，絹タンパク[7]，大豆[8]等があり，いずれもコレステロール低下作用や肥満抑制作用等の生理機能を示すが，レジスタントプロテイン含量を高めた食品素材として工業的に成功した事例は酒粕発酵物「酒粕レジスタントプロテイン」である。

3 酒粕発酵物

　清酒には様々な仕込み方法があり，その造りの違いから，生じる酒かすにも性質や栄養成分のパターンに違いが認められた。酒粕の中には，乾物中の約20％がタンパク質で占められたものがあり，このタンパク質の性質を調べたところペプシンやパンクレアチンでは消化されないレジスタントプロテインが多く存在することを明らかにした。そこで，酒粕に含まれる消化性の低い成分，レジスタントプロテインや食物繊維含量をさらに高めるため，食品用酵素製剤と清酒酵母で再発酵し，乾燥・粉末化の加工を施した酒粕発酵物を図2に示すように調製した。酒粕発酵物は，清酒の原料である酒米を発酵により清酒と酒粕が得られるうち，酒粕をもう一度酵母で発酵させた二段発酵プロセスにより有効成分の含有量を高めた"酒粕から生まれた酒粕"といえる。酒粕発酵物は，もとの酒米に比べて有効成分であるレジスタントプロテインと食物繊維の含有量が数倍に濃縮されている。SDS-PAGEにより酒米，酒粕，酒粕発酵物のタンパク質泳動パターンを解析した結果，図3に示すとおり，米に含まれる酸性グルテリン（37-39 kDa），グロブリン（26 kDa），塩基性グルテリン（22-23 kDa），プロラミン（16，13，10 kDa）が酒粕にそのま

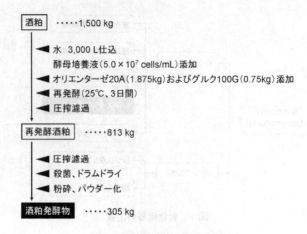

図2　酒粕発酵物の製造工程

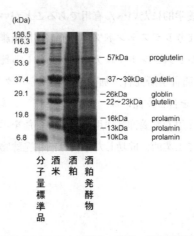

図3　SDS-PAGEによる酒米，酒粕，酒粕発酵物の比較

ま移行しているが，酒粕発酵物では酸性グルテリン，グロブリン，塩基性グルテリンが減少し，プロラミンが増加していることが確認された。つまり，酒粕発酵物のレジスタントプロテインはプロラミンであることがわかった[9]。

4　酒粕発酵物の機能性

4.1　高コレステロール食における脂質代謝改善効果

一般には，不溶性の食物繊維は腸内のぜん動運動を促進し，便通改善を促す効果があり，水溶性の食物繊維は，生活習慣病の予防・改善に働く効果があることで知られている。酒粕発酵物は不溶性の難消化成分を含んでいることから，前者の機能性が考えられたが，タンパク質成分であ

第23章　酒粕レジスタントプロテイン

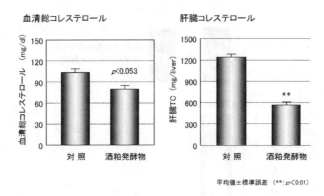

図4　酒粕発酵物のコレステロール低下作用

りながら食物繊維様のレジスタントプロテインを含んでいることから，後者の機能性を示す可能性が考えられた。そこで，動物実験により酒粕発酵物の脂質代謝改善効果について調べた。

　試験は，コレステロールとコール酸Naを含む試験飼料を自由摂取させたラットの対照群と酒粕発酵物を添加した実験飼料を自由摂取させた酒粕発酵物摂取群の2群に分けておこなった。試験3週間後に解剖し，酵素法で脂質レベルを測定した。試験期間中の飼料の摂食量は両群間において差は認められなかった。図4に示すように，血清脂質および肝臓脂質レベルでは，酒粕発酵物摂取群において総コレステロール値の低下を確認した。酒粕発酵物の摂取により，糞の排泄量が増加し，特に中性ステロールを体外へ排泄する効果が増大することを認めた。これらの結果から，酒粕発酵物はコレステロールを体外に排泄し，血中や肝臓中のコレステロール蓄積を抑制する効果があると考えられた[10]。

4.2　コレステロール胆石形成抑制効果

　ラットにおいて脂質代謝改善効果が認められたことから，酒粕発酵物は，コレステロール値の上昇に伴って起こるコレステロール胆石症の抑制が考えられた。わが国ではこれまでコレステロール胆石の患者数は少なかったが，食の欧米化に伴い，現在ではコレステロール胆石の患者数が増加している。高脂肪の食事やストレスなどの生活習慣が原因でコレステロール胆石になることが考えられるので，マウスによる酒粕発酵物のコレステロール胆石形成抑制効果について調べた。

　試験は，コレステロールとコール酸Naを含む試験飼料を自由摂取させた対照群と酒粕発酵物を添加した実験飼料を自由摂取させた酒粕発酵物摂取群の2群に分けておこなった。試験3週間後に解剖し，胆石の形成度を肉眼評価した。対照群のマウスは80％のマウスがコレステロール胆石を形成したが，酒粕発酵物摂取群は，すべてのマウスが全く胆石を形成しなかった。図5に示すように，酒粕発酵物摂取群は対照群に比べて胆嚢中のコレステロール濃度が有意（$p<0.01$）に低く，これはプロファイバーが脂質代謝改善作用を促し，コレステロール胆石症の予防につな

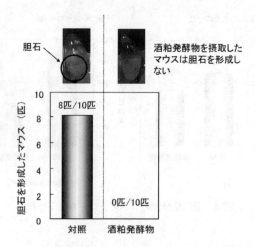

図5 酒粕発酵物のコレステロール胆石形成抑制効果

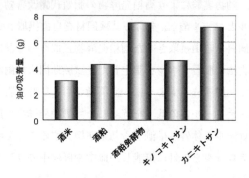

図6 酒粕発酵物の油吸着量について
5gの試料に，吸着する油（コーンオイル）の量を定量した。

がることを示唆する結果といえる[11]。

4.3 油吸着効果

　酒粕発酵物の表面構造を電子顕微鏡で観察するとポーラス状の組織であった。ポーラス状の組織を示すものは物質吸着能力に優れているものが多いことから酒粕発酵物の油吸着能について検討した。一般に食物繊維には油吸着効果は認められないが，酒粕発酵物は高い油吸着効果を示した（図6）。食物繊維の一種であるキトサンも油吸着効果を示すが，キトサンは人工胃液の条件下では，油との相互作用は認められず，人工腸液の条件下において油との吸着効果が示された。一方，酒粕発酵物は，不溶性素材のため，人工胃液の条件下でも人工腸液の条件下でも油と吸着し，吸収されにくいため，キトサンと比べ優位であることが考えられた。

第23章 酒粕レジスタントプロテイン

4.4 肥満抑制効果

　酒粕発酵物は油吸着効果があるので，酒粕発酵物が食事由来の脂質の取り込みをコントロールすれば，肥満抑制に対して効果を示すことが期待できる。そこで，動物実験により酒粕発酵物の肥満抑制効果について調べた。ラットに高脂肪食を与え40日間飼育し，解剖により脂肪組織重量および筋肉重量を測定した。酒粕発酵物を与えることで，脂肪組織重量は対照に比べて低値を示し，筋肉重量においては大きな違いがなく，酒粕発酵物を摂取することで脂肪の蓄積を抑え，筋肉量は低下させないことが明らかとなった。また，酒粕発酵物を与えると肝臓におけるリンゴ酸酵素活性およびグルコース-6-リン酸脱水素酵素活性が低下し，脂肪酸合成酵素の活性を抑えることで肥満を抑制することも示唆された[10]。

　次に，ヒトにおいて肥満抑制効果を示すのか検証した。被験者には，血液検査でコレステロール値および中性脂肪値が基準値を超えた男性9名を選択した。試験はヘルシンキ宣言に則り，倫理委員会の承認を得たプロトコール下で，被験者へのインフォームドコンセントを十分におこない，試験参加への同意を文書で得たうえで実施した。被験者は酒粕発酵物をカプセル化したものを750 mgずつ毎日摂取した。被験者の体組成変化では，図7に示すように，体重および体脂肪率において酒粕発酵物摂取期間で減少する傾向がみられた。また酒粕発酵物の摂取を中止すると体重および体脂肪率ともに増加した。血液検査では，特に中性脂肪値が有意（$p<0.05$）に低下した（図8）。本試験は，中性脂肪値の高い被験者を選択したが，被験者のほとんどが中性脂肪の数値を改善した。またアディポサイトカインの産生においては，酒粕発酵物の摂取により，レプチンは低下し，アディポネクチンは増加する傾向が認められ，それは動物実験の結果とほぼ一致した（図9）。血圧測定では，酒粕発酵物の摂取により値が安定した。食物繊維の有効摂取量は，通常3～5 g程度とされているが，酒粕発酵物はわずか750 mgの摂取で，様々な機能効果を示した。つまり，酒粕発酵物の中でメインに働く成分は食物繊維ではなく，レジスタントプロテイン

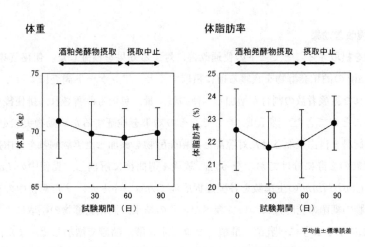

図7　酒粕発酵物摂取における体重および体脂肪率の変化

発酵・醸造食品の最新技術と機能性 II

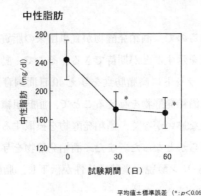

図8 酒粕発酵物摂取における中性脂肪値の変化

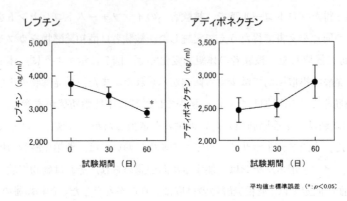

図9 酒粕発酵物摂取におけるレプチンおよびアディポネクチンの変化

が有効成分として少量かつ多機能に働いたのではないかと考えている[10]。

4.5 腸内環境改善効果

　酒粕発酵物を摂取することでヒトの便通改善に対する効果を検証した。便秘気味の女性72名について750 mgの酒粕発酵物を夜寝る前に摂取すると，アンケート調査によって「お通じが毎日」に改善された被験者数の割合が増加し，便の質，量，臭いも改善され，排便後もすっきりする体感を得ることができた（図10）。そこで，その効果を検証するため動物実験をおこなった。試験は，標準飼料を自由摂取させた対照群と酒粕発酵物を添加した実験飼料を自由摂取させた酒粕発酵物摂取群の2群に分けておこなった。試験4週間後に解剖し，糞便中の *Lactobacillus*, *Bacteroides*, *Clostridium* の生菌数を各種選択培地でカウントした。また糞便中の有機酸組成を調べることで腸内細菌の発酵性について調べた。その結果，酒粕発酵物の摂取により糞便中の有機酸は，図11に示すように，乳酸，酢酸，プロピオン酸，酪酸で増加した。また酒粕発酵物を摂取することで，ラット糞便量が増加し，含水量も増加する結果が得られ，これらの結果は，ヒ

第23章 酒粕レジスタントプロテイン

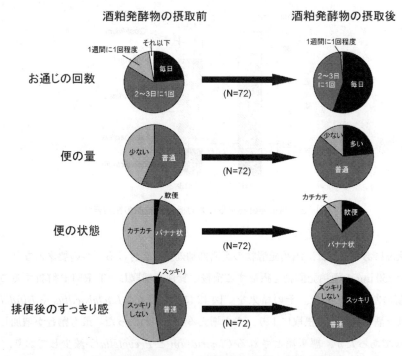

図10 酒粕発酵物摂取における便秘気味女性の便通改善効果

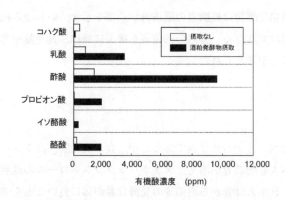

図11 酒粕発酵物摂取における糞便中の有機酸含量の増加

トの便通改善効果のアンケート結果とも一致した。腸内細菌の数では，酒粕発酵物の摂取により，*Lactobacillus* や *Clostridium* の数では大きな変化がなかったが，*Bacteroides* の増加が確認された。*Bacteroides* は日和見菌と呼ばれ，腸内で善玉菌が優勢のときはおとなしく，悪玉菌が優勢のときは有害な作用を及ぼす細菌である。近年，腸内細菌の食物分解能の差から *Bacteroides* が優勢である人は，栄養の吸収や蓄積がされにくく，肥満者には腸内の *Bacteroides* の数が低く，肥満でない者は *Bacteroides* が少ないとの報告があり，酒粕発酵物を与えることで，*Bacteroides*

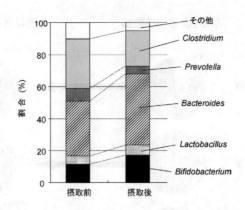

図12 酒粕発酵物摂取における腸内細菌の割合変化

が増える状況にあることは，酒粕発酵物の肥満抑制効果を裏付ける一つの要素となりうる。実際に，ヒトで750 mgの酒粕発酵物を摂取する前後の糞便を採取し，T-RFLP解析することで，各種腸内細菌の割合を求めた。その結果を，図12に示したが，*Lactobacillus*や*Bifidobacterium*の善玉菌は，酒粕発酵物の摂取により，やや増えることがわかった。最も割合が増加した細菌は*Bacteroides*であったが，悪玉菌とされる*Clostridium*と*Prevotella*が減少しており，善玉菌が増加したことにより，日和見菌の*Bacteroides*は，腸内環境を善玉の方向に傾けていることが推測された[12]。

以上の結果より，酒粕発酵物は被験者の肥満抑制効果を示す，いわゆる抗メタボリックシンドロームに適しているだけではなく，腸内の細菌叢を善玉に傾け，糞便量や含水量を調節できる機能性食品となりうることが考えられた。

5 おわりに

日本人は欧米人に比べ，昔からスリムであったが，食が高脂肪，高タンパク質，低食物繊維に変化したことで，日本人も肥満者が増え，メタボリックシンドロームの進展リスクを意識しなければならなくなった。日本人は昔から酒粕等の発酵食品が体に良いことを知っており，発酵素材を積極的に摂取することで体の調子を整えてきた。例えば，酒粕から作られた甘酒は，夏場の栄養補給や体の調子を整える食品として知られており，それは酒粕が俳句の夏の季語に使われていることからも理解できる。なんとなく体に良いと思われていた酒粕を学術的に新たな切り口で研究すると，酒粕に含まれるレジスタントプロテインが素晴らしい生理機能を示すことが分かった。もはや"酒かす"は"粕"ではなく"宝"であることが言える。今こそ，日本の伝統的発酵技術で得られた機能性食品を再認識すべきである。

第23章 酒粕レジスタントプロテイン

文　献

1) Trowell, H. C., *Am. J. Clin. Natr.*, **25**, 926 (1972)
2) 渡辺敏郎, 食品・臨床栄養, **4**, 35 (2008)
3) J. Kayashita et al., *J. Nutr.*, **127**, 1395-1400 (1997)
4) 渡辺敏郎ほか, Food Style 21, **11**, 51 (2007)
5) J. Kayashita et al., *Nutr. Res.*, **15**, 691 (1995)
6) N. Kato et al., *J. Nutr. Sci. Vitaminol.*, **48**, 1 (2002)
7) M. Sasaki et al., *Oncology Rep.*, **7**, 1049 (2000)
8) N. Azuma et al., *J. Nutr. Sci. Vitaminol.*, **46**, 23 (2000)
9) 湯川雅之ほか, 日本醸造協会誌, **104**, 963 (2009)
10) 渡辺敏郎, NEW FOOD INDUSTRY, **51**, 27 (2009)
11) 渡辺敏郎, 日本食品新素材研究会誌, **13**, 19 (2010)
12) 渡辺敏郎, NEW FOOD INDUSTRY, **52**, 24 (2010)

第24章　甘酒の栄養素と機能性

広常正人[*1], 渡辺敏郎[*2]

1　はじめに

甘酒には，米麹，米飯と水を混和し50〜60℃で12〜24時間保温・糖化させて作られる日本古来のノンアルコール飲料[1]である「麹甘酒」と，酒粕を加熱・溶解して砂糖を加えた（少量の米麹を加える事もある）比較的近年の「酒粕甘酒」の2種類[2]がある。しかし酒粕は元々，米麹，米と水を混和して長期間低温で糖化しながら酵母で発酵させて搾った物なので，「麹甘酒」に酵母を加えてアルコール発酵し，その際に減少した糖分を後で砂糖として添加したのが「酒粕甘酒」であると言うことが出来る。「酒粕甘酒」には本来，数%のアルコールが含まれるが，市販されている商品の大部分は加熱によりアルコールを1%未満まで減少させているので酒類ではなく，一般の清涼飲料水の扱いになっている。本章では特に断らない限り，「酒粕甘酒」の栄養素と機能性について解説する。

2　甘酒の栄養素

甘酒の栄養素として先ず重要なのは，糖分と米タンパクが麹の酵素によって分解されたアミノ酸であるが，その他に甘酒特有の栄養素が存在する。

「麹甘酒」に原料と水分が似た食品として米飯と水を混和して作る「かゆ」を日本食品成分標準表[3]で「麹甘酒」と比較すると，表1に示すように一般成分に大きな差はなく，ビタミン類（特に葉酸）や不溶性食物繊維がやや増加している。これら成分は麹菌の増殖に起因する，「麹甘酒」

表1　甘酒と他食品の栄養成分（100 g あたり）

	水分 (g)	タンパク質 (g)	脂質 (g)	炭水化物 (g)	ビタミンB2 (mg)	ビタミンB6 (mg)	葉酸 (μg)	不溶性食物繊維 (g)
全かゆ	83.0	1.1	0.1	15.7	0.0	0.01	0	0.1
麹甘酒	79.7	1.7	0.1	18.3	0.03	0.02	8	0.3
おにぎり	57.0	2.7	0.3	39.4	0.01	0.02	3	0.4
酒粕	51.1	14.9	1.5	23.8	0.26	0.94	170	5.2

食品成分データベース（文部科学省）より抜粋

[*1]　Masato Hirotsune　大関㈱　総合研究所　参与
[*2]　Toshiro Watanabe　ヤヱガキ醗酵技研㈱　食品機能研究室　室長

第 24 章　甘酒の栄養素と機能性

特有の栄養素と考えられる。

　このデータベースには「酒粕甘酒」が記載されていないので，代わりに「酒粕」を原料と水分が似た「おにぎり」と比較して見ると，タンパク質と脂質が何れも 5 倍，ビタミン B 群と葉酸は数十倍に，不溶性食物繊維も 10 倍に増加している。これは酒粕に原料米の成分が濃縮され，さらに麹菌と酵母の成分が加わっているためである。この事から「酒粕甘酒」には栄養素としてタンパク質，ビタミン B 群，葉酸，不溶性食物繊維が豊富に含まれている事がわかる。

3　甘酒の機能性

　「酒粕甘酒」の主原料である酒粕の機能性について近年，数多くの研究がなされている。斉藤らは，酒粕のプロテアーゼ分解物から見出されたオリゴペプチドがアンジオテンシン変換酵素（ACE）阻害活性を持ち，高血圧発症ラットに投与すると血圧を降下させる事を確認している[4]。芦田らは，高コレステロール飼料を与えたラットに酒粕を投与すると，血中総コレステロールを抑制し，善玉である HDL-コレステロールは増加傾向になることを明らかにした[5]。これは酒粕投与ラットにおいて，酒粕中の食物繊維が糞中への胆汁酸，コレステロール，脂質の排出量を増加させたためである。

　最近は「酒粕甘酒」そのものの機能についても研究がなされている。大浦らは，甘酒を投与すると，高脂肪食負荷マウスに対しては体重，血清中性脂肪，脂肪組織の増加が抑制され抗肥満効果が認められる事，高塩分食負荷マウスに対しては血圧上昇を抑制し，スポラミン投与マウスに対しては健忘症を抑制する効果を確認している[6]。

4　甘酒のヒトの健康への効果

　筆者らは，実際にヒトが甘酒を飲み続けた場合に，健康に対してどのような効果が現れるかを調べた。試験した甘酒は，酒粕 50 g に水 250 ml を加え加熱・溶解し，カロリーを抑えるため砂糖の替わりに果糖ぶどう糖液糖と高甘味度甘味料を加えて調製した。調整した甘酒 300 ml のエネルギーは 141 Kcal で，一般的な牛乳 200 ml 分に相当する。

表 2　便通日誌のスコア

	1 点	2 点	3 点	4 点
排便回数	1 回/3 日及び不規則	1 回/2 日	1 回/1 日	2 回/1 日
排便量	微量または無し	普通	普通	多い
排便性状	硬い便または下痢便	やや柔らかい・やや硬い	普通	軟らかい（半練り状）
色調	黒に近い焦げ茶色	焦げ茶色	黄土色〜茶色	黄〜薄い黄土色
臭い	非常に強い	やや強い	普通	弱い
残便感	非常にある	ややある	概ね無い	すっきり感あり

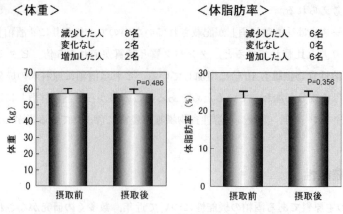

図1　甘酒の体重および体脂肪率に与える影響

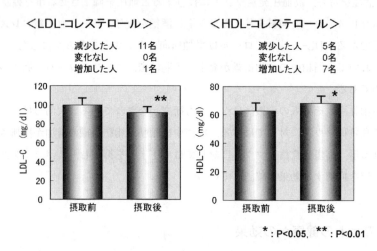

図2　甘酒のコレステロール値に与える影響

　この甘酒を男性5名（平均年齢41歳），女性7名（平均年齢39歳）の合計12名が，毎日3週間にわたり飲み続ける試験を実施した。試験の開始時と終了時には，血液検査を実施し，表2の便通日誌も記入した。
　その結果，飲用前と比べて体重と体脂肪率に変化は認められなかったが（図1），LDL-コレステロールの値が，飲用後は12名中の11名で減少しており，特にコレステロール値の高めの人ほど顕著に低下していた。逆に善玉であるHDL-コレステロールは，12名中の7名が増加しており（図2），甘酒の長期間の飲用が動脈硬化の予防につながる可能性が示唆された。
　便通日誌の解析から，排便回数スコアは12名中の8名が増加し，また排便量スコアも12名中の10名で増加していた（図3）。その他，排便性状スコアが低下（硬い便から柔らかい便へ改善），残便感スコアの低下（排便後にスッキリする割合が増える）といった傾向が認められた。これら

第 24 章　甘酒の栄養素と機能性

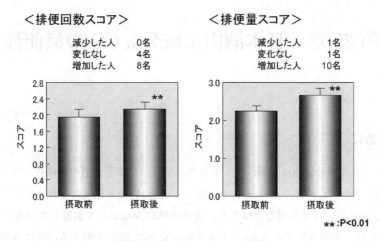

図3　甘酒の便通に与える影響

の効果は甘酒を長期間飲用すると，甘酒の不溶性食物繊維がそのまま小腸に達し，脂質を吸着したまま体外へ排出されるためと考えられる。

5　おわりに

甘酒は古来より日本人が甘味料として飲用してきた飲料であり，江戸時代には夏の栄養補給としても使われていた。近年の甘酒は酒粕と一部米麹を原料とした物が主であるが，酒粕には種々の栄養素が濃縮されており，第22章の酒粕由来の機能性ペプチド及び第23章の酒粕レジスタントプロテインを糖分と共に美味しく摂取できるのが「酒粕甘酒」である。本章では実際に人が「酒粕甘酒」を長期間飲用するとLDL-コレステロールの値を下げ，便通も改善されるという健康効果を示した。

文　　献

1) 文部科学省, 五訂増補日本食品成分表, 第3章 (2005)
2) 山本晋平ほか, *New Food Industry*, **50**(12), 43 (2008)
3) 文部科学省, 日本食品成分表2010, 第2章 (2010)
4) Saito Y. *et al.*, *Biosci. Biotech. Biochem.*, **58**, 1767 (1994)
5) 芦田優子ほか, 農化, **71**, 137 (1997)
6) 大浦新ほか, 醸協, **102**(10), 781 (2007)

第25章　日本酒由来成分αGGの機能性

竹中史人[*]

1　はじめに

　清酒中に含まれる成分は500種類以上と言われ，それらにより清酒の香味のバランスが保たれている。α-D-グルコシルグリセロール（αGG）は清酒に0.5%程度含まれ，エタノールやグルコースに次ぐ成分といっても過言ではなく，清酒の味に少なからず影響している[1,2]。酒母や踊の段階のαGGは，類縁物質であるα-エチルグルコシドの10倍を超える濃度に達する場合もある[3]。さらにαGGは米麹を使用した味噌にも約0.5%，みりんにも約0.1%含まれており，これらの伝統食品の特徴的な成分の一つである。

　近年，機能性を持った清酒成分の報告が多数あるが，αGGにも興味深い機能性があることが分かってきた。本章ではその機能性を中心に述べる。

2　清酒中のαGG

　清酒中のαGGは酵母が生産するグリセロールに，麹のα-グルコシダーゼの糖転移作用によりグルコシル基がα結合することで生成する。清酒中のαGGには2-O-α-D-グルコシルグリセロール（GG-II），(2R)-1-O-α-D-グルコシルグリセロール（R-GG-I），(2S)-1-O-α-D-グルコシルグリセロール（S-GG-I）の3種類の異性体がある（図1）[1]。

　清酒中のこれらの存在比の例を挙げると，GG-II：R-GG-I：S-GG-I = 6：66：28であり[1]，構成比の順（R-GG-I > S-GG-I > GG-II）はどの清酒でも同じである。*Aspergillus niger*由来

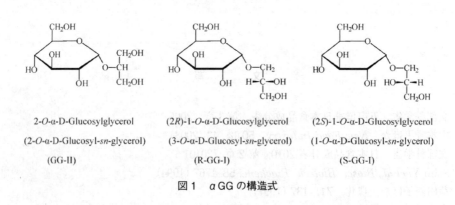

図1　αGGの構造式

---

　*　Fumihito Takenaka　辰馬本家酒造㈱　生産本部　研究開発室　室長

第25章　日本酒由来成分αGGの機能性

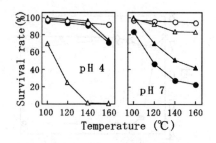
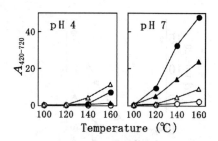

図2　αGGの加熱安定性　　　　　　図3　αGGの加熱着色性
○；αGG，●；グルコース，△；スクロース，▲；マルトース。各糖質10%溶液を1時間加熱。

のα-グルコシダーゼを用いて合成したαGGも，これら異性体の構成比の順は変わらず，GG-II：R-GG-I：S-GG-Iの比率は1：5：4であった[1,2]。

清酒醪中でも酵素合成反応でもGG-IIとR-GG-Iが急激に増加した後，マルトオリゴ糖のようなグルコシル供与体が少なくなると，生成物のGG-IIとR-GG-Iが減少し，S-GG-Iのみが徐々に増加する動きが見られる。これはグルコシル供与体がなくなると，代わりにGG-IIとR-GG-Iがグルコシル供与体となり，S-GG-Iが合成されると考えられる[3]。熱力学的パラメーターである酵素の親和力の差を求めると，基質としての認識されやすさはR-GG-I＞GG-II＞S-GG-Iとなることからも説明できる[3]。

以下の試験は，酵素合成したαGGを用いて行った。

3　αGGの化学的特性[2]

αGGの甘味度はスクロースの約55％で，多くの糖アルコールで感じる苦味はなく，すっきりとした甘さで，清酒の味に幅をもたせている。

調理などの加熱に対してαGGは安定であり（図2），着色もほとんど見られない（図3）。またαGGはスクロースと同様，非還元性であるため，メイラード反応でもほとんど着色しない（図4）。

4　αGGの経口摂取による機能性

αGGは口腔内細菌による酸の生成が認められず（図5），非う蝕性の糖質である[2]。またαGGは，ラット小腸酵素でのみわずかに消化される難消化性を示した（表1）[2]。実際にラットに食餌でαGGを与えると，スクロースよりも血糖値の上昇は緩やかであった[4]。

摂取した澱粉などの多糖類は，消化管内で唾液や胃酸，膵液によりオリゴ糖に分解され（管腔内消化），最終的に小腸微絨毛粘膜上で二糖類消化酵素により単糖類に水解されると同時に吸収される（膜消化）。このような難消化性の糖類は一般に他の糖質の消化に影響を及ぼすことが知

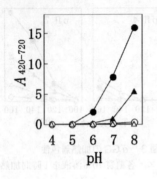
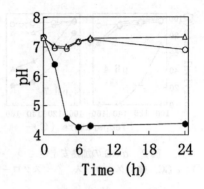

図4 αGGのメイラード反応性
○：αGG，●：グルコース，△：スクロース，
▲：マルトース。
0.5%グリシンを含む各糖質10%溶液を100℃で
1時間加熱。

図5 αGGのう蝕性
○：αGG，●：グルコース，△：蒸留水
ブレインハートインフュージョンブイヨン1ml＋
1.25%糖質1ml＋唾液3mlを37℃でインキュベート。

表1 αGGの in vitro における消化性

消化液	消化条件 酵素活性	αGG	pH	温度	時間	消化率(%)
ヒト唾液	4.7 U/ml*	9.1%	6.0	37℃	30分	0
人工胃液	—	1.5%	2.0	37℃	100分	0
ブタ膵液アミラーゼ	0.36 U/ml*	0.9%	6.6	37℃	360分	0
ラット小腸アセトン粉末抽出液	0.27 U/ml**	0.9%	6.6	37℃	180分	19

＊；1U = 37℃，pH6で0.96%可溶性デンプンから1分間に1μmolのグルコースに相当する還元力を与える量。
＊＊；1U = 37℃，pH6で0.9%マルトースから1分間に2μmolのグルコースを生成する量。

られている。そこで，小腸酵素による一般的な二糖類（マルトース，スクロース，イソマルトース）のαGG添加による水解パターンを調べ，微絨毛粘膜上で起こる膜消化へのαGGの影響を考察した。

各二糖類にαGGを添加した混合物を消化した時，各々がまったく異なる酵素で水解された場合には，それらの水解物の挙動は各々を単独で消化した時と変わらないはずである。例えば，各基質が異なる酵素で水解された場合，混合物の消化で見られるグルコース生成量はそれぞれ単独で消化した時の生成量の総和に等しくなるはずである。ところが，実際にはどの二糖類もグルコースの生成はαGGとの混合物の消化で抑えられていたので（図6〜8），αGGがこれらの二糖類の膜消化の水解を抑えることが示唆された。また，マルトースの消化にαGGを添加すると，水解は抑えられつつもαGGの消費量が増えた。これはαGGの添加により，αGGがアグルコンになってグルコシル基の転移反応が促進されたためと思われる。このようにαGGにより糖転移が促進されたという現象は興味深く，αGGは水解を抑制すると同時に，基質分子を巨大化する転移反応も促進することで（図9），小腸微絨毛粘膜で起こる二糖類の膜消化を阻害することが

第25章 日本酒由来成分αGGの機能性

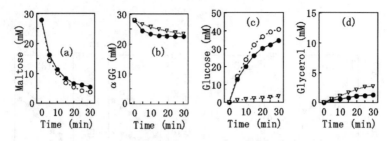

図6 マルトースとαGGの消化
a；マルトース濃度, b；αGG濃度, c；グルコース濃度, d；グリセロール濃度.
消化基質：○；マルトース, ●；マルトース＋αGG, ▽；αGG。
破線；単独消化, 実線；混合物消化。

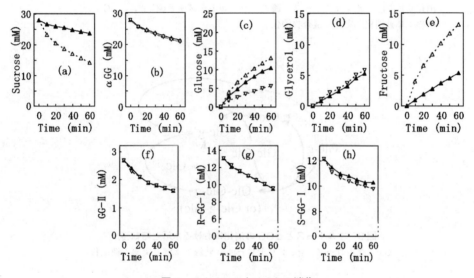

図7 スクロースとαGGの消化
a；スクロース濃度, b；αGG濃度, c；グルコース濃度, d；グリセロール濃度,
e；フラクトース濃度, f；GG-Ⅱ濃度, g；R-GG-Ⅰ濃度, h；S-GG-Ⅰ濃度。
消化基質：△；スクロース, ▲；スクロース＋αGG, ▽；αGG。
破線；単独消化, 実線；混合物消化。

予想される。また，S-GG-Ⅰだけがスクラーゼ・イソマルターゼ複合体のスクラーゼ活性部位で水解されることが分かった（図7）[5]。

　花粉症などのアレルギー疾患の発症機序は不明な部分も多いが，ヘルパーT細胞の産生するサイトカインのバランスが崩れ，免疫グロブリンE（IgE）抗体を過剰に産生することに起因すると推察されている。肥満細胞や好塩基球はIgE抗体と強く結合し，さらにIgE抗体に抗原が結合すると，それらの細胞内の顆粒が細胞外に放出され，その結果，ヒスタミンやセロトニン，ロイコトリエンが遊離して，平滑筋の収縮や毛細血管の透過性の増大などが起こり，抗原抗体結合物の除去が促進される。この脱顆粒反応が過剰に誘発されると，掻痒などの症状が現れる。肥満

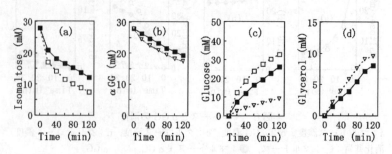

図8 イソマルトースとαGGの消化
a；イソマルトース濃度，b；αGG濃度，c；グルコース濃度，d；グリセロール濃度．
消化基質：□；イソマルトース，■；イソマルトース＋αGG，▽；αGG。
破線；単独消化，実線；混合物消化。

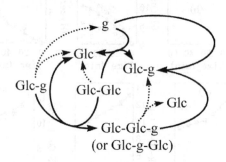

図9 マルトースとαGGの消化における水解と糖転移反応
Glc；グルコース，g；グリセロール。破線；水解，実線；糖転移。

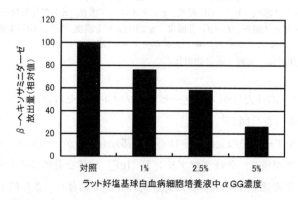

図10 αGGによるβ-ヘキソサミニダーゼ遊離抑制

第25章　日本酒由来成分αGGの機能性

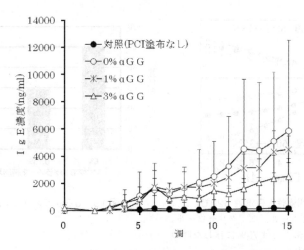

図11　IgE濃度の変化に対するαGG摂取の影響
皮膚炎の誘導は5%ピクリルクロライド（PCI）をマウス背部に塗布し，4日後に1%PCIを耳介部に塗布し，以後毎週1%PCIを耳介部に塗布した。αGGは粉末餌に混合し，自由接取させた。IgE濃度は尾静脈より採血し，測定した。

細胞や好塩基球がヒスタミンなどを放出する際，同時にβ-ヘキソサミニダーゼを遊離することが知られている。αGGを添加した好塩基球培養試験ではβ-ヘキソサミニダーゼの遊離が抑制された（図10）[6]。また，アトピー性皮膚炎誘導マウス（ピクリルクロライド感作）にαGGを食餌で与えると，血中IgE抗体レベルが抑えられたことから（図11）[7]，αGGにはアレルギー症状を緩和する作用があると思われる。

その他，細胞を用いた *in vitro* 試験から，肥満や糖尿病などに有効と言われているアディポネクチンの産生促進作用[8]，中性脂肪の蓄積抑制作用[9]，がん細胞増殖抑制作用[10]が認められている。

5　αGGの外用剤としての機能性

αGGの保湿性は，一般的な保湿剤であるグリセロールやソルビトールに比べて高かった（図12）[2]。古くから清酒が飲用以外にも化粧水として用いられていることが知られているが，αGGの保湿効果が少なからず影響していると思われる。

αGGには表皮細胞賦活作用があり[11]，乾燥や肌荒れにつながる表皮細胞の機能低下を防ぐことが予想され，さらに真皮繊維芽細胞賦活作用[11]，コラーゲンやヒアルロン酸の産生促進作用[12]があり，シワの改善や皮膚の弾力向上が期待される。またインスリン様成長因子（IGF）-1は，成長ホルモンと同様に若さや健康の維持に関与し，皮膚の厚みと弾力性を増加させ，老化によるシワやタルミを軽減することが知られているが，ヘアレスマウスにαGGを塗布すると，真皮，表皮ともにIGF-1の産生が促進された[13]。実際に健常な女性にαGGを0.01%配合した化粧水を

発酵・醸造食品の最新技術と機能性 II

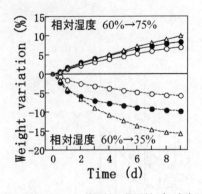

図12　αGGの吸湿性と保湿性（20℃）
○：αGG，●：ソルビトール，△：グリセロール。
相対湿度60％から35％または75％に移した時の
経時的な重量変化を示した。

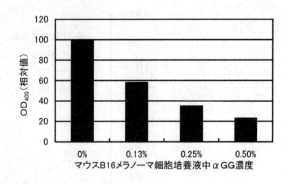

図13　αGGのメラニン産生抑制作用

2週間使用させると，肌の弾力が増加する傾向が見られた[14]。

B16マウスメラノーマ細胞を用いた美白試験では，αGGにメラニン産生抑制作用が認められた（図13）[15]。αGGにはチロシナーゼ活性阻害作用がなかったので[16]，その作用機序はより上流のメラノサイト活性化因子の抑制によるのではないかと思われる。

アトピー性皮膚炎には前項のアレルギー疾患に加え，ストレスや乾燥などが原因の非アレルギー性の疾患がある。いずれの患者でも，健康な皮膚を保持する上で必要な角層トリプシン活性の低下が認められる。角層トリプシンは表皮細胞間の接着斑を切断する，正常なターンオーバーに関わる重要な酵素である。このアトピー性皮膚炎患者の角層トリプシン活性がαGGにより促進されることが新たに見出され，掻痒の改善によるアトピー性皮膚炎患者のQOL向上に繋がることが期待されている[17]。

その他，αGGには養毛育毛作用[18]，抗菌作用[19]，皮膚刺激性低減作用[20]，きしみ感・ツッパリ感の低減作用[21]，基底膜強化作用[22]が認められている。

6　おわりに

αGGに似た構造式のα-エチルグルコシドやマルチトールは，摂取すると一部はそのまま尿に排泄されることから，αGGもまたそのまま吸収されることが予想される。また，ヒトがグルコースとともにマルチトールを摂取すると，グルコースの吸収が抑えられるように，αGGがグルコースの吸収を抑えることも考えられる。in vitroな膜消化において二糖類の水解を抑制するαGGは，その吸収や排泄だけでなく，in vivoにおける生理作用も興味深い。特に現代病とも言われるアレルギー疾患の改善に有効な食品由来成分として期待でき，その作用機序が解明される日が待ち遠しい。

第25章 日本酒由来成分 α GG の機能性

　ファストフードが持て囃され，和食離れが進む昨今，伝統食品の機能性に関わる作用機序など，未知の部分が明らかにされることで，これらの食品が見直され，ひいては α GG が清酒の需要回復に貢献できればと願う次第である。

文　　献

1) Takenaka, F., *et al.*：*Biosci. Biotechnol. Biochem.*, **64**, 378 (2000).
2) Takenaka, F. and Uchiyama, H.：*Biosci. Biotechnol. Biochem.*, **64**, 1821 (2000).
3) 竹中史人：未発表データ．
4) 奥村秀信ほか：特開 2004-331576.
5) Takenaka, F. and Uchiyama, H.：*Biosci. Biotechnol. Biochem.*, **65**, 1458 (2001).
6) 吉田和利ほか：特開 2007-137862.
7) 中田理恵子ほか：奈良女子大学研究報告，2007.
8) 奥村秀信ほか：特開 2006-290744.
9) 山村達郎ほか：特開 2004-331580.
10) 新田朝子ほか：特開 2007-262023.
11) 山村達郎ほか：特開 2004-331578.
12) 山村達郎ほか：特開 2004-331579.
13) 竹中史人ほか：特開 2009-161475.
14) Okajima, K., *et al.*：*Biosci. Biotechnol. Biochem.*, **74**, 759 (2010).
15) 山村達郎ほか：特開 2004-331581.
16) 浅野陽子ほか：第24回国際化粧品技術者連盟（IFSCC）大阪大会，2006.
17) 村上有美ほか：特開 2009-161564.
18) 奥村秀信ほか：特開 2004-331575.
19) 山村達郎ほか：特開 2004-331577.
20) 山村達郎ほか：特開 2004-331582.
21) 山村達郎ほか：特開 2004-331583.
22) 荒巻沙也香ほか：特開 2008-24622.

第26章 酸乳の脳機能改善作用

大澤一仁[*1]，大木浩司[*2]

1 はじめに

　乳酸菌の発酵により生み出される発酵乳は，世界各地で古くから健康に良い効果を持つ食品であると考えられてきた。その生理機能に関する科学的研究は，20世紀初頭にフランスのパスツール研究所のメチニコフが提唱した「不老長寿説」[1]を契機に進められてきた。それは，長寿村の人々が昔から発酵乳を多量に摂取していることに着目し，発酵乳を摂取すると腸内の腐敗が抑制され老化が抑えられることを提唱したものであった。また，これまでに発酵乳の有用性として寿命延長を始めとした多岐にわたる生理機能が報告されている[2]。

　現在，我が国では高齢化が進み，2010年国勢調査推計では65歳以上の人口は総人口の23.1%となり，世界で最も高い水準となっている。それに伴い，認知症を代表とする学習・記憶障害を伴う疾患が増加しており，厚生労働省の調査によると2010年では患者数が200万人程度，2015年には250万人，2020年には300万人を超すと推定されている。これまで認知症の治療あるいは進行を止める薬の開発が数多く進められてきたが，薬剤には副作用も多く，QOL向上のためには安心して安全に摂取できる脳機能改善食品の開発がますます強く期待されている。そこで本稿では，発酵乳の脳機能改善作用を明らかにした事例として，「カルピス酸乳®」（以下，酸乳と略す）に関する研究を紹介したい。「カルピス酸乳®」とは，乳酸菌 *Lactobacillus helveticus* を主な構成菌とするスターターを用いて脱脂乳を発酵させて製造した，「カルピス®」の基となる発酵乳である。

2 酸乳の脳機能改善作用

2.1 評価法

　一般的に，学習記憶については下等動物から高等動物に至るまで類似したメカニズムが数多く存在するため，小動物を用いた学習記憶に関する実験結果は，ヒトへの効果の外挿において有用とされている[3]。具体的な評価法としては，Y字迷路試験，新奇物質認識試験，受動的回避試験，放射状迷路試験，モリス水迷路試験，遅延見本合わせ・非見本合わせ試験などが知られているが，いずれもひとつの試験だけでその効果を判定することは難しく，認知症治療薬の評価の際には複

[*1] Kazuhito Ohsawa　カルピス㈱　発酵応用研究所　アシスタントマネージャー
[*2] Kohji Ohki　カルピス㈱　発酵応用研究所　次長

第26章 酸乳の脳機能改善作用

数の試験でその効果を検証することが重要であるとされている。

2.2 評価物質

酸乳を動物試験にて評価する際に，酸乳中に存在する乳酸菌成分の作用ではなく，発酵によって生じる上清成分に効果があることを過去の試験により見出していたため[4,5]，乳酸菌菌体成分や乳蛋白質成分などを除いた遠心分離上清（ホエー）を用いた。脱脂乳に *L. helveticus* を含むスターターを添加して発酵させてできた酸乳，及び脱脂乳に乳酸を添加した未発酵乳について，それぞれ遠心分離上清の凍結乾燥物を各ホエー粉末として水に再溶解させ，単回投与用サンプルとした。また，各ホエー粉末を基礎飼料に混ぜ，長期投与用サンプルとした。

2.3 酸乳の単回投与による記憶障害予防作用[6]

記憶力の評価には，短期記憶を評価する系として知られているY字迷路試験[7]を用いた（図1）。また，記憶障害を誘発させるため，アセチルコリン作動性ムスカリン受容体拮抗薬であるスコポラミンをマウスに投与した。このスコポラミン誘発記憶障害モデル動物は，アリセプトをはじめとしたアルツハイマー病治療薬を開発する際の評価に広く用いられている。

ddY系雄マウス（7週齢）を，スコポラミン無処置対照群，スコポラミン処置対照群，スコポラミン処置酸乳ホエー群，スコポラミン処置未発酵乳ホエー群の4群に分け，各サンプルをマウスにゾンデにて胃内単回投与し，30分後に記憶障害を誘発するため1.0 mg/kgのスコポラミンを皮下投与した。さらに30分後にY字迷路上でマウスを8分間自由に探索させ，スコポラミンで誘発した短期記憶障害の予防作用を評価した。その結果，スコポラミン処置酸乳ホエー群において，スコポラミン処置対照群と比べて，短期記憶の指標である自発的交替行動率の有意な上昇が認められた（図2）。さらに酸乳ホエーの効果には用量依存性が認められた（図3）。以上の結果より，スコポラミン投与により記憶障害を誘発したマウスにおいて，酸乳ホエーが予防的に働

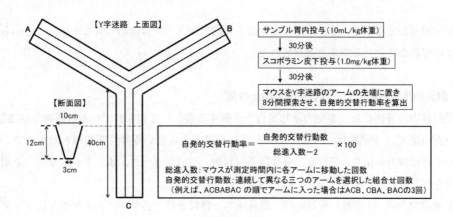

図1 Y字迷路試験方法

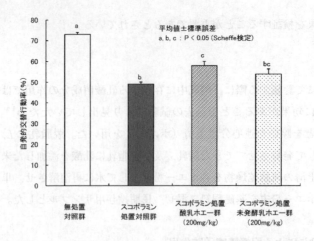

図2 スコポラミン誘発記憶障害マウスに対する酸乳ホエーの記憶障害予防作用

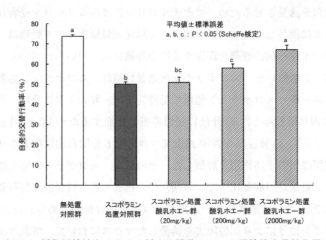

図3 スコポラミン誘発記憶障害マウスに対する酸乳ホエーの記憶障害予防作用の用量依存性

くことが明らかとなった。また，この効果は未発酵乳ホエーでは認められなかったことから，発酵によって新たに生じる効果と推察された。

2.4 酸乳の単回投与による学習記憶力向上作用[6]

学習記憶力の評価には，視覚的認知記憶を評価する系として知られている新奇物体認識試験[8]を用いた（図4）。本試験は，マウスが新奇物体を探索するという特性を利用したもので，他の多くの学習記憶力評価系と異なり，強化因子（報酬，電気ショック，水ストレスなど）を用いない特徴を有している。

ddY系雄マウス（7週齢）を対照群，酸乳ホエー群に分け，各サンプルをマウスにゾンデにて胃内単回投与した60分後に，訓練試行として2つの物体を5分間探索させて記憶させた。その

第 26 章　酸乳の脳機能改善作用

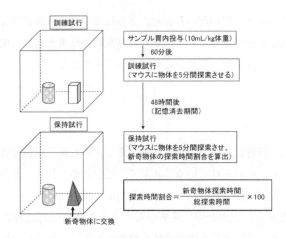

図4　新奇物体認識試験方法

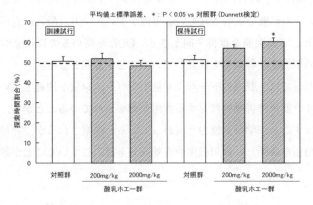

図5　正常マウスに対する酸乳ホエーの記憶力向上作用

　48時間後に覚えさせた物体の内，1つを新奇物体に置き換え，保持試行として5分間探索させ，それぞれの物体に対して行った探索行動の時間を測定し，新奇物体に対する探索時間割合をもって記憶保持の指標とした。その結果，酸乳ホエー群において対照群と比べて有意な探索時間割合の上昇が認められ（図5），学習記憶力を増強する可能性があることが明らかとなった。

2.5　酸乳の長期投与による学習記憶力向上作用[4,5,9,10]

　これまで，酸乳ホエーの単回投与におけるマウスの記憶力への作用を示してきたが，長期投与の作用として，ラットに幼齢期から酸乳ホエー食を与え，学習記憶力へ及ぼす影響を評価した試験について結果のみ紹介する。学習記憶力の評価系としては，作業記憶の評価系であるオペラント型明度弁別試験[4,5,9]，空間学習記憶の評価系であるモリス水迷路試験[4,5,10]を用いた。いずれの試験においても，ラットが幼齢期より酸乳ホエーを長期（2-3ヶ月）摂取することで，対照と比

225

べて有意な学習記憶力の向上作用が認められた。さらにモリス水迷路試験においては，学習記憶力向上作用は未発酵乳ホエーで認められず，単回投与試験の結果と同様に酸乳ホエーの効果は発酵によって新たに生じた成分が関与している可能性が示唆された。

3 おわりに

酸乳の脳機能へ与える影響について動物試験結果をまとめたが，記憶障害予防作用に関してはアルツハイマー病治療薬に用いられている試験系で作用が認められたことから，認知症改善食品として利用できる可能性が期待される。また，幼齢期から長期摂取することで，学習記憶力向上作用が認められたことから，脳の発育に重要な時期である乳幼児期に酸乳を摂取することにより，その後の豊かな脳の形成に寄与する可能性も期待される。一般的に記憶力を向上させる効果を有する食品として，魚に多く含まれるEPA（エイコサペンタエン酸）やDHA（ドコサヘキサエン酸），卵黄や大豆に含まれるホスファチジルセリン，イチョウ葉エキスなどが報告されているが[11]，サプリメントの形態で摂取されている事例が多い。一方，酸乳は食経験が豊富であり，安心・安全な食品として脳機能を維持・向上させ，QOLを高めるのに役立つ可能性がある。今後は酸乳のヒトでの脳機能改善効果を検証していくことが課題となる。

酸乳の作用機序としては，脳内のドーパミン量やセロトニン量が関連しているという報告もあり[4,5,12]，スコポラミン記憶障害動物に対する作用が認められていることから，脳内神経伝達物質の変動に影響を及ぼすことが学習記憶力と関わっていると推察されるが，今後，脳内物質の変動と学習記憶力との関係を解明し，作用機序や有効成分を同定していくことが課題となる。

文　献

1) E. Metchnikoff, *The Prolongation of Life*. Springer Publishing, New York. Originally published, 1908. Putnum, New York (2004)
2) 高野俊明，食品工業，**39**(6), 48-52 (1996)
3) 田熊一敏ほか，日薬理誌，**130**, 112-116 (2007)
4) 森口盛雄ほか，栄養と健康のライフサイエンス，**4**, 18-23 (1999)
5) 横越英彦，脳　機能と栄養，p.295-p.303, 幸書房 (2004)
6) 大澤一仁ほか，第64回日本栄養・食糧学会大会講演要旨集，121 (2010)
7) J. Itoh et al., *Eur. J. Pharmacol.*, **234**, 9-15 (1993)
8) P. Y. Tang et al., *Nature*, **401**, 63-69 (1999)
9) 安井正明ほか，日本農芸化学会1996年度大会講演要旨集，189 (1996)
10) 安井正明ほか，第51回日本栄養・食糧学会大会講演要旨集，223 (1997)

第 26 章　酸乳の脳機能改善作用

11)　古賀良彦ほか，脳と栄養ハンドブック，サイエンスフォーラム (2008)
12)　安井正明ほか，第 50 回日本栄養・食糧学会大会講演要旨集，174 (1996)

第 27 章　納豆の機能性

木村啓太郎*

1　はじめに

　納豆は，納豆菌胞子を蒸煮大豆に接種して発酵させる無塩大豆発酵食品である。その原料は大豆と水，納豆菌の3つであり，発酵期間も数日と大変短い。発酵過程に複数の微生物種が関わり，長期間の醸造を要する清酒や醤油，ビールなどに比べると，納豆は大変単純な発酵食品と言える。納豆製造では丸大豆をそのまま利用するため，煮汁以外の副産物はない。原料歩留まりの非常に高い発酵食品である。'おから'までもが厄介物扱いされる飽食の時代にあって，納豆の環境負荷の低さは見直されても良いかも知れない。一方，納豆の機能性に関しては，これまでにヒト臨床試験を含むいくつかの検証がなされたが，まだ研究の余地があると思われる。納豆の機能性は，①原料大豆に由来する機能性，②納豆菌発酵生産物の機能性，③納豆菌の分解・代謝活動によって変換された大豆成分の機能性，の3つに分けて考えることができる。それぞれについて，食品の1次機能（エネルギー・栄養補給機能）・2次機能（嗜好性，色，形，食感などにより食欲を左右する機能）・3次機能（さまざまな生体の正常な機能を維持するために必要な作用を発現する生体調節機能）の3つの観点から論じてみたい。

2　1次機能（エネルギー・栄養補給機能）

　食品成分表[1]によると，大豆・ゆで大豆・納豆の乾重量当たりのエネルギー量とタンパク質量に違いはほとんどない。大豆と比べると，納豆では炭水化物量が1割ほど減少し，代わりに脂質・脂肪酸量が増えている。納豆菌が大豆の糖類を消費して増殖した結果と考えられる。無機塩類にもほとんど差は見られない。ただし，原料大豆の原産地によって，含まれるセレンやモリブデンなどの希少元素の量にはかなり違いがある[1]。ビタミン類では，B_1が約5分の1に減少するのを除けば，むしろ納豆発酵によって増えるものが多い。特にK，B_2，パントテン酸の増加が顕著である（図1）。納豆のビタミンK量は100グラム当たり0.6ミリグラムもある（乾重量当たりで大豆の70倍以上）。そのため，循環器系疾患が原因でワーファリンを服用している場合，医師から納豆の過剰摂取を控えるよう指示されることもある[2]。興味深いことに，ビオチン量も増えている。納豆菌のビオチン合成オペロン（bioWAFDBI）は，変異のためbioBを除いて機能

---

*　Keitarou Kimura　㈳農業・食品産業技術総合研究機構　食品総合研究所　応用微生物研究領域　主任研究員

第 27 章 納豆の機能性

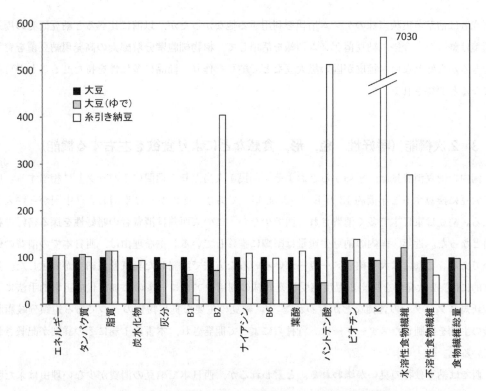

図1 大豆，ゆで大豆，納豆の乾重量当たりの主要な栄養素量
（大豆の値を 100 とした場合の相対値，文献 1) に収録のデータを元に作図）

していない[3]。BioB はビオチン合成の最終ステップを触媒する。納豆菌は大豆に含まれるビオチン前駆体（dethiobiotin）から，BioB によってビオチンを合成しているのかも知れない。納豆菌の主要な菌体外プロテアーゼ AprE と NprE は大豆タンパク質を分解する。種子貯蔵タンパク質（グリシニンとコングリシン）を主成分とする大豆タンパク質は，納豆菌プロテアーゼによって分子量数千まで低分子化し，消化性が向上する。

　大豆及びゆで大豆の乾重量（100 グラム）当たりの食物繊維総量は約 19 グラムで，納豆ではやや減少して約 16 グラムになる[1]。しかし，水溶性食物繊維量は逆に約 3 倍に増える（図1）。総食物繊維量に占める水溶性食物繊維の割合は，大豆で約 10.5%，納豆では 34.3% である[1]。このことは，植物細胞壁成分が部分的に分解されたことを示唆する。納豆菌はキシラナーゼ遺伝子を持っており，ゲノム中にはキシラン資化に必要なキシロースイソメラーゼ，キシルロースキナーゼ遺伝子もある。また，筆者の経験では，市販キットで測定できるだけのキシラナーゼ活性が納豆菌培養上清に認められた。細胞壁分解産物の同定やこれら遺伝子の納豆発酵環境下での発現制御が，今後の機能性研究における課題の一つとなるだろう。ところで，2010 年，慶応大学の研究グループが納豆菌の全ゲノム塩基配列を決定した[4]。解析の結果，枯草菌実験室株のゲノムと比べると，納豆菌に特有の領域が予想以上に多いことが明らかになった[4]。これまで多くの

研究者は枯草菌実験室株のゲノム情報を利用する他なかったが，以前に比べると納豆研究の周辺環境は整った。今後，納豆菌ゲノム情報を活用して，植物細胞壁分解酵素の高発現納豆菌を育種できるかも知れない。種皮が固い黒大豆などで納豆を作り，商品に多様性を持たせることが可能になると期待される。

3　2次機能（嗜好性，色，形，食感などにより食欲を左右する機能）

　国内の納豆消費量は，平均するとおよそ「国民1人当たり1週間に1パック」に相当する。原料大豆に換算すると年間約13万トン（2006年）であり，その多くは米国および中国から輸入される。納豆は東日本で多く消費され，西で少ない。この東西差は消費者の嗜好性を探る格好の材料となった。近年，国内の納豆生産量は堅調に推移している。主な理由は，西日本での消費の伸びである。これには大手納豆メーカーがいろいろな方法で開発した臭気低減納豆が貢献した。具体的には，2次発酵を抑える温度感受性変異株の利用やアルコールの添加，代謝工学的手法による新規スターターの育種などが行われた[5～7]。納豆の主要な臭気物質の一つである短鎖分岐脂肪酸の生成を抑制したスターターは，竹村らによって開発され，本書第1巻にその詳細が記載されている[8]。

　西では納豆独特の臭いが嫌われる，と言われるが，西日本で納豆の消費が少ない理由は未だ明確ではない。人間の嗜好・官能は，過去の経験に大きく影響される。本当の理由は「食べ慣れていないので敬遠される」である，と筆者は考えている。つまり，江戸時代までの期間，簡便な保存食品であった納豆は，冬期の気候が厳しく比較的貧しい地方ほど普及し，経済活動の活発な上方では納豆の必要性が低かった。このことが現在まで影響していると思われる。加えて，納豆と競合する食材が西で好まれるのも東西差の一因かも知れない。ちなみに，一人当たりの納豆消費量が最も少ない都道府県は和歌山である。紀州は梅干しの産地であり，納豆と梅干しは競合関係にあると思われる。確かに，ご飯のお供に納豆と梅干し両方をいっしょに食べる人は少ないだろう。

　納豆は地味な食品であるが，他にも嗜好性，色，形，食感などにより食欲を増進するための努力が見られる。例えば，納豆用小粒大豆として，国内では納豆小粒，スズヒメ，ユキシズカなどが，北米ではMinnatto, Nattosan, Nattawa, Canattoといった品種が育種された[2]。タレ・カラシ，容器に関する特許申請も多い。このような生産者側の商品開発努力は，毎年行われる全国観評会で見ることができる。また，納豆菌が作る粘り物質（γPGA）は納豆に必須の要素と捉えられているため，γPGAの生産制御機構に関する研究も盛んに行われている[9]。一方で，γPGAの高い粘性は，食品加工で汎用される充填・攪拌などの操作や食器・器具類の洗浄を難しくしている面がある。最近筆者は，納豆の加工適性を向上させ食感や形の変わった納豆を作る一つの方法として，γPGAを酵素的に分解する手法を提唱した[10]。

4 3次機能（生体の正常な機能を維持するための生体調節機能）

某テレビ局の番組で"納豆ダイエット"なる偽科学が放送され，社会問題化したことは記憶に新しい[11]。これほど露骨な例は珍しいが，試験管内での実験結果を拡大解釈して3次機能を暗示する手法は他にも見られる。また，異なる実験系で得られた結果を都合良く関連させる手法も見られる。やはり，信頼できる研究機関が行った臨床試験，疫学研究（地域相関研究や断面研究よりも信頼性が高いコホート研究であることが望ましい）などのヒト介入試験のデータに基づいて，3次機能は論じられるべきである。尚，原料大豆の3次機能については成書を参照していただきたい[12]。

納豆においては，ビタミンK_2（メナキノン）の骨形成促進作用，γPGAのカルシウム吸収促進作用および納豆菌の整腸作用に関する臨床試験が行われた[13〜15]。塚本らの臨床試験では，メナキノン-7高含有納豆食を14日間摂取による血中メナキノン-7濃度上昇が見られ，長期摂取試験および過剰摂取試験の結果にも問題がなかった[13]。谷本らの臨床試験では，γPGAの摂取に伴うカルシウム吸収の上昇が観察された。また，動物（ラット）投与試験の結果から，この作用がγPGAのカルシウム可溶化促進効果によることが示唆された[14]。三ッ井らの納豆食摂取（2週間）試験では，便秘傾向の被験者に排便数，排便量の増加が確認された[15]。

大豆にはイソフラボンやサポニンなど3次機能研究の対象となっている物質が含まれる。味噌では，製麹中に大豆イソフラボン類が水酸化され，より抗酸化性の強い8-ヒドロキシルダイゼインや8-ヒドロキシルステインが生成することが知られている[16]。しかし，納豆発酵中の動態や納豆菌の代謝活動の影響を検討した研究例はない。今後の研究が待たれる。

5 おわりに

筆者は食品機能性を直接の研究対象としていないため，本稿では関連文献の集約に努めた。内容の不備や不明瞭な点が多々あると思われる。特に3次機能に関するヒト介入試験の方法，結果の統計解析法などの詳細については，引用文献を参照願いたい。

文　献

1) 文部科学省科学技術学術審議会資源調査分科会，日本食品標準成分表2010, p60-63, 官報販売協同組合（2010）
2) 木内　幹，永井利郎，木村啓太郎　編著，納豆の科学，建ぱく社（2008）
3) M. Sasaki *et al., Biosci. Biotechnol. Biochem.,* **68**, 739 (2004)

4) Y. Nishito *et al.*, *BMC Genomics*, **11**, 243 (2010)
5) 北原芳助ほか，特公平 05-060335 (1993)
6) 竹村　浩ほか，特許第 3795245 号（2006）
7) 村澤久司ほか，特許第 4108281 号（2008）
8) 竹村　浩，発酵・醸造食品の最新技術と機能性，p201，シーエムシー出版（2006）
9) Y. Hamano (ed), Amino-Acid Homopolymers Occurring in Nature, p77, Springer (2010)
10) 木村啓太郎，*New Food Industry*, **52**, 27 (2010)
11) D. Cyranoski, *Nature*, **445**, 804 (2007)
12) 山内文男，大久保一良，大豆の科学（シリーズ「食品の科学」），朝倉書店
13) Y. Tsukamoto *et al.*, *J. Bone. Miner. Metab.*, **18**, 216 (2000)
14) 谷本浩之ほか，農化，**77**, 504 (2003)
15) 三ッ井陳雄ほか，薬理と治療，**34**, 135 (2006)
16) 江崎秀男ほか，日食工誌，**48**, 189 (2001)

― 第4編：醸造微生物による物質生産 ―

第28章　有用タンパク質生産のための麹菌の育種

尹　載宇[*1]，北本勝ひこ[*2]

1　はじめに

　日本で古くから日本酒，味噌，醤油などの製造に使用されてきた有用産業微生物である麹菌（*Aspergillus oryzae*）は，真核微生物のなかでもっとも高いタンパク質分泌生産能力をもつため，これまで様々な酵素や異種タンパク質生産に利用されてきた。また，麹菌は発酵醸造食品の製造に利用されてきたことから安全が保証されている微生物であり，近年，遺伝子組換えによる異種有用タンパク質生産の宿主としても世界的に注目されており，すでに様々な有用タンパク質の生産に利用されている。

　従来，組換えタンパク質を生産する際には大腸菌や酵母などを宿主として行う場合が多かったが，近年では動植物細胞や昆虫細胞，動植物個体などの高等真核生物もタンパク質の生産宿主として利用されるようになっている。大腸菌を宿主とする場合には，大量培養が可能で簡便であり，安価かつ短期間で行えるという利点があるが，一方で真核生物特有の翻訳後修飾が起こらないなどの問題点もある。他方，昆虫，培養細胞，植物を宿主として用いると，真核生物特有の翻訳後修飾は起こるものの，培養コストがかかる，生産までに時間がかかる，大規模生産に向かないなどの問題がある。このようなことから，タンパク質生産能力が高くかつ生育の速い真核微生物である麹菌をタンパク質工場として利用することは，21世紀の食糧，環境，エネルギーの諸問題の解決にとって重要なことと考えられる。

　筆者らは，麹菌を宿主として有用タンパク質の生産に関する実験を行っているが，これまでに得られた成果について最近の成果を中心として紹介したい。麹菌の分泌生産能力は高いものの，菌体外に生産された異種タンパク質は麹菌自身の生産するプロテアーゼによって分解される。そのため異種タンパク質の培地中への高生産・蓄積のためには，関与するプロテアーゼ活性をいかに低下させるかは，まず始めに解決すべき問題である。しかし，麹菌を用いた異種タンパク質生産においてプロテアーゼ遺伝子を破壊することは，遺伝子破壊が困難であったことなどからこれまでほとんどなされていなかった。これまでに筆者らの研究室では，異種タンパク質を高生産する麹菌を育種するため，異種タンパク質の分解に関与する主要な2つのプロテアーゼ遺伝子（*tppA*, *pepE*）の破壊により生産量が約2倍[1]に，さらに，この株を親株として変異処理により取得した AUT 株（*A. oryzae* bred in Univ. of Tokyo, 特許出願中）は生産量が約3倍[2]に向上

[*1]　Jaewoo Yoon　韓国　啓明大学校　薬学大学　薬学科　助教授
[*2]　Katsuhiko Kitamoto　東京大学大学院　農学生命科学研究科　応用生命工学専攻　教授

発酵・醸造食品の最新技術と機能性 II

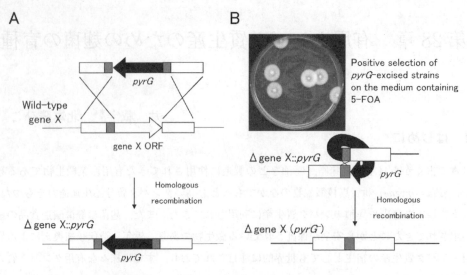

図1 pyrG 選択マーカー遺伝子リサイクリング法

することを確認している。

本稿では異種タンパク質を高生産するため，麹菌 A. oryzae を用いた最新の分子育種について解説する。

2 pyrG 選択マーカー遺伝子リサイクリング技術の確立

以前，筆者らは，非相同組換えに関与する ligD 遺伝子を，4重栄養要求性株 NSAR1 において破壊した。さらに，pyrG 遺伝子を破壊することでウリジン要求性を付与し，取得した株を用いてプロテアーゼ遺伝子の多重破壊を行った。図1のようにプロテアーゼ遺伝子破壊の際に，pyrG マーカーの両端には破壊遺伝子上流の約 300 bp が Direct repeat となるように設計し（A），5-FOA（5-fluoro-orotic acid）を含む培地でマーカーリサイクリングを行った（B）。この手法を利用し，セルファクトリーシステムの基本となるプロテアーゼ遺伝子多重破壊株の作製を行った。

3 プロテアーゼ遺伝子多重破壊株による異種タンパク質の生産

近年，ゲノム解読により麹菌 A. oryzae は134個のプロテアーゼ遺伝子を有しており，様々な発現パターンを持っていることが明らかになった。したがって，筆者らは DNA マイクロアレイ解析を用い，培地中に分泌され異種タンパク質の生産を妨げる可能性の高いプロテアーゼ遺伝子群のスクリーニングを行った（図2）。DNA マイクロアレイ解析により，tppA，nptB，dppIV，dppV，alpA，pepA，AopepAa，AopepAd，cpI などのプロテアーゼ遺伝子が培養後期に高発現

第28章　有用タンパク質生産のための麹菌の育種

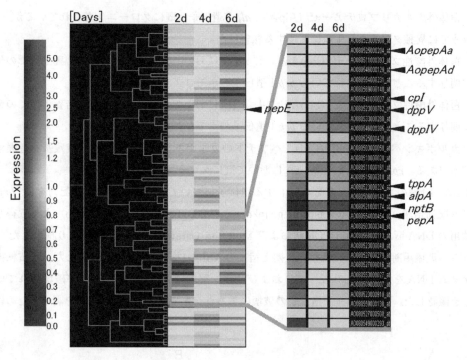

図2　DNAマイクロアレイ解析

していることが明らかになった。

① トリペプチジルペプチダーゼ（TppA）：最近，*A. fumigatus*で報告されたタンパク質のアミノ末端から3アミノ酸ずつ非特異的に切り出す酵素であるトリペプチジルペプチダーゼSedB[3]と68.8％の相同性を有するセリンペプチダーゼである。

② 菌体内酸性プロテアーゼ（PepE）：*pepE*遺伝子は*A. oryzae* EST情報において最も発現頻度が高いプロテアーゼをコードする遺伝子であり，*A. niger*の*pepE*破壊株は菌体内酸性プロテアーゼ活性の大部分が消失すると報告されている[1]。

③ 中性プロテアーゼ（NptB）：この遺伝子の破壊により，ヒトリゾチームの生産性が上昇することが報告されている[4]。

④ ジペプチジルペプチダーゼIV（DppIV）：アミノ末端のX-Pro（X＝任意のアミノ酸残基）をジペプチド単位で特異的に遊離する酵素である。*dppIV*遺伝子は*A. oryzae*において既にクローニングされている[5]。

⑤ ジペプチジルペプチダーゼV（DppV）：アミノ末端のX-Ala, His-Ser, Ser-Tyr（X＝任意のアミノ酸残基）をジペプチド単位で特異的に遊離する酵素である。*dppV*遺伝子は*A. oryzae*において確認されている[5]。

⑥ 菌体外酸性プロテアーゼ（PepA）：*A. niger*において異種タンパク質の培養上清での分解に関与することが報告されている遺伝子のホモログである[6]。

⑦ 菌体外アルカリプロテアーゼ（AlpA）：alpA 遺伝子は既にクローニングされているが[7]，これまでに異種タンパク質生産に関連する報告はない。

⑧ 菌体外酸性プロテアーゼ（PepAa）：A. niger において異種タンパク質の培養上清での分解に関与することが報告されている pepA 遺伝子のホモログである[8]。

⑨ 菌体外酸性プロテアーゼ（PepAd）：A. niger において異種タンパク質の培養上清での分解に関与することが報告されている pepA 遺伝子のホモログである[8]。

⑩ カルボキシペプチダーゼ（CpI）：ペプチドのカルボキシ末端からアミノ酸残基を遊離する酵素である。cpI 遺伝子は A. oryzae において既にクローニングされている[9]。

上記の 10 種のプロテアーゼをコードする遺伝子について，隣接する領域の配列を A. oryzae ゲノム配列情報（http://www.bio.nite.go.jp/dogan/MicroTop?GENOME_ID=ao）より取得し，破壊用の DNA 断片を fusion PCR 法および MultiSite Gateway™ システムにより構築した[10,11]。これらの破壊用断片を，高頻度相同組換え宿主の NSPID1 株[12]に順次形質転換した。形質転換株のゲノム DNA を回収したのち，PCR およびサザン解析により各々の遺伝子が破壊されていることを確認した。プロテアーゼ遺伝子の破壊によるウシキモシン生産への影響を調べるためにウ

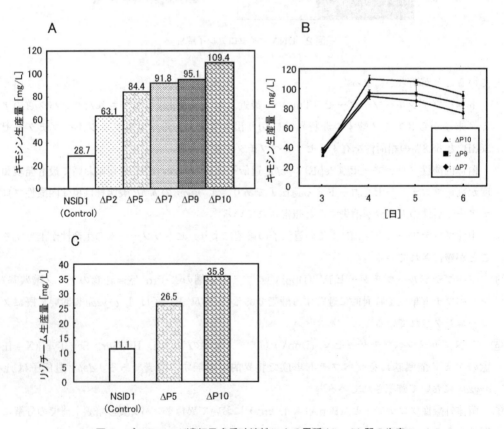

図3　プロテアーゼ遺伝子多重破壊株による異種タンパク質の生産

第 28 章　有用タンパク質生産のための麹菌の育種

シキモシン遺伝子を含むプラスミドをプロテアーゼ遺伝子破壊株に導入し，各破壊株を 5 × DPY 液体培地（pH 5.5）で培養したのち培地上清のウシキモシンの活性を測定した（図 3 ; A, B）。その結果，プロテアーゼ遺伝子 5 重破壊株，プロテアーゼ遺伝子 7 重破壊株，プロテアーゼ遺伝子 9 重破壊株，プロテアーゼ遺伝子 10 重破壊株は 4 日の培養で，それぞれ 84.4 mg/L, 91.8 mg/L, 95.1 mg/L, 109.4 mg/L の生産量を示した。特にプロテアーゼ遺伝子 10 重破壊株は親株である NSlD1 株（28.7 mg/L）に比べ，約 3.8 倍に生産が上昇したことが明らかになった[13,14]。さらに筆者らはプロテアーゼ遺伝子の破壊によるヒトリゾチーム生産への影響を調べるために，ヒトリゾチーム遺伝子を含むプラスミドをプロテアーゼ遺伝子破壊株に導入し，各破壊株を 5 × DPY 液体培地（pH 8.0）で培養したのち培地上清のヒトリゾチーム活性を測定した（図 3 ; C）。その結果，プロテアーゼ遺伝子 5 重破壊株およびプロテアーゼ遺伝子 10 重破壊株はぞれぞれ 26.5 mg/L と 35.8 mg/L の生産量を示した[14]。これらの結果から，プロテアーゼ遺伝子破壊株は異種タンパク質生産に効果があることが明らかになった。

4　液胞タンパク質ソーティングレセプター遺伝子破壊株による異種タンパク質の生産

出芽酵母 S. cerevisiae において，液胞タンパク質ソーティングレセプターVps10p はゴルジ体に局在し，液胞加水分解酵素の Carboxypeptidase Y（CPY）または Proteinase A（PrA）のような液胞タンパク質を液胞にソーティングする役割を持つ[15]。Vps10p は，後期ゴルジ体で CPY の前駆体を認識し，レセプター・リガンド複合体を形成し，このレセプター・リガンド複合体はゴルジ型輸送小胞に乗ってプレ液胞コンパートメントに運ばれる。そこで，CPY は Vps10p と離れて液胞へと運ばれ，Vps10p がゴルジ体へ戻り，新たな輸送のためにリサイクルされる。一方，VPS10 遺伝子破壊株では，CPY の mis-sorting が起こり，CPY が細胞外へと分泌されることが知られている。しかし，麹菌 A. oryzae の液胞タンパク質ソーティングレセプターAoVps10 に関する知見はない。そこで，筆者らは麹菌のゲノム情報から A. oryzae において VPS10 相同遺伝子 Aovps10 の存在を見出し，このような現象が麹菌 A. oryzae でも起こっているのではないかと考えた（図 4）。さらに，EGFP を融合した分泌タンパク質の局在解析を行ったところ，菌糸先端以外に液胞にも蛍光が観察されたことから[16]，発現した異種タンパク質の一部は液胞にソーティングされ，分解されている可能性を考えた。これまでに糸状菌において液胞タンパク質ソーティングレセプター遺伝子破壊による異種タンパク質生産効果については報告がなかった。従って，液胞タンパク質ソーティングレセプター遺伝子 Aovps10 を破壊し，その破壊による異種タンパク質の生産効果を検討した。ウシキモシン発現遺伝子導入株を 5 × DPY 液体培地（pH 5.5）で培養したのち培地上清のウシキモシンの活性を測定した。その結果，Aovps10 遺伝子破壊株の SlDv10-AKC3 では培養 4 日目にウシキモシンの生産量はコントロール株の SlD-AKC1（28.7 mg/L）に対し，83.1 mg/L の生産効果を示した[17]（図 5 ; A）。さらに，ヒトリゾチーム発

237

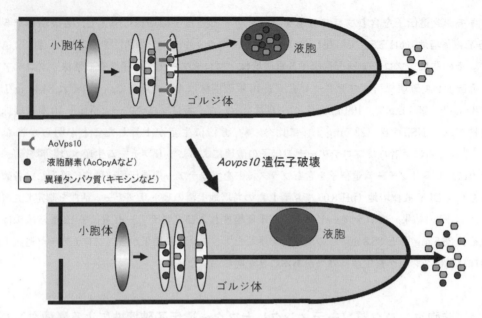

図4 液胞タンパク質ソーティングレセプター遺伝子 *Aovps10* 破壊による AoCpyA および異種タンパク質の細胞外分泌

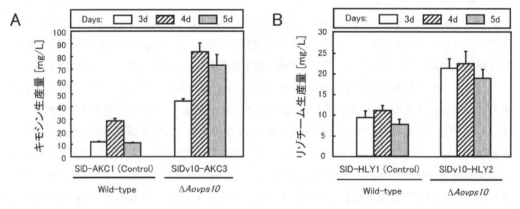

図5 液胞タンパク質ソーティングレセプター遺伝子 *Aovps10* 破壊による 異種タンパク質の生産

現遺伝子導入株を 5 × DPY 液体培地（pH 8.0）で培養したのち培地上清のヒトリゾチームの活性を測定した。ヒトリゾチームにおいてはコントロール株の SlD-HLY1（11.1 mg/L）に対し，24.6 mg/L の生産効果を示した[17]（図5；B）。

5 おわりに

今回，麹菌を用いた異種タンパク質生産の例として，ウシキモシンとヒトリゾチームをモデル

第28章 有用タンパク質生産のための麹菌の育種

タンパク質として研究を行った。これまで，麹菌での有用タンパク質生産に関しては多数の報告がなされているが，今回のように多種類のプロテアーゼ遺伝子同時破壊株の作製，また液胞タンパク質ソーティングレセプター遺伝子 *Aovps10* 破壊による異種タンパク質生産の検討は初めての例である。プロテアーゼ遺伝子10重破壊株および液胞タンパク質ソーティングレセプター遺伝子 *Aovps10* 破壊はウシキモシンのみではなく，ヒトリゾチームも生産量が増加することが確認されているので，今後様々な異種タンパク質生産のための優れた宿主として期待される。またプロテアーゼ遺伝子や液胞タンパク質ソーティングレセプター遺伝子 *Aovps10* を同時に破壊することで更なる異種タンパク質の上昇効果も期待される。

文　献

1) F. J. Jin, et al.：*Appl. Microbiol. Biotechnol.* **76**, 1059-1068 (2007)
2) T. Nemoto, et al.：*Appl. Microbiol. Biotechnol.* **82**, 1105-1114 (2009)
3) U. Reichard, et al.：*Appl. Environ. Microbiol.* **72**, 1739-1748 (2006)
4) S. Kimura, et al.：*Biosci. Biotech. Biochem.* **72**, 499-502 (2008)
5) A. Doumas, et al.：*Appl. Environ. Microbiol.* **64**, 4809-4815 (1998)
6) K. Gomi, et al.：*Biosci. Biotechnol. Biochem.* **57**, 1095-1100 (1993)
7) S. Cheevadhanarak, et al.：*Gene* **108**, 151-155 (1991)
8) Y. Wang, et al.：*Fungal Genet. Biol.* **45**, 17-27 (2008)
9) H. Morita, et al.：*Appl. Microbiol. Biotechnol.* **85**, 335-346 (2009)
10) Y. Mabashi, et al.：*Biosci. Biotech. Biochem.* **70**, 1882-1889 (2006)
11) 北本勝ひこ，生物工学会誌，**844**, 361-363 (2006)
12) J. Maruyama, K. Kitamoto：*Biotechnol. Lett.* **30**, 1811-1817 (2008)
13) J. Yoon, et al.：*Appl. Microbiol. Biotechnol.* **82**, 691-701 (2009)
14) J. Yoon, et al.：*Appl. Microbiol. Biotechnol.* **89**, 747-759 (2011)
15) J. L. Cereghino, et al.：*Mol. Biol. Cell* **6**, 1089-1102 (1995)
16) K. Masai, et al.：*Biosci. Biotechnol. Biochem.* **67**, 455-459 (2003)
17) J. Yoon, et al.：*Appl. Environ. Microbiol.* **76**, 5718-5727 (2010)

第29章　麹菌によるシロアリセルラーゼの生産

有岡　学*

1　はじめに

　東日本大震災，およびその後に起こった原発事故を受け，我が国は温室効果ガスの排出削減と原子力利用推進からの方向転換という相矛盾する難しい課題に取り組むこととなった。そこで重要なカギとなるのが自然エネルギーの利用である。自然エネルギーには太陽光，風力，地熱等様々な選択肢があるが，中でも生命科学分野に身を置く我々が貢献できるのがバイオマスエネルギーの開発である。バイオマスは植物が空気中の二酸化炭素を固定して作られることから，地球環境に対する温室効果ガス放出の負荷は基本的にないものと見なされ，いわゆるカーボンニュートラルかつ持続可能な資源であると期待されている。現在，米国やブラジルを中心にトウモロコシやサトウキビなどからバイオエタノールが生産され燃料としての利用が進んでいる。しかし，それら可食性の作物を燃料生産に利用することは食糧の需給バランスを逼迫させ，食糧価格を高騰させる要因となりうる。この問題の解決には燃料用作物の開発と並んで，食糧と競合しないセルロース系バイオマスからのバイオエタノール生産，いわゆる第二世代バイオエタノール生産技術の確立が不可欠である。我々はセルロースを糖化するための新たな遺伝子資源としてシロアリ由来の酵素に着目した研究を行っている。本稿では，麹菌を使ったシロアリセルラーゼの生産とそのユニークな性質について紹介する。

2　セルロース系バイオマスの糖化

　セルロース系バイオマスとは植物の細胞壁を構成する多糖類の総称であり，その主成分はセルロース，ヘミセルロース，およびリグニンである。このうちセルロースはグルコースが β-1,4 結合で連なった直鎖状のポリマーであり，各ポリマーはその分子内および分子間で多数の水素結合を形成し，結晶性のミクロフィブリルを形成している。この結晶構造が構造多糖としてのセルロースの難分解性をもたらしており，糖化を阻む大きな要因である。同じくグルコースのポリマーであるでんぷんやグリコーゲンが α-1,4 や α-1,6 結合からなる水素結合の少ないコイル状の構造を形成し，貯蔵多糖として比較的容易に分解されるのとは対照的である。

　セルロースの糖化には主としてエンドグルカナーゼ，セロビオヒドロラーゼ，β-グルコシダーゼの3種類の加水分解酵素が関与する。エンドグルカナーゼはセルロース鎖をランダムに切断す

---

　*　Manabu Arioka　東京大学大学院　農学生命科学研究科　応用生命工学専攻　准教授

第29章 麹菌によるシロアリセルラーゼの生産

る酵素で，結果としてグルコース，セロビオースやセロオリゴ糖等を生成する。セルロース鎖のうち非結晶性の部分には作用できるが，大部分を占める結晶性の部分はほとんど分解できないと言われている。一方，セロビオヒドロラーゼはセルロース鎖を還元末端あるいは非還元末端からセロビオース単位で加水分解する酵素で，結晶性セルロース分解の初期段階で働く重要な酵素である。β-グルコシダーゼはエンドグルカナーゼやセロビオヒドロラーゼの分解により生じたセロビオースやセロオリゴ糖をグルコースに分解する酵素で，セルロース分解における律速段階で働く。これらの酵素は，その触媒ドメインのアミノ酸配列の相同性により糖質加水分解酵素ファミリー（Glycoside Hydrolase Family；GHF）に分類されている[1]。

3 シロアリセルラーゼのバイオマス消化システム

シロアリは言わずと知れた家の大害虫であるが，自然界では亜熱帯から熱帯にかけて生息し，森林における腐植連鎖系において重要な位置を占める生物である。枯死木をほぼ唯一の栄養源として生育し，巨大な蟻塚を構築することからも分かるように，非常に高効率に木質バイオマスを

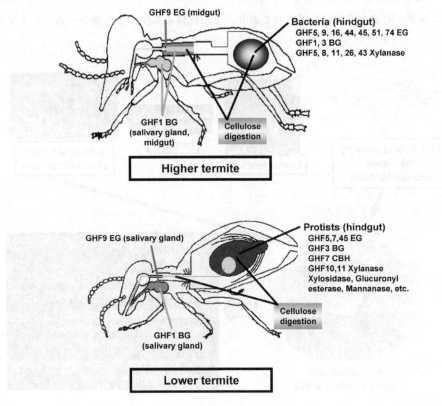

図1

利用することができる。例えば，腸内に原生生物が共生する下等シロアリの場合，効率の良い種ではほぼ100％近いセルロースが資化され，リグニンのみが排泄されると言われている。このことは，シロアリが非常に高効率なセルロースおよびヘミセルロースの資化システムを持っていることを意味している。

　シロアリの消化システムは大まかに図1のような構造となっている[2]。木片は大あごで砕かれ，唾液腺と混ぜられた後，前胃にある咀嚼器官でさらに細かく裁断され，中腸に送られる。木片中のセルロースは唾液腺および中腸壁を構成する細胞から分泌されるセルラーゼによって徐々に消化され，中腸においてシロアリの生存に必要な最小限のグルコースが吸収されると考えられている。しかし木片は完全には分解されることなく，後腸に送られる。下等シロアリの場合，後腸には多種多様な共生原生生物が生息しており，これらが未消化の木片をその食胞内に取り込んでさらに分解するとともに，宿主であるシロアリに酢酸などのエネルギー源や代謝物質を供給している。実際，これら共生原生生物を取り除くとシロアリは木材を餌に生育できなくなる。一方，高等シロアリである *Nasutitermes* 属の場合，後腸には共生原生生物は存在しないが，後述するようにセルラーゼ遺伝子を持つバクテリアが生息している。それらが下等シロアリにおける原生生物のような役割を果たしているのか興味深いところである。

　セルラーゼに注目してみてみると，下等シロアリでは自身の持つエンドグルカナーゼおよびβ-グルコシダーゼが唾液腺に分泌されており，また後腸の共生原生生物からはエンドグルカ

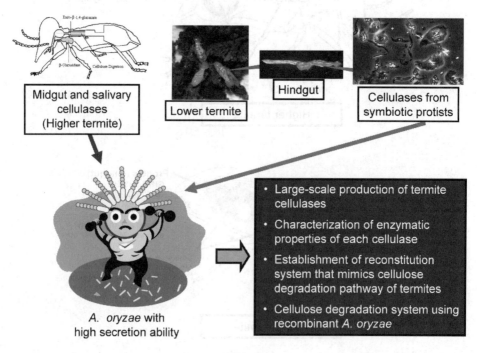

図2

第29章 麹菌によるシロアリセルラーゼの生産

ナーゼ，β-グルコシダーゼ，セロビオヒドロラーゼ，キシラナーゼなど多数の酵素遺伝子が見つかっている。一方，高等シロアリでは唾液腺にβ-グルコシダーゼが，また中腸からは別のβ-グルコシダーゼとエンドグルカナーゼが見出されている。さらに，近年行われた後腸に生息するバクテリアのメタゲノム解析から，これらのバクテリアが多くのセルラーゼ遺伝子を持つことが分かってきた。こうした酵素のうち一部はその性質が調べられているものの，大部分はその機能が未知であり，また大量生産のシステムも確立していないことから，未利用の遺伝子資源としては大変魅力的である。そこで，我々は理化学研究所の守屋繁春専任研究員，農業生物資源研究所の渡辺裕文博士，琉球大の徳田岳准教授らと共同でシロアリ自身およびその腸内に共生する原生生物が持つバイオマス分解酵素（セルラーゼ，ヘミセルラーゼなど）を，高いタンパク質分泌能を持つ麹菌や酵母等で大量生産し，それを用いて植物バイオマスからグルコースやエタノールを生産する新しい技術を開発する試みを行っている（図2）。

4 麹菌を用いた異種タンパク質生産システム

実際のセルラーゼ生産例を紹介する前に，ここで麹菌を用いた異種タンパク質の生産システムの概略について述べる。麹菌を用いて異種タンパク質を生産する場合，分泌量の多いα-アミラーゼやグルコアミラーゼ等のC末端にシグナル配列を除いた成熟体部分を連結し，融合タンパク質として発現させる場合が多い。この場合，α-アミラーゼなどのタンパク質をキャリアと呼ぶ。キャリアと異種タンパク質の間にはリジン-アルギニンからなるKex2プロテアーゼ認識配列を挿入し，分泌過程において後期ゴルジ体でKex2（麹菌の場合KexB）による切断によって両者が切り離されて分泌されるように設計する。さらに切断の効率を上げるため，リジン-アルギニ

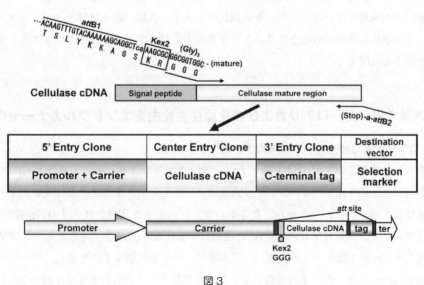

図3

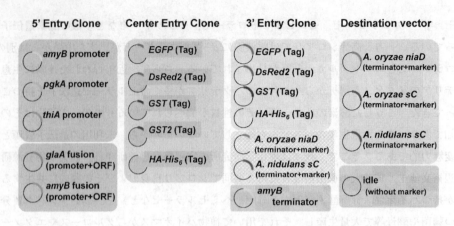

図4

ンのあとにグリシンを3残基挿入する。

　我々は発現プラスミド構築にかかる手間を省くため、MultiSite Gateway システムを応用した発現ベクター構築システムを用いている。MultiSite Gateway システムは、独立に準備した3つのDNA断片を1つのプラスミド上に順序と方向性を保ったまま連結することを可能にするシステムで、効率よく発現プラスミドを構築することができる。詳細は文献[3]に譲るが、概要は以下の通りである。まず、セルラーゼの予想成熟体部分のcDNAを、両端にGatewayクローニング用の配列を付加したプライマーで増幅し、BP反応を行ってセルラーゼ配列を持つセンターエントリークローン（EC）を作製する（図3）。一方、5'ECとしてプロモーター＋キャリア配列を持つプラスミド、また3'ECとしてC末端に付加したいタグを持つプラスミドを選択する。最後に、これら3種のECと、麹菌での選択マーカーを持つデスティネーションベクターを用いてLR反応を行い、発現ベクターを完成させる。上記の5'ECおよび3'ECは一度作ってしまえば様々な遺伝子の発現に用いることができ、汎用性がある。実際、我々は様々なECをストックしており、その中から目的に応じたプラスミドを選択するだけで用途に適ったプラスミドを構築することができる（図4）。

5　麹菌を用いたシロアリおよび共生原生生物由来エンドグルカナーゼの生産

5.1　シロアリ由来 GHF9 エンドグルカナーゼ[4]

　前述のように高等シロアリでは中腸、また下等シロアリでは唾液腺に内源性のGHF9エンドグルカナーゼが分泌されている。シロアリ由来の天然型エンドグルカナーゼは現在までその大量発現に成功した報告がないことから、高等シロアリであるタカサゴシロアリのNtEG[5]と、下等シロアリであるヤマトシロアリのRsEG[6]の麹菌による生産を試みた。両者ともグルコアミラーゼのプロモーターおよびキャリアを用い、C末端にはタグを付加せずに生産し、マーカーとしてはA. nidulans sC を用いた。また麹菌宿主としては異種タンパク質高生産能を持つAUT-1株を

用いた[7]。取得した形質転換体を 5 × DPY 液体培地（pH 8.0）で 4 日間 30℃で振盪培養し，培養上清を回収してカルボキシメチルセルロース（CMC）を基質としてエンドグルカナーゼ活性を測定した。その結果，NtEG，RsEG とも約 80 U/ml の活性を示した。比活性から計算すると，1 リットル当たりおよそ 60 mg の生産量であった。

次に，硫酸アンモニウム沈殿，疎水および陰イオン交換クロマトグラフィー等を用いて NtEG と RsEG の精製を行った。精製酵素を用いて NtEG と RsEG の酵素学的パラメーターを調べたところ，比活性はそれぞれ 1,392 U/mg（protein）と 1,200 U/mg，また V_{max} は 1,667 U/mg と 1,429 U/mg であり，既知のバクテリアや糸状菌由来のエンドグルカナーゼに比べ数十倍から 100 倍近い高さを持つ強力な酵素であることがわかった（表1）。例えば，セルラーゼ製剤にも用いられる *Trichoderma reesei* L27 株の EG I は比活性が 11-18 U/mg である。また，商業的に利用されている *T. viride* の 3 種のエンドグルカナーゼの V_{max} も 10-43 U/mg であり，NtEG や RsEG の方が約 30-140 倍も高い結果となった。一方，K_m 値の比較では，他の酵素に比べやや高い傾向が認められたものの，大きな違いは認められなかった。一般にシロアリや共生原生生物由来のセルラーゼはいわゆる carbohydrate-binding module（CBM）を持たず，触媒ドメインからなるシンプルな構造を有している。NtEG や RsEG も例外ではなく CBM を持たないが，にもかかわらず CBM を持つ微生物由来の酵素とほぼ同様の K_m 値を示した。NtEG や RsEG のどのような構造が高い比活性や基質への親和性をもたらしているのか，興味深い課題である。

5.2 共生原生生物由来 GHF7 エンドグルカナーゼ[8]

下等シロアリであるヤマトシロアリの後腸内には十数種類の原生生物が共生しているが，それらは（意外にも？）デリケートであり，腸内から取り出して培養することは難しい。そのため，ヤマトシロアリを含め下等シロアリに共生する腸内原生生物の，メタトランスクリプトーム解析による遺伝子発現プロファイリングが行われている[9,10]。その結果，数百にも及ぶ新規なセルラーゼ・キシラナーゼおよび関連遺伝子が見出された。そうして見つかった推定セルラーゼのうち，比較的発現量の多い GHF7 エンドグルカナーゼ RsSymEG1 の生産を麹菌を用いて行った。その結果，形質転換株の培養上清には顕著なエンドグルカナーゼ活性が検出され，SDS-PAGE 解析により予想されるサイズである 40 kDa のバンドが CBB 染色によって認められた。これはシロアリ共生原生生物に由来するセルラーゼの異種分泌生産に成功した初めての例である。培養上清を硫酸アンモニウム沈殿により濃縮し，イオン交換カラムによる精製を行った。酵素学的パラメーターの測定を行ったところ，比活性が 603 U/mg，V_{max} が 770 U/mg と，NtEG や RsEG には及ばないものの，既知微生物由来酵素の 10 倍以上の値を示し，やはり非常に高活性な酵素であることが分かった（表1）。

セロオリゴ糖を基質にした場合の反応産物を解析したところ，本酵素はセロビオースには作用しなかったが，それより鎖長の長いセロオリゴ糖からセロビオースとグルコースを同程度生産することがわかった（図5）。このことは後述する β-グルコシダーゼと組み合わせることで効率よ

表1

	Origin	Sp. act. (unit/mg)	Optimal temp. (℃)	Optimal pH	Km(CMC) (mg/ml)	Vmax (CMC) (unit/mg)
Termites	*N. takasagoensis* NtEG	1,392	65	6.0	4.7	1,667
	R. speratus RsEG	1,200	45	5.5	2.0	1,429
Symbiotic protists	RsSymEG1(GHF7)	603	45	6.5	2.0	770
	RsSymEG2(GHF45)	786	60	7.5	2.6	833
	CFP-EG1(GHF5)	105	70	6.0	1.9	148
Bacteria	*Clostridium cellulolyticum*					
	CelCCA(GHF5)	64	37-51	5.5-7.2	2.0	61
	CelCCC(GHF8)	44	48	6.0	1.0	50
Fungi	*Trichoderma viride* HK75					
	EGI(GHF7)	12	50	4.0	–	–
	Trichoderma viride					
	Cellulase II-A	30	60	5.0	0.8	43
	Cellulase II-B	5	60	5.0	1.0	10
	Cellulase III	20	60	5.0	0.5	19
	Trichoderma reesei L27					
	EGI(GHF7)	11-18	–	–	–	–
Other insect	*Panesthia cribrata*					
	EG1(GHF9)	171	–	–	9.4	22
	EG2(GHF9)	318	–	–	6.8	88

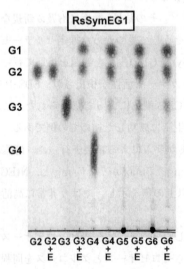
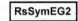
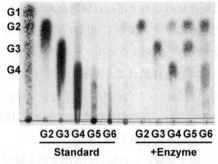

図5

第29章　麹菌によるシロアリセルラーゼの生産

くセルロースからグルコースを生産させることができる可能性を示唆する。

5.3 共生原生生物由来 GHF45 エンドグルカナーゼ[11]

メタ EST 解析では主要なエンドグルカナーゼとして GHF7 以外に GHF5 および 45 に属する酵素が見つかっている。このうちヤマトシロアリ共生原生生物由来の GHF45 エンドグルカナーゼ RsSymEG2 について生産と精製を行った。その結果，本酵素は比活性が 786 U/mg，Vmax が 833 U/mg と，やはり非常に高活性な酵素であった（表1）。また，セロオリゴ糖を基質にしたアッセイでは主としてセロビオースが産生された（図5）。

5.4 シロアリ由来 β-グルコシダーゼ[12]

図1に示すように高等シロアリでは唾液腺と中腸に，また下等シロアリでは唾液腺に GHF1 に属する β-グルコシダーゼが分泌されている。市販の微生物由来セルラーゼ剤では β-グルコシダーゼ活性が弱くセルロース分解における律速となることから，シロアリ由来の酵素がその補強に有効であるか興味が持たれた。そこで，まず下等シロアリであるコウシュンシロアリ唾液腺の NkBG[13] の生産を試みた。麹菌形質転換株の培養上清から硫酸アンモニウム沈殿，陰イオン交換，疎水，およびゲルろ過クロマトグラフィーを用いて精製を行ったところ，本酵素が分子量 54-56 kDa の単量体タンパク質であることが分かった。また，p-ニトロフェニル-β-D-グルコピラノシドを基質に調べた Vmax と Km 値はそれぞれ 16 U/mg と 0.77 mM であった。最も興味深かったのは，この酵素の反応がグルコースに耐性である点である。一般に微生物由来の β-グルコシダーゼはその反応生成物であるグルコースによって阻害され[14]，その Ki 値は 0.5-100 mM であることが知られている。一方，NkBG の場合 100 mM のグルコース存在下では活性はむしろ促進され，1 M グルコース存在下でも 90％以上の活性を示した（図6a）。また，200 mM グルコース存在下では 55℃ での耐熱性が向上した（図6b）。このことは，この酵素を用いることでバイオマスからのグルコース生産において β-グルコシダーゼの反応が律速にならないことを示している。

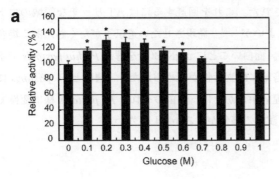 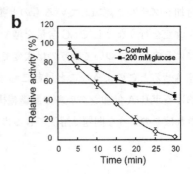

図6

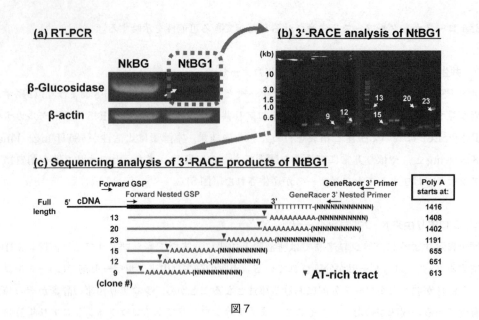

図7

　併行して，高等シロアリであるタカサゴシロアリの中腸に発現するβ-グルコシダーゼmgNtBG1[15]の生産も試みた。このmgNtBG1と前述のNkBGはアミノ酸，塩基配列の両方でほぼ70％程度の相同性を示すが，驚いたことに50株近くの麹菌形質転換体を調べたにもかかわらずmgNtBG1生産株は1つも得られなかった（NkBGの場合はかなり活性の強弱はあるものの取得した形質転換体全てで活性が検出された）。この理由を調べるため転写産物の解析を行ったところ，ORF全長をカバーするプライマーではほとんど増幅が認められなかった（図7a）。糸状菌で異種タンパク質を生産させた場合，転写の途中でポリAが付加された未成熟mRNAが産生されるケースがあることは以前に報告があり[16,17]，我々もいくつかの異種遺伝子の発現において確認している[18]。そこでmgNtBG1発現株においても調べてみると，やはり短い転写産物が生産されていた（図7b，c）。哺乳動物と違い，麹菌では明瞭なポリA付加シグナルは同定されていないが，ポリAのすぐ上流には比較的ATリッチな配列が存在しており，麹菌はこれをポリA付加シグナルと認識しているものと推定された。これを回避するにはATリッチな領域のコドン改変を行うなどしてGC含量を増やせばよいが[17,18]，発現させたい遺伝子がたくさんある場合にはその全てについて行うのは大変である。面白いことにmgNtBG1を酵母 *Pichia pastoris* で生産させるとこのようなことは起こらず，培地に酵素活性が認められた[19]。麹菌と *P. pastoris* におけるポリA付加シグナルの認識機構の違い手がかりに，麹菌のそれを *P. pastoris* 様に変換できればこのような問題は解決できるので，試みる価値があるかもしれない。

第29章 麹菌によるシロアリセルラーゼの生産

6 おわりに

　本稿ではシロアリおよび共生原生生物が持つユニークなセルラーゼ群の麹菌を用いた生産について紹介した。紙面の都合上割愛したが，我々は上記以外にも共生原生生物由来のGHF3 βグルコシダーゼ，GHF10・11キシラナーゼ，GHF26マンナナーゼ，グルクロン酸エステラーゼなどの発現も行っている。これらはバイオマス糖化のための酵素剤として有望であるばかりでなく，各酵素を発現する麹菌を用いたバイオマス直接糖化システムとしても利用の可能性がある。特に後者は，固体培地上で生育が可能であるという麹菌の性質を利用して不溶性基質であるバイオマス上で糖化反応を行わせようとするもので，酵母を加えることで日本酒製造における併行複発酵を模した新たなバイオエタノール製造技術への発展も期待される。今後はさらに多様なバイオマス分解酵素遺伝子をシロアリおよび共生原生生物から発掘し，それらを麹菌を用いて発現させることで，安価で効率のよいバイオマス糖化システムの開発につなげたいと考えている。

文　献

1) http://www.cazy.org/Glycoside-Hydrolases.html
2) 徳田　岳，シロアリの事典（仮題），p.87，海青社（刊行予定）から改変
3) Y. Mabashi *et al.*, *Biosci. Biotechnol. Biochem.*, **70**, 1882 (2006)
4) K. Hirayama *et al.*, *Biosci. Biotechnol. Biochem.*, **74**, 1680 (2010)
5) G. Tokuda *et al.*, *Zoolog. Sci.*, **14**, 83 (1997)
6) H. Watanabe *et al.*, *Insect Biochem. Mol. Biol.*, **27**, 305 (1997)
7) T. Nemoto *et al.*, *Appl. Microbiol. Biotechnol.*, **82**, 1105 (2009)
8) N. Todaka *et al.*, *Appl. Biochem. Biotechnol.*, **160**, 1168 (2010)
9) N. Todaka *et al.*, *FEMS Microbiol. Ecol.*, **59**, 592 (2007)
10) N. Todaka *et al.*, *PLoS One*, **5**, e8636 (2010)
11) M. Otagiri *et al.*, manuscript in preparation
12) C. A. Uchima *et al.*, *Appl. Microbiol. Biotechnol.*, **89**, 1761 (2010)
13) G. Tokuda *et al.*, *Insect Biochem. Mol. Biol.*, **32**, 1681 (2002)
14) J. Woodward *et al.*, *Enzyme Microb. Technol.*, **4**, 73 (1982)
15) G. Tokuda *et al.*, *Insect Biochem. Mol. Biol.*, **39**, 931 (2009)
16) F. H. Schuren *et al.*, *Curr. Genet.*, **33**, 151 (1998)
17) M. Tokuoka *et al.*, *Appl. Environ. Microbiol.*, **74**, 6538 (2008)
18) S. Sasaguri *et al.*, *J. Gen. Appl. Microbiol.*, **54**, 343 (2008)
19) C. A. Uchima *et al.*, manuscript in preparation

第30章　麹菌チロシナーゼを用いた新規染毛料原料のバイオ生産

秦　洋二[*1]，小池謙造[*2]

1　はじめに

　麹菌の全ゲノム解析が終了し，麹菌が生産する蛋白質の構造やその生産条件の詳細が解析されたり，今まで知られていなかった蛋白質に有用な機能が存在することが明らかとなったり，麹菌の酵素利用の分野はますます大きく広がっている[1]。我々は麹菌のEST解析結果を利用して，麹菌の有用タンパク質を探索し，この遺伝子を大量に発現することにより，新たな麹菌タンパク質の用途開発を進めている。具体的には，フコース特異的レクチンを大量生産し，肝臓がんのマーカーへの利用，p450norタンパクを利用した一酸化窒素（NO）の簡易定量法の開発など醸造分野以外の活用を図っている。詳細については，総説をご参照いただきたい[2]。
　ここでは，麹菌のチロシナーゼの研究を新規染毛料の開発に展開した実例について紹介したい。これは，醸造分野では品質を劣化させる成分であるメラニンが，化粧品分野においては，むしろ積極的に利用したい物質（ニーズ）であり，二つの異分野が融合して新しい「ものづくり技術」が開発された事例である。

2　固体培養で発現する麹菌チロシナーゼの発見

　1950年代から，酒粕に褐色の斑点が生じて，その外観品質が大きく低下する現象がたびたび発生した（黒粕現象）。さまざまな観点から検討が行われ，この黒粕は，酒粕に含まれるチロシンが，麹菌のチロシナーゼにより酸化を受けて，最終的にメラニンが生成することが原因であることがあきらかとなった。チロシンがチロシナーゼによって酸化されると，その後の反応は自動酸化によってメラニン生成まで進行するため，最初の酵素酸化を防止することが，黒粕発生防止対策に有効であると考えられた[3]。その後は，チロシナーゼ活性が低い麹菌株の育種やチロシナーゼを生産しにくい製麹法の開発などにより，酒粕の褐変は抑えられ，黒粕現象は解決された。
　一方この黒粕に関与するチロシナーゼ遺伝子の発見されるまでは，その後30年以上必要であった。一島らにより単離されたチロシナーゼ遺伝子（*melO*）は，様々な生物種で広く保存されているチロシナーゼの銅配位モチーフを有し，大腸菌での組み換え発現においても有意なチロ

---

*1　Yoji Hata　月桂冠㈱　総合研究所　所長
*2　Kenzo Koike　花王㈱　ビューティーケア研究センター　主席研究員

第 30 章　麹菌チロシナーゼを用いた新規染毛料原料のバイオ生産

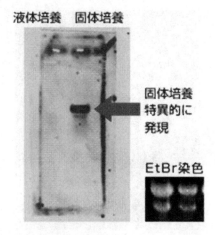

図1　固体培養で特異的に発現するチロシナーゼ遺伝子（melB）

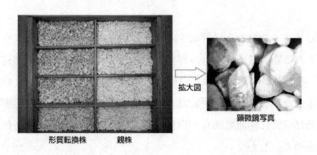

図2　チロシナーゼ遺伝子導入株を用いた固体培養

シナーゼ活性を示していた[4]。ところが，その遺伝子発現を培養条件別に検討してみると，この *melO* 遺伝子は液体培養では強く発現するものの，固体培養では全く発現していないことが明らかとなった。すなわち，固体培養で発現するチロシナーゼ遺伝子，すなわち黒粕に関与する遺伝子は，*melO* とは異なる新規遺伝子である可能性が示唆された。

　我々は，麹菌の EST 情報とゲノムスクリーニングを通じて，固体培養に特異的に発現する新規チロシナーゼ遺伝子（*melB*）を単離することに成功した（図1）。*melB* 遺伝子配列には，先述の *melO* と同様に銅イオン配位に必要な共通モチーフを有していた。さらに，本遺伝子を固体培養（米麹）で強制発現させた場合は，高いチロシナーゼ活性が認められ，培養終了時の米麹は強く褐変化した（図2）。以上の結果より，この *melB* 遺伝子は，酒粕の褐変に直接関与するチロシナーゼをコードすることが明らかとなった[5]。

3　麹菌チロシナーゼを染毛料へ利用

　麹菌の固体培養で発現するチロシナーゼの発見により，酒粕あるいは米麹において，酵素酸化

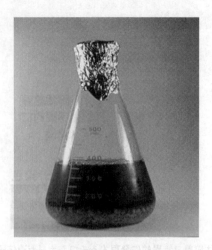

図3　褐変麹によるメラニン生成

によって生産されるメラニンをさらに抑制することが可能となった。このように醸造分野では，不必要で低減が望まれる物質であっても，異分野ではむしろ必要性が高い物質である場合がある（図3）。たとえば，毛髪ケアにおいては，白髪の原因は毛髪内のメラニン量の減少であり，メラニンはむしろ増加させたい物質である。ただしメラニン合成能を失った毛髪細胞に，再びメラニンを合成させることは非常に困難であり，白髪を黒くするには，何らかの染色法によってメラニン以外の物質で「染める」しかない[6]。

現在の実用化されている染毛技術は，ヘアカラーとヘアマニキュアの2種類に代表される。ヘアカラーとは，染料中間体と過酸化水素およびアルカリ剤を混合することにより，染料を内部まで浸透させる技術である。染色性が高く，色落ちしにくいことからパーマネントヘアカラーと呼ばれることもある。しかしながら，アルカリ剤などを使用することから繰り返し使用することで，毛髪の蛋白質や脂質を変質あるいは減少させることが指摘されている[7]。一方のもう一つの染色法のヘアマニキュアとは，酸性条件下で比較的高濃度の染料を直接髪に浸透させる技術である[8]。低濃度の染料を使用するヘアリンスも，染色原理は同様である。このような方法では，皮膚への着色や染料の流失などが課題となっている。またいずれの方法においても，メラニン以外の染料を用いて毛髪を染めることには変わりはない。

先述のとおり麹菌のチロシナーゼを用いれば，チロシンを酸化してメラニンを生成することができる。この麹菌が生産するメラニンを毛髪の染料に利用できれば，生体成分と全く同一物質で毛髪を「染める」ことができる。ただしメラニンは非常に分子量の大きな物質であり，毛髪の内部に浸透させることはできないため，そのまま染料として使用できない。ただし，メラニン合成経路の中間体を用いれば，分子量が小さく，毛髪内部に浸透し，髪の毛を染めることが可能であることが既に示されている。実際に化学合成されたメラニン前駆体を利用した染毛剤は，欧州の一部の地域で実用化されている[9]。そこで，麹菌のチロシナーゼを用いて，染毛力を有するメラ

第30章 麹菌チロシナーゼを用いた新規染毛料原料のバイオ生産

ニン前駆体のバイオ合成について検討を行った。

4 メラニン前駆体のバイオ合成に向けたプロセス開発

　まずメラニン前駆体を合成する基質としては，原料の安定供給や溶解性などから考慮して，DOPAを用いることとした。DOPAは，化粧品や医薬品の原料として，豆類から抽出・精製されたものが広く利用されている。一方，染色性を有すメラニン前駆体としては，染色性能や保存安定性などから，5,6-ジヒドロキシインドール（DHI）を選択した。また酵素のチロシナーゼについては，麹菌のチロシナーゼ遺伝子（*melB*）を清酒酵母に導入し，チロシナーゼを大量に生産する組換え酵母を反応触媒として利用した。

　DOPAにチロシナーゼを反応させると，反応中間体のドーパクロムやDHIを生成することができる。しかしこれらの中間体は，極めて不安定で，酸素に触れることにより，自動的にメラニンへと重合される（図4）。メラニン中間体を安定に保存するためには，酸素を遮断し，自動酸化を防がなければならない。しかしながら，初発反応であるチロシナーゼによるDOPAの酸化反応にも，酸素が必要であり，酸素非存在化では，反応中間体の生成も行われなくなる。この二律背反の問題を解決するため，反応条件を種々検討した結果，メラニン前駆体を高濃度に蓄積させる方法が見つかった。それは，まず反応系に投入するチロシナーゼ酵素量を増やし，できるだけ速やかにDOPAの酸化反応を終了させることと，反応終了後は酸素供給を停止し，酸素から遮断することにより，前駆体からメラニンへの重合を極力抑制することができた。実際にはまずDOPAはチロシナーゼによりドーパクロムに変換され反応液中に蓄積する。その後，酸素供給を停止することにより，ドーパクロムは自動的にDHIに変換されるが，非酸素条件下ではそれ以上の反応は進行せず，最終的に高濃度のDHIが蓄積される。

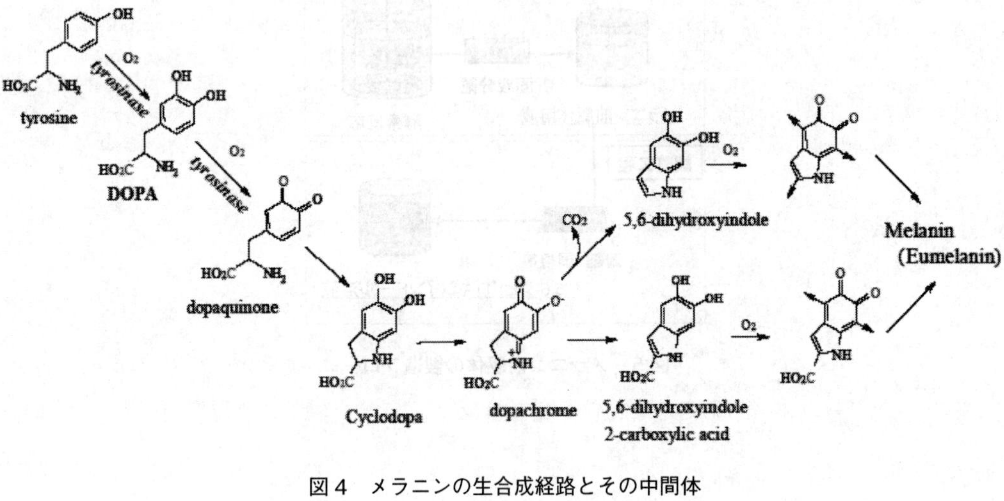

図4　メラニンの生合成経路とその中間体

5 メラニン前駆体・DHIの工業生産

　反応中の酸素濃度を調節することにより，実験室レベルでのDHIの大量蓄積が可能であった。しかしながら，これらの反応プロセスをスケールアップして，工業生産させるには，まだ課題が残っていた。まず大型反応槽において，いかにして適切な時期に酸素供給を調整するかが課題である。DOPAの酵素酸化や中間体の酸化あるいはドーパクロムの脱炭酸などには，酸素消費，pHの変化を伴うため，反応液中のDOやpHを計測し解析することにより，反応経過を経時的に把握できる方法を開発した。この技術をもとに，適切な時期に適切な反応制御操作を加えて，高効率で反応中間体を蓄積することが可能となった[10,11]。

　次に酵素変換によって生成したドーパクロムのDHIへの変換である。これには変換反応時のpHが非常に重要であることが明らかとなり，適切なpH調整をすることにより，ほぼ全量のドーパクロムをDHIへ変換することができた。さらに生成したDHIの安定保存については，気相を窒素置換し，酸素を遮断した容器で保存することにより，ほとんど欠減することなく長期保存できることがわかった。

　以上のように麹菌チロシナーゼを用いたDHIの工業生産プロセスを完成することができた（図5）。

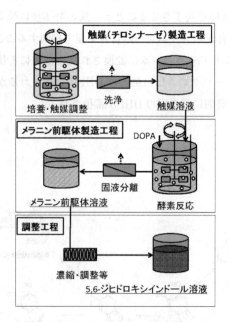

図5　メラニン前駆体の製造フロー

6 メラニン前駆体による染毛技術の開発

先述のとおりメラニン前駆体 DHI は，空気に触れることによりメラニンに変わるため，これを髪の毛のキューティクルに浸透させると，キューティクル内でメラニンを作ることができる。またメラニンは高分子であるために，キューティクル内で作られたメラニンは，通常の洗髪などでは落ちにくい堅牢性を有している。さらに酸素さえあれば容易に DHI からメラニンが作られるため，薬剤などを使用せずとも DHI のみで髪の毛を染めることができることも，大きな特徴である。

実際にメラニン前駆体を使用した染毛結果を図6に示す。1回の処理で完全に黒髪レベルまで染色することは難しく，2～3回以上の処理により，黒髪に近い色合いになる。また酸化剤を使用しないため，肌へのダメージが少ないことも，毛髪タンパクの酸化度の測定結果などから明らかとなっている。またメラニンによる染色のため，その色合いは天然の髪の毛に近いものを示す。このように化学染料に比べて，一度に染まらず，繰り返し使用によって徐々に染まるという特徴は，新たな市場を開拓することが可能である。アンケートでは，白髪染めの未使用者で使用しない理由の一つとして，「一度に黒髪になることに抵抗がある」ことが挙げられている，これは日本人男性に限った特徴で，周囲への気恥ずかしさなどもあって，急激な変化を好まない傾向がある。今回の染毛料は，徐々に染まる，周囲に気づかれずに徐々に黒髪へかえることができ，上記のような未使用者のニーズにまさしく応えることができる。したがって，メラニン前駆体を利用した染毛料の開発は，従来白髪染めを使用していない新しいユーザー層の獲得にも大きく貢献できる[12]。

この染毛料の特徴を簡単にまとめる。
・少しずつ染まる
・簡単に染まる
・髪の毛と同じ成分で染まる

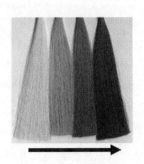 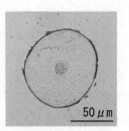

毛束の染まり　　5回染毛後断面（白髪）

図6　メラニン前駆体による染毛効果

7 おわりに

　これらの新規染毛料の開発においては，醸造分野のシーズと化粧品分野のニーズが合致し，業界でも画期的な技術開発につなげることが可能となった。長い伝統と歴史を持つ醸造発酵産業の中には，まだまだ我々が解明していない多くの技術ノウハウが残っている。また，醸造発酵産業では，当たり前のことであっても，他の業界で新しい側面を持った技術に変身できるかもしれない。これからも醸造発酵のメカニズムを研究し，さらに新しい醸造発酵技術の開発に努めるとともに，その技術の異分野の展開についても挑戦していきたい。

文　　献

1) 町田雅之, 化学と生物, **39**, 349 (2001)
2) 秦　洋二ら, 生物工学会誌, **83**, 298-300 (2005)
3) Ohba T. *et al.*, *Agr. Biol. Chem.*, **39**, 139 (1975)
4) Fujita Y. *et al.*, *Biochim. Biophys. Acta.*, **1261**, 151 (1995)
5) Obata *et al.*, *J. Biosci. Bioeng.*, **97**, 400-405 (2004)
6) 青木仁美ら, フレグランスジャーナル, **36** (9), 10-16 (2009)
7) 佐野充尾ら, フレグランスジャーナル, **32** (10), 63-64 (2008)
8) 篠崎孝夫ら, フレグランスジャーナル, **37** (6), 31-36 (2009)
9) 特表平 5-507106
10) 佐原弘師ら, バイオサイエンスとインダストリー, **69**, 350-353 (2010)
11) 山中寛之ら, 2009 年日本農芸化学大会講演要旨集
12) 小池謙造ら, フレグランスジャーナル, **356**, 16-20 (2009)

第31章 麹菌タンパク質高発現システムを用いた有用タンパク質の生産

幸田明生[*1], 坊垣隆之[*2]

1 はじめに

　麹菌はアミラーゼやプロテアーゼなど多くの酵素を分泌することで，外界の栄養源を分解，吸収して生育する。古来より，我が国では，その能力を巧みに使うことで，清酒，味噌，醤油など多くの発酵食品を生産してきた[1]。さらに，麹菌の高いタンパク質生産能力を利用して，有用な酵素を生産するツールとして用い，穀物デンプンの糖化，紙パルプの生産，調味料製造等，様々な産業で利用している。

　1970年代前後に開発された組換えDNA技術は，当初大腸菌を宿主として発展したが，糸状菌でも遺伝子組換え技術が確立されたことで，その高いタンパク質生産能力を引き出し，利用するための多くの研究が行われてきた。筆者らもまた，麹菌のデンプン分解酵素の発現解析に関する研究で得た知見を応用し，タンパク質高発現システムを開発している。本報では，この麹菌タンパク質高発現システムを利用した有用酵素の開発例を紹介する。

2 麹菌タンパク質高発現システムの構築

2.1 高発現プロモーターの開発

　1989年以降，Aspergillus属のでんぷん分解系酵素が相次いでクローニングされた（amyB[2]，glaA[3]，agdA[4]）。その発現制御に関する研究によって，A. oryzae agdA[5]，A. niger agdA[6]，A. oryzae amyB[7,8]，A. oryzae glaA[9]の4遺伝子のプロモーター領域に，保存性の高い配列（Region Ⅰ，Ⅱ，Ⅲ）が見出された。Region Ⅲ aは，高発現とマルトース誘導に関与するシスエレメントであり，Region Ⅰ と Region Ⅲ b は，Region Ⅲ a と協調して，高発現に関与することが示唆された[10]。そこで，高発現プロモーターの開発を目的に，α-グルコシダーゼ（AGL）のプロモーターに Region Ⅲ をタンデムに12コピー導入したプロモーター（P-agdA142）を構築した。その制御下で発現するAGLの活性を指標にその導入効果を調べた結果，1コピー導入株のAGL活性は，グルコース存在下で親株の70倍以上となった[11]。また，A. niger から恒常的に高発現するプロモーターとして見出されたNo8プロモーター[12]にRegion Ⅲを12タンデム導入した

[*1] Akio Koda　大関㈱　総合研究所　事業開発グループ　課長
[*2] Takayuki Bogaki　大関㈱　総合研究所　所長

P-No8142は，*A. niger*と*A. usamii*を宿主とした場合でも導入前と比較してプロモーター活性が3～5倍増加したことから，*A. oryzae*以外の*Aspergillus*属においても改良プロモーターが機能することが確認できた[13]。さらに，麹菌の解糖系遺伝子の中で特に高発現しているエノラーゼ遺伝子のプロモーターにRegion IIIを導入したところ，30倍以上のプロモーター活性（P-*enoA*142）の増加を示した[14]。

2.2 5'UTRの改変による翻訳の効率化

高い転写活性を持つ高発現プロモーターの開発に成功したことから，更なる生産性の向上を目的に翻訳の効率化に着目した開発を行った。リボソームによるmRNA 5'末端からのスキャニングモデル[15]が真核生物における一般的な翻訳開始機構として提唱されており，mRNA 5'末端から開始コドンまでの5'UTRの構造や配列が翻訳効率に大きく影響すると考えられている。そこで，同一プロモーターに異なる5'UTRを連結し，レポーター遺伝子産物の活性により5'UTRの影響を評価した[16]。まず，高発現プロモーターP-No8142の下流に，レポーターとしてGUS遺伝子をpBI221由来の5'UTRを含んだ形で連結したコントロールベクターを構築した。次に，このベクターの5'UTRをNo8142プロモーター由来の5'UTRに置換したpNANG-8142UTR，さらに3'側にエノラーゼ遺伝子（*enoA*）の5'UTRを追加したpNANG-8142/enoUTR，およびほ

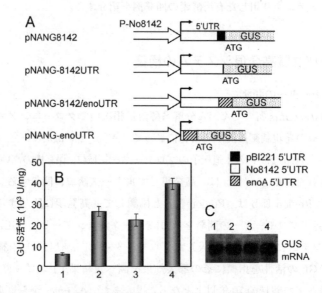

図1　翻訳効率における5'UTRの影響
A) 異なる5'UTRを導入した発現コンストラクトの模式図。
B) 相同的1コピー導入株のGUS活性。
C) ノザン解析
　レーン1, pNANG8142；レーン2, pNANG-8142UTR；レーン3, pNANG-8142/enoUTR；
　レーン4, pNANG-enoUTR

第31章 麹菌タンパク質高発現システムを用いた有用タンパク質の生産

ぼ完全に *enoA* の 5'UTR に置換したもの pNANG-enoUTR を構築した（図1A）。これらのベクターで形質転換し育種した形質転換体の GUS 活性を比較した結果，コントロールに比べて 4～8 倍 GUS 活性が上昇した（図1B）。ノザン解析でそれぞれの形質転換体の mRNA 量には違いが見られないことから，得られた GUS 活性の上昇は，転写量の増大や mRNA の安定性の向上などによるものではなく，翻訳段階に起因したものであり，単位 mRNA あたりの翻訳効率が上昇したものであることが示された（図1C）。

さらに，筆者らは，麹菌由来の一部の熱ショックタンパク質（Hsp）遺伝子の 5'UTR が高い翻訳効率を示すことを見出し，中でも Hsp12 の 5'UTR は 30℃や 37℃において高い翻訳効率を示す結果を得た。

ここまでの成果をもとに，高い転写活性を持つ高発現プロモーターP-*enoA*142[14]に，高い翻訳効率を示す熱ショックタンパク質 Hsp12 の 5'UTR[17]を連結する事で，高転写活性と高翻訳効率に着眼したオリジナルな高発現ベクターの開発に成功した。

3 異種タンパク質の発現

異種タンパク質の発現は困難を伴うケースが多く，その要因も様々である。ここでは，目的タンパク質コード領域の DNA 配列を改変することで，異種遺伝子の発現の改良を試みた例を紹介する。

3.1 野生型遺伝子の発現

Region III を用いた高発現プロモーターを利用し，グルコース-1-リン酸の合成やα-グルコスポリマーの合成に有効利用できるポテト（*Solanum tuberosum*）由来のα-glucan phosphorylase（GP）の *A. niger* における発現を試みた。

GP がサイトゾルタンパク質であることから，麹菌でもサイトゾルで発現することを想定して実験を行った。まず，野生型の cDNA をクローニングし，高発現プロモーターP-No8142 の下流に挿入した発現ベクターを構築し *A. niger* を形質転換した。得られた形質転換体に GP 活性は認められず，ノザン解析の結果，mRNA も検出されなかったことから，転写段階あるいは mRNA の安定性に障害があると考えられた。

3.2 遺伝子のデザイン

異種遺伝子を発現させる際には，コドンの使用頻度や GC 含量の違いが障害となる例が知られている[18]。強力なプロモーターを用いたにも関わらず転写産物が確認されなかったことから，野生型 GP 遺伝子の塩基配列に問題があることが予想された。そこで，塩基配列を *A. niger* のコドン使用頻度と比較したところ，73 個のコドンが *A. niger* では使用頻度が 10%以下のレアコドンであった。レアコドンは翻訳に影響を与えるだけでなく，mRNA の安定性にも影響を与えるこ

とが明らかにされている[19]。加えて，野生型GP遺伝子のA＋T含量は57％と高く，A. niger（44％）と大きな差があった。その結果，GP遺伝子にはポリA付加シグナル（AATAAA）と類似したATリッチな領域が多数存在することになり，予期せぬポリAの付加（mRNAの切断）が生じている可能性が考えられた。

そこで，アミノ酸配列は不変で，コドン使用頻度とA＋T含量を最適化した合成GP遺伝子をデザインした。具体的にはA＋T含量を57％から44％に低下させ，A＋Tリッチな部分配列を除去すると共にA. nigerのコドン使用頻度に適合するよう改変した。最終的に39％のコドンがより適切なコドンに置換され，15％の塩基が置換された。新たにデザインしたGP遺伝子はアッセンブリーPCRによって合成し，高発現プロモーターP-No8142の下流に挿入した。

3.3 合成遺伝子を用いた発現

合成GP遺伝子を導入した高発現ベクターでA. nigerを形質転換したところ顕著なGP活性を示した。コピー数が2～3と推定された形質転換体TFsyn#5の酵素活性は，野生型GP遺伝子導入株TFwt#1の約1,000倍であり，菌体抽出液をSDS-PAGEに供したところGPの分子量

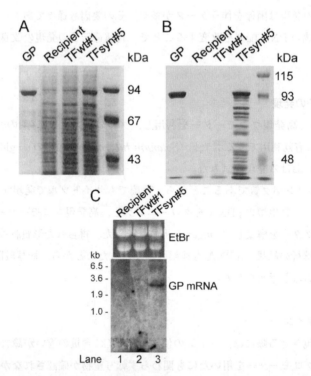

図2 合成GP遺伝子と野生型GP遺伝子のA. nigerにおける発現解析
A) 菌体抽出液のSDS-PAGE。各レーンタンパク質10μgを泳動しCBBで検出した。
B) 菌体抽出液をSDS-PAGEに供した後，免疫ブロット法で検出した。
C) ノザン解析。ローディングコントロールはrRNAを用いた。

(94 kDa) 付近に明らかなバンドが確認された（図2A）。また，免疫ブロット法で検出したところ，合成 GP 遺伝子導入株では 94 kDa 付近のメインバンドと共に多数の分解産物と思われるバンドが検出されたが，野生型 GP 遺伝子導入株では全く検出されなかった（図2B）。さらに，ノザン解析では，合成 GP 遺伝子導入株でのみ mRNA が検出された（図2C）。以上より，GP 遺伝子の全合成が，異種遺伝子の発現に劇的な改善をもたらしたことが確認できた[20]。

4 BDF 生産用リパーゼの発現

化石燃料の利用に伴う温暖化ガスの排出による地球の温暖化が問題となり，再生可能エネルギー原料としてバイオマスの有効利用が急務となっている。ここでは，麹菌タンパク質高発現システムを用いてバイオディーゼルフューエル（BDF）の生産に有用なリパーゼを高生産した例を紹介する。

4.1 開発の背景

ブラジルでは主にサトウキビを原料として，米国では主にとうもろこしを原料としてバイオエタノールの生産が行われている。しかし，可食植物を原料としたバイオエタノールの生産は穀物価格の高騰を招くなど，グローバルな食料問題を引き起こしている。一方，ヨーロッパでは燃費効率の良いディーゼルエンジンが普及しており，植物油を原料とした BDF の生産が進んでいる。BDF は廃油や非可食植物から生産することができるので，直接的には食料供給の問題を生じないというメリットがある。しかし，BDF の多くが均相アルカリ法により製造されており，原料の 10％副生するグリセリンがアルカリ汚染されているため，有効な用途がなく廃棄方法やその費用が問題化している。そのため，BDF と再利用可能な高純度グリセリンが製造可能な固定化酵素法が注目されているが，酵素が高価格であり，広く普及するには至っていない。

4.2 各種リパーゼの高生産

BDF の酵素法による製造では，メタノール存在下で長期間の使用に耐える安定性を備えたリパーゼが必要となる。この条件を満たすリパーゼとして，TGLA（*A. oryzae* 由来 triacylglycerol lipase）[21,22]，MDLB（*A. oryzae* 由来 mono-, diacylglycerol lipase）[23]，FHL（*Fusarium heterosporum* 由来 lipase）[24]，CALB（*Candida antarctica* 由来 Lipase B）[25]を選択し，麹菌タンパク質高発現システムによる高発現を試みた。高発現ベクターpSENSU のクローニングサイトに，各リパーゼ遺伝子を分泌シグナル配列及び Pro 配列を含む形で導入し，リパーゼ高発現ベクターを構築した（図3）。次に各ベクターで麹菌 *A. oryzae* NS4 株（niaD-, sC-）を形質転換した。その後，RT-PCR 及びサザン解析によって相同的に各遺伝子が1コピー導入された株（TGLA/pSENSU#3，MDLB/pSENSU#2，FHL/pSENSU#2，CALB/pSENSU#3）を選別した。これらの株をデキストリン-ペプトン培地（DP 培地）で培養し，培養上清を SDS-PAGE に供した結

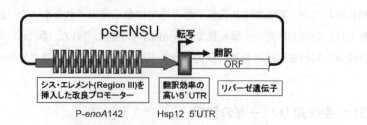

図3　麹菌高発現システムの発現カセット構成

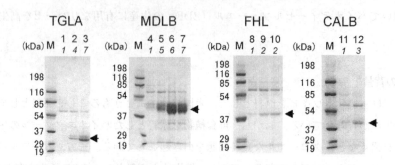

図4　各リパーゼ生産株培養上清の SDS-PAGE
M：サイズマーカー。レーン番号の下に記した斜体数字は，それぞれの形質転換体に導入された発現カセットのコピー数を示す。各レーン 10 μl の培養上清を供した。矢印は各リパーゼのサイズを示している。

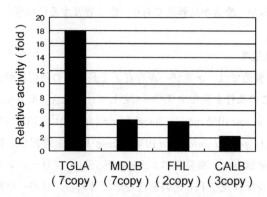

図5　多コピー導入株のリパーゼ生産性の比較
各リパーゼそれぞれの1コピー導入株に対する相対活性で示した。

第 31 章 麹菌タンパク質高発現システムを用いた有用タンパク質の生産

果，いずれも目的のサイズのタンパク質を生産していることが確認できた（図4）。次いで，p-nitrophenyl butyrate を基質とするリパーゼ加水分解活性を指標に，各リパーゼ高生産株のスクリーニングを行った。各々200〜600株の形質転換体を取得し，DP培地で30℃，3日間培養を行い，その培養上清の酵素活性を測定した。結果，いずれのリパーゼについても，1コピー導入株より高い生産性を示す株を取得したが，必ずしも導入コピー数と活性は比例していなかった。しかし，1コピー導入株と比較して，最大で18倍という高い値を示した形質転換体もあった（図5）。なお，MDLBで確認された2本のバンドは，低分子量のものが成熟型のMDLBであり，高分子量のものは，何らかの理由でプロ配列が残されたまま分泌された未成熟のMDLBであると考えられた。

4.3 放射線照射による変異導入

今日では，変異の導入は遺伝子工学的手法を用いるのが一般的であるが，旧来の手法である人為的に遺伝子に突然変異を誘発する方法を併用することによって更なる生産性の向上が期待できる。麹菌をはじめとする糸状菌への突然変異導入には，UVの照射や薬剤処理が一般的であるが，変異率が低いことによる効率の悪さや，大規模な変異が起こり難い等の欠点がある。そこで，UV照射や薬剤処理と比較して，より大規模な変異が期待できる放射線（γ線）の照射による突然変異導入を試みた。

FHLとCALBの組換え高生産株の胞子を膜に固定化し，Co60を線源としてγ線の照射を行った。照射線照射は予備検討で最も変異導入率が高かった条件を採用した。γ線を照射した胞子をプレートに塗布し，生育コロニーから各々2,000株以上を取得し，活性を指標とする高生産変異株のスクリーニングを行った。その結果，照射前と比べそれぞれ培養上清あたりの活性が1.4〜1.6倍増加した高生産変異株を取得することができた。

4.4 メタノリシス反応

酵素法でBDFを生産する場合，メタノリシス反応に利用されず反応系に蓄積したメタノールは，酵素の活性低下を招き，結果的にBDF生産効率が低下する。反応系にメタノールを一定時間毎に添加した場合，P-*enoA*142及びP-No8142の制御下に置いたFHLを1コピー導入した株（pSENSU-FHL#1及びpNAN8142-FHL）では，25時間反応後に，それぞれ40％，20％の収率であった。一方，P-*enoA*142の制御下にあるFHLを2コピー導入した株（pSENSU-FHL#2）では，同条件で90％以上の収率であり，酵素活性の低い麹菌を触媒とした場合，生産効率の低下が顕著であった。これは，酵素活性が弱い場合は，添加されたメタノールが消費される前にさらにメタノールが添加されるために，メタノールが蓄積することによって酵素が失活することが原因と考えられる。一方，メタノールの添加時期を最適化した場合は，プロモーターやコピー数に関係なく，収率は最終的に90％以上となった。しかし，それに要した時間は，pSENSU-FHL#2，pSENSU-FHL#1及びpNAN8142-FHLで，それぞれ24 h，40 h及び90 h以上であり，

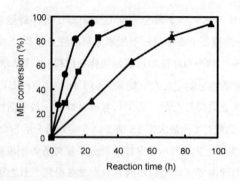

図6 適時メタノールを添加した最適条件下での菌体触媒を用いたメチルエステルの生産
それぞれの試験区で,メタノールは消費された時点で段階的に添加した。
● ; pSENSU-FHL#2 (2 copy)
■ ; pSENSU-FHL#1 (1 copy)
▲ ; pNAN8142-FHL

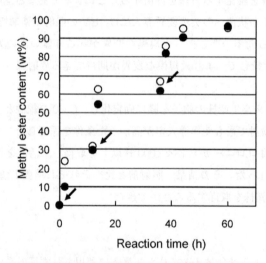

第7図 市販酵素との反応性の比較
矢印で示した時点でメタノールを添加した。
○ ; 作成した固定化酵素
● ; 市販固定化酵素

高生産株の優位性が改めて確認された(図6)[26]。

次に,CALB固定化担体を用いて,廃食用油からBDFの生産を試みた。メチルエステルの収率が理論収率の95％に達するまでに,市販の固定化酵素は約60時間を要したが,新たに開発した固定化酵素が要した時間は約42時間であり18時間短縮され,従来品と同等以上の性能であることが確認できた(図7)。

以上より,麹菌タンパク質高発現システムを用いて生産したリパーゼを利用したBDFの生産

第31章 麹菌タンパク質高発現システムを用いた有用タンパク質の生産

システムは高い性能を持つことが明らかになった。今後，更に高生産株を育種し，リパーゼのコストダウンを図ることで，酵素法による BDF 製造が普及することが期待される。なお，この項の研究は近畿経済産業局「H20-21 年度地域イノベーション創出研究開発事業」の一環として実施した。

5　おわりに

　麹菌は長年の食経験があり，安全であることが確認されており，米国の食品医薬品局（FDA）は GRAS（Generally Recognized As Safe）としてリストに掲載している。また，麹菌は様々な有用酵素を生産することから，食品添加物として多くの麹菌由来の酵素が利用されている。本章では，主に異種タンパク質の発現例を中心に麹菌タンパク質高発現システムについて紹介したが，麹菌由来のタンパク質を発現させる場合には，更に高い生産性が期待できる。加えて筆者らは，産業利用可能なレベルの生産性を持つセルフクローニング株の開発に有効なセルフクローニング用ベクターを開発しており，今後麹菌由来酵素のセルフクローニング系による生産を進めたいと考えている。

　従来の変異処理によって，有用酵素を高生産する菌株を育種しようとすると，産業利用可能な生産性のレベルに達するためには，長い年月を要することが少なくない。しかし，筆者らが開発した麹菌タンパク質高発現システムを用いれば，最短で約 2ヶ月，長い場合でも数ヶ月程度で多くの場合高い生産性を達成することが可能である。有用微生物の開発競争がますます激しくなる今日，短時間で高発現株の育種が行える本システムは，有用なツールとなりうる。

　一方，転写及び翻訳過程の改良でタンパク質の生産性は著しく向上したが，依然として発現が困難であったり，たとえ発現しても発現量が微量であるタンパク質は多い。このような問題を克服するために，プロテアーゼ欠損株の育種[27]，小胞体輸送に着目した研究[28]等，種々の研究が進められているが，麹菌のタンパク質生産能力を最大限活用し産業利用するために，更なる研究の進展に期待したい。

文　献

1) K. Kitamoto, *Adv. Appl. Microbiol.*, **51**, 129 (2002)
2) S. Tada, *et al.*, *Agric. Biol. Chem.*, **53**, 593 (1989)
3) Y. Hata, *et al.*, *Gene*, **108**, 145 (1991)
4) T. Minetoki, *et al.*, *Biosci. Biotechnol. Biochem.*, **59**, 1516 (1995)
5) T. Minetoki, *et al.*, *Curr. Genet.*, **30**, 432 (1996)

6) A. Nakamura, *et al.*, *J. Biotechnol.*, **53**, 75 (1997)
7) K. Tsuchiya, *et al.*, *Biosci. Biotechnol. Biochem.*, **56**, 1849 (1992)
8) O. Nagata, *et al.*, *Mol. Gen. Genet.*, **237**, 251 (1993)
9) Y. Hata, *et al.*, *Curr. Genet.*, **22**, 85 (1992)
10) T. Minetoki, *et al.*, *Curr. Genet.*, **30**, 432 (1996)
11) T. Minetoki, *et al.*, *Appl. Microbiol. Biotechnol.*, **50**, 459 (1998)
12) K. Ozeki, *et al.*, *Biosci. Biotechnol. Biochem.*, **60**, 383 (1996)
13) 峰時俊貴, 化学と生物, **38**, 831 (2000)
14) H. Tsuboi, *et al.*, *Biosci. Biotechnol. Biochem.*, **69**, 206 (2005)
15) M. Kozak, *Cell*, **15**, 1109 (1978)
16) A. Koda, *et al.*, *Appl. Microbiol. Biotechnol.*, **66**, 291 (2004)
17) A. Koda, *et al.*, *Appl. Microbiol. Biotechnol.*, **70**, 333 (2006)
18) C. Gustafasson, *et al.*, *Trends. Biotechnol.*, **22**, 346 (2003)
19) A. Pamela, *et al.*, *Sience*, **295**, 2258 (2003)
20) A. Koda *et al.*, *J. Bioscience. Bioeng.*, **100**, 531 (2005)
21) J. Toida, *et al.*, *Biosci. Biotechnol. Biochem.*, **62**, 759 (1998)
22) J. Toida, *et al.*, *FEMS Microbiol Lett.*, **189**, 159 (2000)
23) A. Tsuchiya, *et al.*, *FEMS Microbiol Lett.*, **143**, 63 (1996)
24) S. Hama, *et al.*, *Appl. Microbiol Biotechnol.*, **81**, 637 (2008)
25) S. Tamalampudi, *et al.*, *Appl Microbiol Biotechnol.*, **75**, 387 (2007)
26) T. Takaya, *et al.*, *Appl. Microbiol. Biotechnol.*, **90**, 1171 (2011)
27) J. Yoon, *et al.*, *Appl. Microbiol. Biotechnol.*, **89**, 747 (2011)
28) J. Yoon, *et al.*, *Appl. Environ. Microbiol.*, **76**, 5718 (2010)

第32章 分裂酵母ミニマムゲノムファクトリーを用いた物質生産系の改良

佐々木真弓[*1], 東田英毅[*2]

1 はじめに

　生物は，その進化の過程で経験してきた様々な環境に適応するため，通常の生育条件では見られない，特殊な条件下で発現される多数の遺伝子をゲノム上に有している。生命工学の手法を用いて望みの物質を効率的に生産する場合は，これらの遺伝子発現は直接的に必要なものではない。しかも一般的な物質生産プロセスでは，対象とする生物に最適化された生育環境，すなわち栄養源や温度・通気条件を整えるため，特殊環境に応答する遺伝子は，細胞内の無駄なエネルギーを消費していることが予想される。これを回避するアイデアとして，通常の培養条件下では生育に影響のない遺伝子を可能な限り削除して，物質生産に特化した宿主細胞を造成するという，ミニマムゲノムファクトリーのコンセプトが提唱されている[1]。物質生産に不要な代謝エネルギーの浪費を抑えたシンプルな細胞は，実験室で常用されているモデル生物や，工業的に長期に使われている菌株から造成することが可能である。このため安全性が高く，既存の製造プロセスに導入することが容易である。合成生物学的手法で考慮しなければならない，生命倫理上の問題も発生しない。

　すでに既存の微生物細胞を出発材料に，物質生産に不要な染色体上の領域を大規模に削除した宿主を創製する試みが行われている。その効果としてこれまでに，原核生物の大腸菌でL-トレオニン生産量の増加[2]，エレクトロポレーション効率の向上や不安定なプラスミドの安定化[3]，枯草菌ではセルラーゼやプロテアーゼの分泌生産効率の向上[4]，さらに真核生物の出芽酵母ではエタノールやグリセロールの生産性の向上[5]などが報告されている。

　われわれも，分裂酵母 *Schizosaccharomyces pombe* を宿主として異種タンパク質生産を効率的に行う目的で，細胞内の無駄なエネルギー消費をできるだけ抑えるため，通常の培養条件下では生育に影響のない遺伝子を可能な限り削除した染色体縮小化株を造成し，異種タンパク質生産に特化した分裂酵母株を創出することを考えた[6]。分裂酵母は高等動物細胞の遺伝子機能をよく相補し，特にヒト由来のタンパク質生産に特長を持つ，有用な異種タンパク質生産用宿主のひとつである[7]。安価な培地で生育速度が速く，高密度培養が可能な分裂酵母ではあるが，より効率的に異種タンパク質を生産するためには，分子生物学的手法を用いた高生産宿主株のさらなる開発

[*1] Mayumi Sasaki　旭硝子㈱　ASPEX事業部　研究員
[*2] Hideki Tohda　旭硝子㈱　ASPEX事業部　主幹研究員

が必要である。そこで，菌体増殖や物質生産に不要な遺伝子を染色体から取り除き，余分なエネルギー使用を抑え，目的物質の生産に特化することによってより効率的な生産を可能にする，ミニマムゲノムファクトリーのコンセプトに基いた宿主細胞の改良を行った。

2 分裂酵母染色体縮小化株の構築

分裂酵母のゲノムは，3本の染色体それぞれ 5.7 Mb・4.6 Mb・3.5 Mb，合計 13.8 Mb およびミトコンドリア DNA より構成される。分裂酵母のゲノムプロジェクトは，2002 年の 2 月にイギリスのサンガー研究所を中心とした国際グループによって，真核生物としては 6 番目に終了した。その配列は，データベース（http://www.genedb.org/genedb/pombe/）に公開されている。3 本の染色体に 4824 から 4940 の遺伝子がコードされていると推定されており[8]，この数は真核生物では比較的少ない。サンガー研究所の初期のデータには，配列未同定のギャップ部分が残されていたため，その一部を補う解析も続けられている。例えば第 2 染色体末端には，約 22 kb と推定された塩基配列が含まれるギャップが存在していたが，その塩基配列が明らかにされるとともに，このギャップ内には必須遺伝子が含まれていないことが報告されている[9]。

2010 年に Kim らによって，分裂酵母一遺伝子破壊ライブラリーの構築による必須遺伝子情報が公開された。その中で，分裂酵母の約 4,900 個の遺伝子のうち，26.1％が必須遺伝子であることが報告された[10]。必須遺伝子は 3 本の染色体上に満遍なく散在しており，大規模な非必須遺伝子クラスター領域はほとんどない。しかしながら，第 1・第 2 染色体末端には 120 kb から 210 kb に及ぶ，広い非必須遺伝子クラスター領域が存在する。これらの領域は互いに相同性も高い[11]。そこでこれら 4 つの領域を削除するため，染色体上から複数の遺伝子を含む比較的長い領域を一度に削除する方法が，新しい分裂酵母遺伝子削除方法として開発された[12]。Latour

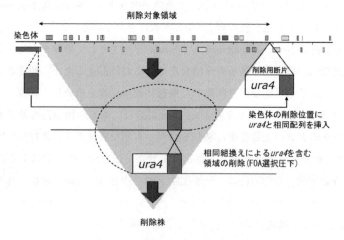

図 1　Latour 法を用いた大規模遺伝子削除

第32章 分裂酵母ミニマムゲノムファクトリーを用いた物質生産系の改良

(Latency to universal rescue) システムと名付けられた本法（図1）は，まず削除したい任意の領域を選び，栄養要求性マーカー*ura4*遺伝子と削除したい領域の配列の一部をPCRにより増幅した断片を結合した削除用断片を作製し，相同組換えによって削除したい位置に組込む。形質転換の宿主には，オロチジン-5'-リン酸脱炭酸酵素をコードする*ura4*遺伝子が機能しない株を用いる。次にウラシル要求性培地からコロニーを5-フルオロオロチン酸（FOA）含有培地に移し，生育させることで再度相同組換えを生じさせ，目的の領域内の全ての配列を削除する。この方法では，①FOAで*ura4*遺伝子が除去されると，削除された領域の周りに遺伝子操作の「痕」が全く残らない，②FOA処理により*ura4*遺伝子が完全に除去されるので，再びウラシル要求性による選択が可能であり，同一株での多重遺伝子削除も可能である，③一度削除用断片を組込んでからFOAによる削除を行うため，削除できない場合にはこの領域に必須遺伝子が存在することが推定できる，などの利点を持っている。また分裂酵母のみならず，糸状菌を含めた様々な宿主に対しても，この方法を用いた簡便な染色体領域削除が可能である。

Latour法を用いて，必須遺伝子の中で最も染色体の末端にある遺伝子が，第1染色体左腕（ALT）では*trs33*，右腕（ART）では*sec16*，第2染色体左腕（BLT）では*zas1*，右腕（BRT）では*usp109*であると同定した（図2）。Kimら[10]によって発表された分裂酵母のゲノムワイドな一遺伝子破壊解析では，上記で述べた必須遺伝子より染色体末端側にあるSPAC1F8.07c（*pdc2*）・

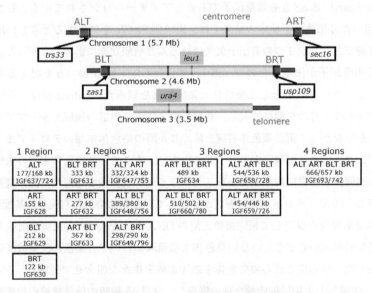

図2 分裂酵母染色体とその削除領域，構築した削除株
分裂酵母の3本の染色体をデータベースの情報を元に模式的に示した。各染色体末端の細い棒で示したテロメア領域は残し，その内側に示した部分が削除の対象である。第1（上），第2（中）染色体末端の上部に削除対象領域（ALT・ART・BLT・BRT），下部に最末端必須遺伝子（*trs33*・*sec16*・*zas1*・*usp109*）を示している。*leu1*・*ura4*は外来遺伝子導入に用いる栄養要求性マーカーの遺伝子座である。1〜4領域削除した株名とその削除長を合わせて記した。

269

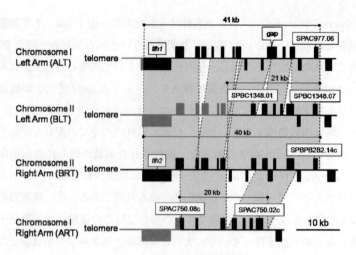

図3 染色体末端重複領域
第1染色体, 第2染色体の右腕と左腕両末端を模式的に示した。黒い四角は遺伝子を表しており, 上向きに示した遺伝子は 5'→3', 下向きに示した遺伝子は 3'→5' の向きである。各染色体末端のグレーのゾーンで繋がれた領域は, 塩基配列レベルでの相同性が98％以上の領域である。グレーの四角は, テロメアまで配列が決定されている第2染色体右腕より推測した遺伝子を示している。

SPBC1348.06c・alr2・dea2 も必須遺伝子であるとアノテーションされている。しかしながら, Latour 法を用いた必須遺伝子検定の結果では, SPAC1F8.07c を欠失すると著しい増殖遅延を生じるが生育可能であり, 他3つの遺伝子欠失はほとんど増殖効率に影響しなかった。

各末端の必須遺伝子が決定したので, 第1・第2染色体末端の 100 kb を超える非必須遺伝子クラスター領域をターゲットとした染色体大領域削除を試みた。Latour 法は, 削除領域の片側の遺伝子配列をもう一方の片側に挿入し, 相同組換えにより内部の領域をループアウトさせる方法である。しかしながら, 第2染色体右腕を除く3か所の染色体末端のテロメアまでの領域は, ゲノムプロジェクトによる配列決定が完了していない。そこで, 各染色体末端の未解読領域近傍の塩基配列の相同性が非常に高いことから, おそらく未解読領域も相同性が高い塩基配列を有していると推測し (図3), テロメアまで解読が完了していた第2染色体右腕の塩基配列をもとに, 未解読領域の塩基配列を仮定して相同組換え用の DNA 断片を作製し, 大領域削除を行った。その結果, 塩基配列解読が完了していない染色体末端領域においても染色体大領域削除株を構築することに成功した。さらにこれらの染色体末端4領域を様々な組合せで削除し, 2領域以上の削除を統合した11種類の大領域削除統合株を構築し, 合計15種類の染色体縮小化株のセットを揃えた (図2)。

第32章 分裂酵母ミニマムゲノムファクトリーを用いた物質生産系の改良

3 分裂酵母染色体縮小化株の増殖性能

削除領域を統合した染色体縮小化株の特性を調べるため，各株の最大比増殖速度（μ_{max}）と最終到達濁度（OD_{660}）を測定した。領域削除の際に削除用断片を挿入するマーカー遺伝子として $ura4$ を用いており，FOA 処理で削除領域と共にループアウトさせていたが，ウラシル要求性を持たない株の方が増殖が安定するため，増殖効率の解析には $ura4^+$ 株を用いた。

染色体末端削除の統合を進めるにつれて，最大比増殖速度・最終到達濁度はともに減少傾向を示した。4 領域削除株 IGF693 では，μ_{max} が親株比 0.78，濁度は親株の OD_{660} = 23 に比べて 19 にまで低下した（図 5A，B）。われわれは物質生産性が向上した宿主細胞の構築を目的としているため，大領域削除後にも菌体の増殖性能や細胞機能の安定性が維持・確保されることを重要視した。このため慎重に削除領域の検討を行い，特に ALT 領域削除による増殖性能の低下傾向が大きかったため，削除領域を見直した。その結果，当初の ALT 削除株 IGF637 の最大比増殖速度が親株比 0.79，最終到達濁度が OD_{660} = 20 であるのに対し，改良後の IGF724 株の最大比増殖速度は 0.96，最終到達濁度は 27 まで向上した（図 5C，D）。また，増殖速度を維持するためには ALT に含まれる $pdc2$ が必要であり，さらに $ura4$ 遺伝子が欠失した株では BLT に位置する SPBC1683.05 が必要であることが判明した。

同様に 4 領域削除株でも，改良後の IGF742 株では最大比増殖速度は親株比 0.82，最終到達濁度が OD_{660} = 22 まで回復した。IGF742 株の細胞形態は若干小さくなる傾向を示すが，最終到達菌体濁度は野生株とほぼ同等で，核も正常に分配されている。これらの結果を踏まえ，分裂酵母染色体縮小化株の最終型は，$tlh1$-$gmh2$（ALT，168.4 kb 削除），SPAC29B12.08-estimated tlh（ART，155.4 kb 削除），estimated tlh-SPBC1198.03c（BLT，211.7 kb 削除），SPBC1289.13-$tlh2$（BRT，121.6 kb 削除）の各大規模削除領域を統合し，さらに $ura4$ 遺伝子座へ $pdc2$ 遺伝子を復帰（ウラシル要求性株の場合には SPBC1683.05 も復帰）したものと決定した（図 4）。染色体削

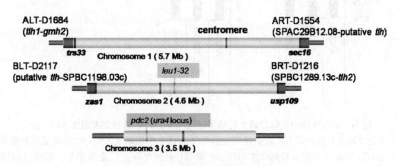

図 4 染色体大縮小化株最終型
決定した各染色体末端削除領域とその詳細を示した。ALT 削除株を構築する際に増殖速度を維持するため，$ura4$ と SPCC330.06c の間に $pdc2$ 遺伝子を移動した。また，物質生産を行う際には，第 2 染色体の $leu1$ とそれに隣接する $top2$ 遺伝子座の間に発現カセットを挿入することにした。

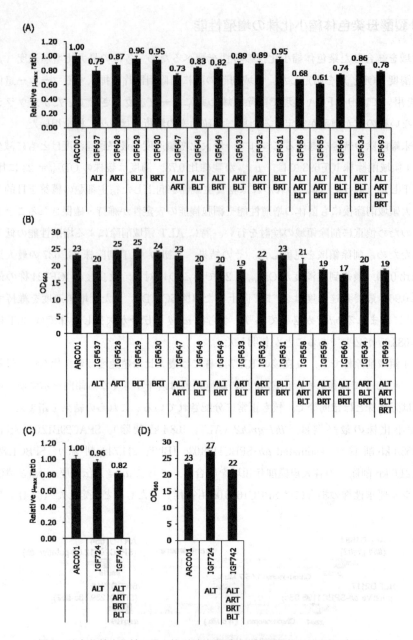

図5 染色体縮小化株の最大比増殖速度（μ_{max}）と最終到達濁度（OD_{660}）
（A）各染色体縮小化株の最大比増殖速度を示した。ALT 削除領域については増殖改善前（ALT $\Delta tlh1-gpi7$）である。YES 培地にて OD_{660} を測定した値から μ_{max} を算出し，親株 ARC001 と比較した相対比を示した。（B）（A）で示した各染色体縮小化株の最終到達濁度を示した。（C）増殖改善のため ALT 削除領域を $tlh1-gmh2$ に変更した染色体縮小化株の最大比増殖速度を示した。培養条件は（A）と同様である。（D）（C）で示した各染色体縮小化株の最終到達濁度を示した。

第32章　分裂酵母ミニマムゲノムファクトリーを用いた物質生産系の改良

除長は657.3 kb（全染色体の約4.7％），削除遺伝子数は216である。染色体の安定性を保つため，削除部位は各染色体末端の最も端の遺伝子までにとどめ，テロメア・サブテロメアは削除領域に含まれていない。削除領域である染色体末端はヘテロクロマチンを形成するタンパク質が結合する領域であるため，テロメアへの影響も懸念されたが，栄養培地で100世代細胞分裂を行ってもテロメア長に異常は観察されなかった。また第3染色体については，第1・第2染色体と末端構造が異なっているため，削除対象とはしなかった。

以上の結果から，IGF742株の生育特性に関しては，ほぼ野生株と同等の安定性を維持し，物質生産用宿主として使用可能であると判断した。

4　分裂酵母染色体縮小化株における異種タンパク質生産性の向上

一連の操作で得られた各種染色体縮小化株における異種タンパク質生産能の解析を行った。モデルタンパク質として，緑色蛍光タンパク質（EGFP），ヒト成長ホルモン（hGH），ヒトトランスフェリン（hTF）を用いた。各遺伝子は分裂酵母で構成的に発現するヒトサイトメガロウイルスプロモーターとリポコルチンターミネーターの間[13,14]に配置して，第2染色体上のleu1遺伝子座に隣接する位置へ挿入した。hGHとhTFにはN-末端にシグナル配列P3[15]を付加し，タンパク質合成効率に加え菌体外への分泌効率も合わせて評価した。

まずEGFP発現株を最少培地EMMを用いて32℃で振盪培養し，タンパク質の生産が盛んな対数増殖期におけるEGFPの蛍光値を経時的に測定した（図6）。1領域削除株ではほとんど生産性への効果が見られなかったが，削除領域を統合していくにつれてEGFP発現効率の上昇が観察され，4領域削除株IGF742が最も高い値を示した。続いて分泌発現解析を行った。まずhGH発現株を栄養培地YPD（pH6.0）を用いて32℃で培養し，培養開始より2日から6日経過した定常期の培養液上清をサンプリングした。各培養上清に分泌されたhGHを測定するため，TCA濃縮ののちSDS-PAGE解析を行った。クマシーブリリアントブルー（CBB）で染色したバンドの濃さを，標準品の濃度勾配と比較することによってhGH量を測定した（図7）。解析の結果，1領域削除株から分泌発現効率が向上しており，菌体濁度あたりの分泌発現効率が最も上昇した株は，3領域削除株IGF658（ΔALT ART BLT）であった。最後に糖鎖を持つhTFの分泌発現解析を行った。hGH分泌発現解析と同様の培地で，培養開始より2日から10日経過した定常期の培養上清をサンプリングした。培養液中に分泌されたhTFをELISA法にて定量し，親株ARC001と比較した（図8）。hTF分泌発現においても1領域削除株からhTF分泌量は増加し，菌体濁度あたりの分泌量が最も向上した株は，3領域削除株IGF728（ΔALT ART BLT）であった。以上のように，最大で，EGFP発現では4領域削除株IGF742で1.7倍，hGH分泌発現では3領域削除株IGF658で3.2倍，hTF分泌発現では3領域削除株IGF728で2.0倍に効率が上昇した。

発酵・醸造食品の最新技術と機能性II

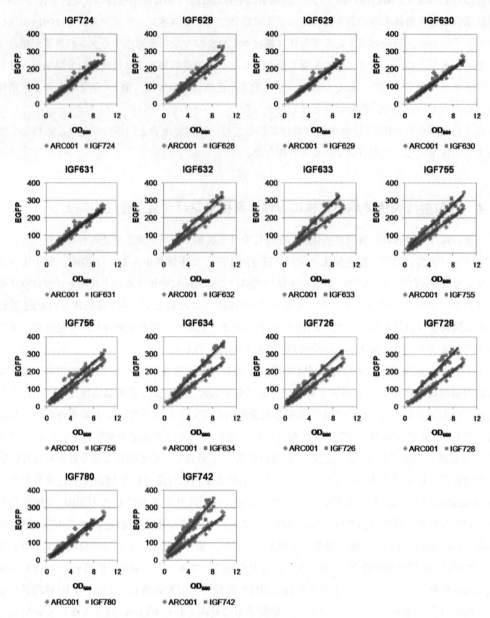

図6 染色体縮小化株における EGFP 発現解析
EMM 培地で培養した株の EGFP 蛍光値を経時測定した。各グラフのひし形は親株 ARC001、四角は各染色体縮小化株を示した。(ARC001, Parent；IGF724, ΔALT；IGF628, ΔART；IGF629, ΔBLT；IGF630, ΔBRT；IGF631, ΔBLT BRT；IGF632, ΔART BRT；IGF633, ΔART BLT；IGF755, ΔALT ART；IGF756, ΔALT BLT；IGF634, ΔART BLT BRT；IGF726, ΔALT ART BRT；IGF728, ΔALT ART BLT；IGF780, ΔALT BLT BRT；IGF742, ΔALT ART BLT BRT)

第32章 分裂酵母ミニマムゲノムファクトリーを用いた物質生産系の改良

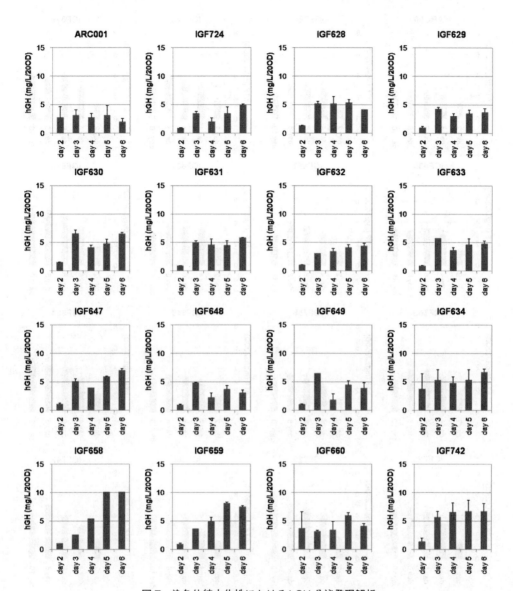

図7 染色体縮小化株におけるhGH分泌発現解析
YPD (pH6.0) 培地で培養し，24時間毎に培養上清のサンプリングを行った。各培養上清液をTCA濃縮し，電気泳動後のバンド濃度によりhGHを定量した。各測定値をサンプリングした際の細胞密度 ($OD_{660}=20$ に換算) により補正しその値をグラフに示した。(ARC001, Parent；IGF724, ΔALT；IGF628, ΔART；IGF629, ΔBLT；IGF630, ΔBRT；IGF631, ΔBLT BRT；IGF632, ΔART BRT；IGF633, ΔART BLT；IGF647, ΔALT ART；IGF648, ΔALT BLT；IGF649, ΔALT BRT；IGF634, ΔART BLT BRT；IGF658, ΔALT ART BLT；IGF659, ΔALT ART BRT；IGF660, ΔALT BLT BRT；IGF742, ΔALT ART BLT BRT)

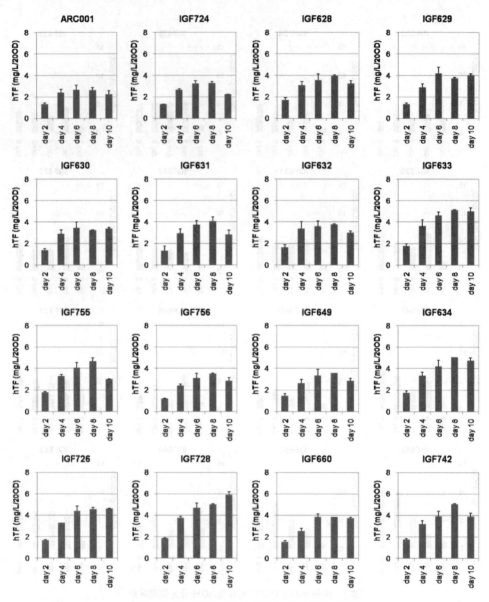

図8 染色体縮小化株における hTF 分泌発現解析

YPD (pH6.0) 培地で培養し,24時間毎に培養上清のサンプリングを行った。各培養液上清中に含まれる hTF 量を ELISA 法により定量しグラフに示した。各測定値をサンプリングした際の細胞密度 (OD_{660}=20 に換算) により補正しその値をグラフに示した。(ARC001, Parent;IGF724, ΔALT;IGF628, ΔART;IGF629, ΔBLT;IGF630, ΔBRT;IGF631, ΔBLT BRT;IGF632, ΔART BRT;IGF633, ΔART BLT;IGF755, ΔALT ART;IGF756, ΔALT BLT;IGF649, ΔALT BRT;IGF634, ΔART BLT BRT;IGF726, ΔALT ART BRT;IGF728, ΔALT ART BLT;IGF660, ΔALT ART BLT;IGF742, ΔALT ART BLT BRT)

第32章　分裂酵母ミニマムゲノムファクトリーを用いた物質生産系の改良

5　異種タンパク質生産性向上機構の解析

　本研究は，染色体を縮小することによって無駄なエネルギー消費を抑制し，物質生産効率を向上させるというコンセプトのもとに進められてきた。それでは実際に異種タンパク質生産性が向上した染色体縮小化株IGF742の細胞内では，どのような現象が生じているのだろうか。EGFPを菌体内生産するIGF742株のトランスクリプトームならびにメタボローム解析からは，部分的な窒素飢餓シグナルが発動していると判明したが，アンモニアトランスポーター等の発現量も上昇しており，アミノ酸生合成が活発になっているものの，各種アミノ酸の量が全体的に増加しているというわけではない。ただしATP・GTP量が増加していることから，アミノ酸生合成を含む細胞内の代謝活性向上やタンパク質生合成の亢進が示唆された。経時的に細胞内のATP量を測定したところ，EGFPの発現効率と同様に対数増殖期では細胞密度にほぼ比例してATP量も増加し，IGF742株では親株ARC001よりも約2.8倍増加していた。ATPが増加した理由として，染色体上の遺伝子を削除したことによるATPの使用量の減少，またはATP自体の生産量が増加したからであると考えられた。以上の結果から，染色体を縮小化したIGF742株では細胞内のATP量が増加し，物質生産に関与する細胞内代謝活性が向上したために，異種タンパク質の生合成が亢進されたと推測された。

6　おわりに

　以上により，組換えタンパク質生産宿主細胞の土台として異種タンパク質生産効率の上昇した染色体縮小化株IGF742が完成した。さらに異種タンパク質生産効率や分泌効率を向上させるためには，プロテアーゼ七重削除株[16]との削除領域の統合や，液胞輸送系の弱化株[17]や小胞体分子シャペロンの強化株[18]などの機能統合，さらに生産されたタンパク質の品質向上のためのHCP（宿主細胞由来タンパク質）低減や糖鎖エンジニアリング[19~23]なども検討することが望まれる。しかしながら，これらの機能統合は全ての組換えタンパク質において有効であるとは限らず，組換えタンパク質ごとに最適な条件を選別する必要がある。染色体縮小化株を土台とし，組換えタンパク質ごとに最適な機能統合を加えることで，さらに効率的に物質生産性の高い生物プロセスに繋がることが期待される。

　本稿に記した研究は，主として㈱新エネルギー・産業技術総合開発機構（NEDO）プロジェクトである，生物機能を活用した生産プロセスの基盤技術開発プロジェクト（2001-2005年度）ならびに微生物機能を活用した高度製造基盤技術開発プロジェクト（2006-2010年度）の一環で，九州大学大学院農学研究院竹川薫教授との共同研究として，実施された。

文 献

1) Fujio T., *Biotechnol. Appl. Biochem.*, **46**, 145 (2007)
2) Mizoguchi H. *et al.*, *DNA Res.*, **15**, 277 (2008)
3) Posfai G. *et al.*, *Science*, **312**, 1044 (2006)
4) Morimoto T. *et al.*, *DNA Res.*, **15**, 73 (2008)
5) Murakami K. *et al.*, *Appl. Microbiol. Biotechnol.*, **75**, 589 (2007)
6) Giga-Hama Y. *et al.*, *Biotechnol. Appl. Biochem.*, **46**, 147 (2007)
7) Giga-Hama Y. and Kumagai H. eds. Foreign gene expression in Fission Yeast *Schizosaccharomyces pombe*, Springer-Verlag (1997)
8) Wood V. *et al.*, *Nature*, **415**, 871 (2002)
9) Sasaki M. *et al.*, *Yeast*, **25**, 673 (2008)
10) Kim D. U. *et al.*, *Nature Biotechnol.*, **28**, 617 (2010)
11) Hansen K. R. U. *et al.*, *Nucleic Acids Res.*, **34**, 78 (2006)
12) Hirashima K. *et al.*, *Nucleic Acids Res.*, **34**, e11 (2006)
13) Tohda H. *et al.*, *Gene*, **150**, 275 (1994)
14) Giga-Hama Y. *et al.*, *BIO/TECHNOLOGY*, **12**, 400 (1994)
15) Idiris A. *et al.*, *Yeast*, **23**, 83 (2006)
16) Idiris A. *et al.*, *Appl. Microbiol. Biotechnol.*, **73**, 404 (2006)
17) Idiris A. *et al.*, *Appl Microbiol. Biotechnol.*, **85**, 667 (2010)
18) Mukaiyama H. *et al.*, *Appl Microbiol. Biotechnol.*, **86**, 1135 (2010)
19) Ikeda Y. *et al.*, *FEMS Yeast Res.*, **9**, 115 (2009)
20) Ohashi T. *et al.*, *Biosci. Biotechnol. Biochem.*, **73**, 407 (2009)
21) Ohashi T. *et al.*, *Appl. Microbiol. Biotechnol.*, **86**, 263 (2010)
22) Ohashi T. *et al.*, *J. Biotechnol.*, **150**, 348 (2010)
23) Ohashi T. *et al.*, *Glycobiology*, **21**, 340 (2011)

発酵・醸造食品の最新技術と機能性Ⅱ 《普及版》 (B1246)

2011年10月31日 初　版 第1刷発行
2018年 6月11日 普及版 第1刷発行

監　修	北本勝ひこ	Printed in Japan
発行者	辻　賢司	
発行所	株式会社シーエムシー出版	
	東京都千代田区神田錦町 1-17-1	
	電話 03(3293)7066	
	大阪市中央区内平野町 1-3-12	
	電話 06(4794)8234	
	http://www.cmcbooks.co.jp/	

〔印刷　あさひ高速印刷株式会社〕　　　© K. Kitamoto, 2018

落丁・乱丁本はお取替えいたします。

本書の内容の一部あるいは全部を無断で複写（コピー）することは，法律で認められた場合を除き，著作権および出版社の権利の侵害になります。

ISBN 978-4-7813-1283-5　C3047　¥5600E